Katja Believe

Sixpack CHALLENGE für Frauen

Bibliografische Information der Deutschen Nationalbibliothek
Die Deutsche Nationalbibliothek verzeichnet diese Publikation in der Deutschen Nationalbibliografie.
Detaillierte bibliografische Daten sind im Internet über http://dnb.d-nb.de abrufbar.

Für Fragen und Anregungen
info@rivaverlag.de

Wichtige Hinweise
Dieses Buch ist für Lernzwecke gedacht. Es stellt keinen Ersatz für eine individuelle medizinische Beratung dar und sollte auch nicht als solcher benutzt werden. Wenn Sie medizinischen Rat einholen wollen, konsultieren Sie bitte einen qualifizierten Arzt. Der Verlag und die Autorin haften für keine nachteiligen Auswirkungen, die in einem direkten oder indirekten Zusammenhang mit den Informationen stehen, die in diesem Buch enthalten sind.

Ausschließlich zum Zweck der besseren Lesbarkeit wurde auf eine genderspezifische Schreibweise sowie eine Mehrfachbezeichnung verzichtet. Alle personenbezogenen Bezeichnungen sind somit geschlechtsneutral zu verstehen.

Originalausgabe
1. Auflage 2023

Türkenstraße 89
80799 München
Tel.: 089 651285-0
Fax: 089 652096

Ghostwriting: Mark Bergmann
Redaktion: Stefanie Heim
Umschlaggestaltung: Mark-Torben Fischer
Umschlagabbildung: Vorderseite: © Moritz Schmid; Rückseite: © Wendy Stephan, Shutterstock/Svetlana Shashkina, Shutterstock/Sia-James
Fotos: sämtliche Fotos © Wendy Stephan, außer: Svea Landschoof: 6, 204; Shutterstock: Alona Bogdanova: 199; Amguy: 184; Caterina Trimarchi: 189; Chatham172: 188, 193; Gkrphoto: 195, 197; Gowithstock: 181; Graphicwithart: 166; Iaroshenko Maryna: 190; JoannaTkaczuk: 196; Juice Dash: 46; Katarzyna Hurova: 185; Kiian Oksana: 200; IuchschenF: 183; Maridav: 46; Medicalstocks: 39, 40, 41; MShev: 182; Oleksandra Naumenko: 160, 161; Ryzhkov Photography: 201; Sia-James: 180; Svetlana Shashkina: 191; Tatiana Volgutova: 179; Tatjana Baibakova: 162, 192; Timolina: 202; Vezzani Photography: 186
Layout: Katja Muggli
Satz: Daniel Förster
Druck: Firmengruppe APPL, aprinta Druck, Wemding
Printed in Germany

ISBN Print 978-3-7423-2147-3
ISBN E-Book (PDF) 978-3-7453-1923-1
ISBN E-Book (EPUB, Mobi) 978-3-7453-1922-4

Wir produzieren nachhaltig
www.m-vg.de

Weitere Informationen zum Verlag finden Sie unter

www.riva-verlag.de

Beachten Sie auch unsere weiteren Verlage unter www.m-vg.de

Katja Believe

Sixpack CHALLENGE für Frauen

Dein perfektes Workout für schöne und starke Bauchmuskeln

riva

Inhalt

Vorwort 7

Dein Weg zum Sixpack beginnt im Kopf 11

Personal Trainerin aus Leidenschaft 12
Sein dein eigenes Rollenvorbild 14
Step-by-step zum Erfolg 16

Die ersten Schritte deiner Challenge 19

Two-, Six- oder Eightpack – diese Faktoren bestimmen das Aussehen deiner Bauchmuskeln 20
Die goldenen Regeln des Sixpack-Trainings 23
Die 10 häufigsten Fehler auf deinem Weg zum Sixpack 29

Theorie und Training – die Bauchmuskelbasics 37

Aussehen, Aufbau und Aufgaben deiner Bauchmuskeln 38
Effektives Bauchtraining – so funktioniert's! 42

Die Übungen – hier entsteht dein Sixpack 51

Generelle Hinweise zum Training 52
Aufwärmübungen 54
Übungen für die obere Bauchmuskulatur 66
Übungen für die untere Bauchmuskulatur 77
Übungen für die schräge Bauchmuskulatur 89
Übungen für den unteren Rücken 101
HIIT-Ganzkörperübungen 112
Ausdauertraining 125

Los geht's mit deiner Sixpack-Challenge 129

So ist dein Sixpack-Training aufgebaut 131
Dein 12-Wochen-Trainingsplan 134
Die Zeit nach der Challenge – so hältst du dein Sixpack 150

Sixpack Kitchen – die richtige Ernährung 155

Warum Diäten nichts bringen 156
Kalorienbedarf versus Kalorienzufuhr 157
Bewusst essen statt verzichten 160
Deine Rezepte 178

Nachwort 204
Quellen 205
Stichwortverzeichnis 206
Über die Autorin 208

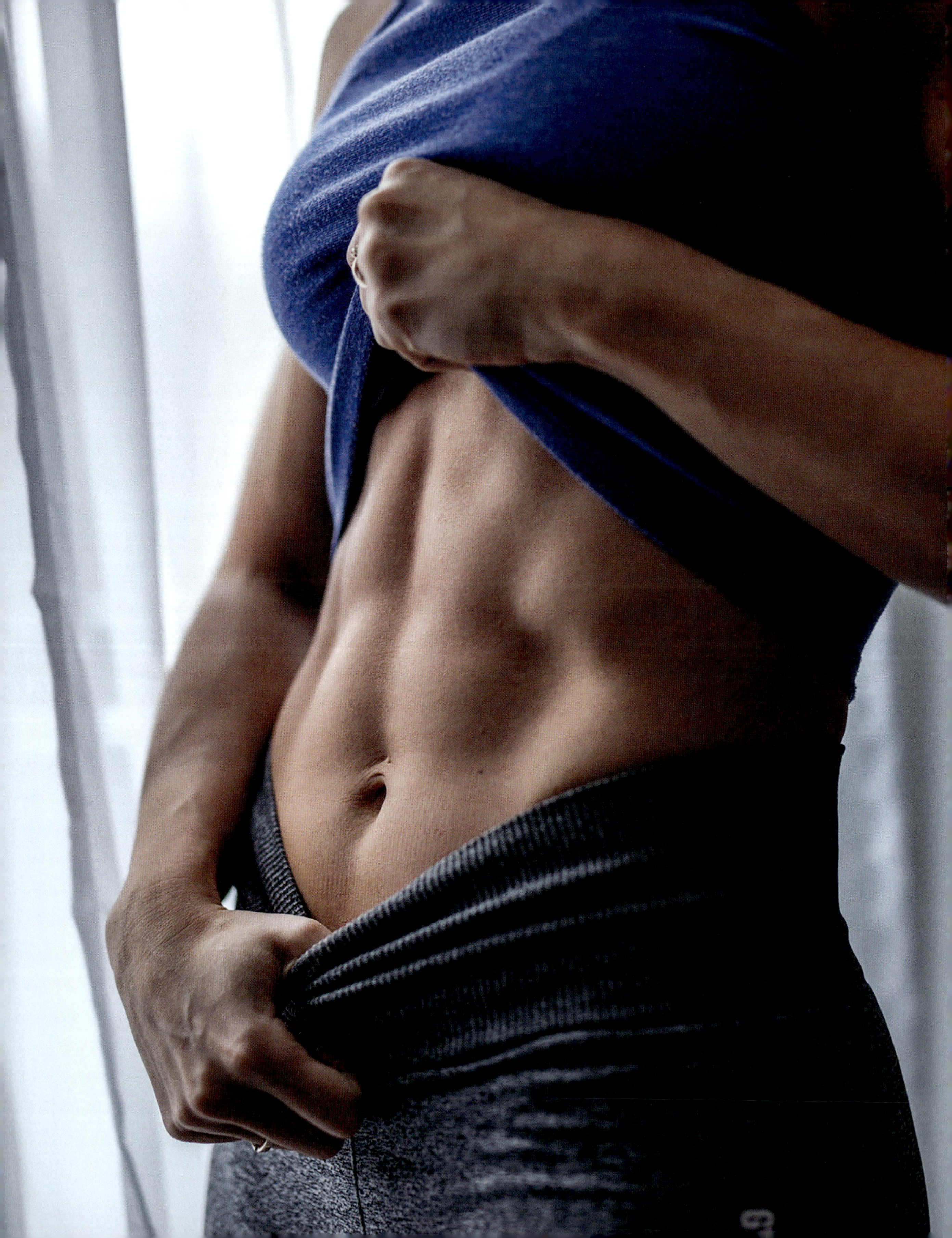

VORWORT

»Jetzt hat die auch noch ein Buch geschrieben!« Vielleicht dachtest du dir das oder Ähnliches, als du im Buchladen oder online diesen Titel entdeckt hast. Schließlich bin ich auf TikTok, Instagram, YouTube und meiner Online-Coaching-Plattform katjabelieve-coaching.com schon präsent genug. Wozu also ein Buch? Ganz einfach: Ich liebe es, meine Erfahrung und Leidenschaft mit anderen Fitnessbegeisterten zu teilen. Wenn ich Menschen dabei helfen kann, gesünder und fitter zu leben, und ihre Fortschritte sehe, dann erfüllt mich das ungemein. Darum bin ich Personal Trainerin geworden und vor allem deshalb bin ich auf Social Media so aktiv. Mit TikTok und Co. erreiche ich Millionen, die ich mit Fotos und kurzen Videos motivieren, informieren und unterhalten kann – dafür eignen sich diese Plattformen perfekt. Doch so sehr ich es liebe, im Internet mit dir und vielen anderen zu kommunizieren, komplexere Themen lassen sich dort nur schwer vermitteln.

Die wenigen Minuten eines TikTok-Clips sind einfach nicht ausreichend, um ein ganzheitliches System zu erklären, das aus Sport- und Ernährungswissen und meiner persönlichen Trainings- und Lebensphilosophie besteht. Dafür braucht es ein Medium, das nicht so schnelllebig ist wie eine Insta-Story, sowie seitenweise Papier und Tausende Wörter, die zu einer Art Handbuch für einen fitteren Körper und ein glückliches Leben verschmelzen. Deshalb habe ich nicht lange überlegt, als vom Verlag die Anfrage zu diesem Projekt kam. Ein Buch? Na klar! Diese Spontaneität finde ich ganz wichtig: Ohne Vorurteile erst einmal alles ausprobieren und dann sehen, was dabei herauskommt. Spaß haben, lächeln und nicht alles so verbissen sehen. So bin ich. Also habe ich jetzt einfach mal ein Buch geschrieben, mit dem ich dich auf deinem Weg zum Sixpack begleiten möchte.

Dieses Buch ist für alle, die etwas in ihrem Leben verändern wollen. Die sich gesünder ernähren und wohler fühlen möchten und von einem fitteren, sexy Körper träumen. Es ist für junge und alte Menschen, für Couch-Potatoes, die noch nie in ihrem Leben Sport getrieben haben, aber auch für Bewegungsfreaks, die schon fit sind wie ein Turnschuh. Vor allem ist es aber für die vielen Frauen und Mütter, die mit Job, Familie und alltäglichen Verpflichtungen häufig eine doppelte und dreifache Last tragen und deshalb weder die Zeit noch die Energie haben, um regelmäßig ins Fitnessstudio zu gehen oder jeden Morgen fünf kleine, gesunde Mahlzeiten vorzubereiten. Euch starken Frauen möchte ich mit diesem Buch zeigen, dass ihr euch trotz all dem Stress, der euch jeden Tag begegnet, selbst etwas Gutes tun könnt und dass Sport und gesunde Ernährung euch nicht nur fitter und schlanker machen, sondern optimal gegen die Widerstände des Alltags wappnen.

Dies soll kein staubtrockener Trainingsratgeber und kein wissenschaftlicher Fachtext sein. Beides würde weder zu mir noch zu dir so recht passen, oder? Dieses Buch soll so sein wie meine Social-Media-Auftritte: motivierend, positiv und manchmal vielleicht auch ein klein wenig albern. Was auf den folgenden Seiten steht, ist ehrlich, leicht nachvollziehbar und praktisch umsetzbar. Mein Motto lautet: *Keep it simple!* Als Trainerin bin ich nur dann gut, wenn ich anderen mein Wissen so einfach wie möglich vermitteln kann. Du sollst beim Lesen einen echten Mehrwert spüren und dich nach deiner persönlichen Sixpack-Challenge besser, fitter und glücklicher fühlen. Dieses Buch ist für dich. Denn auch wenn ich es bin, die dich vorn auf dem Cover anlächelt, DU stehst dabei im Mittelpunkt.

Viel Spaß beim Lesen und Trainieren,

deine Katja

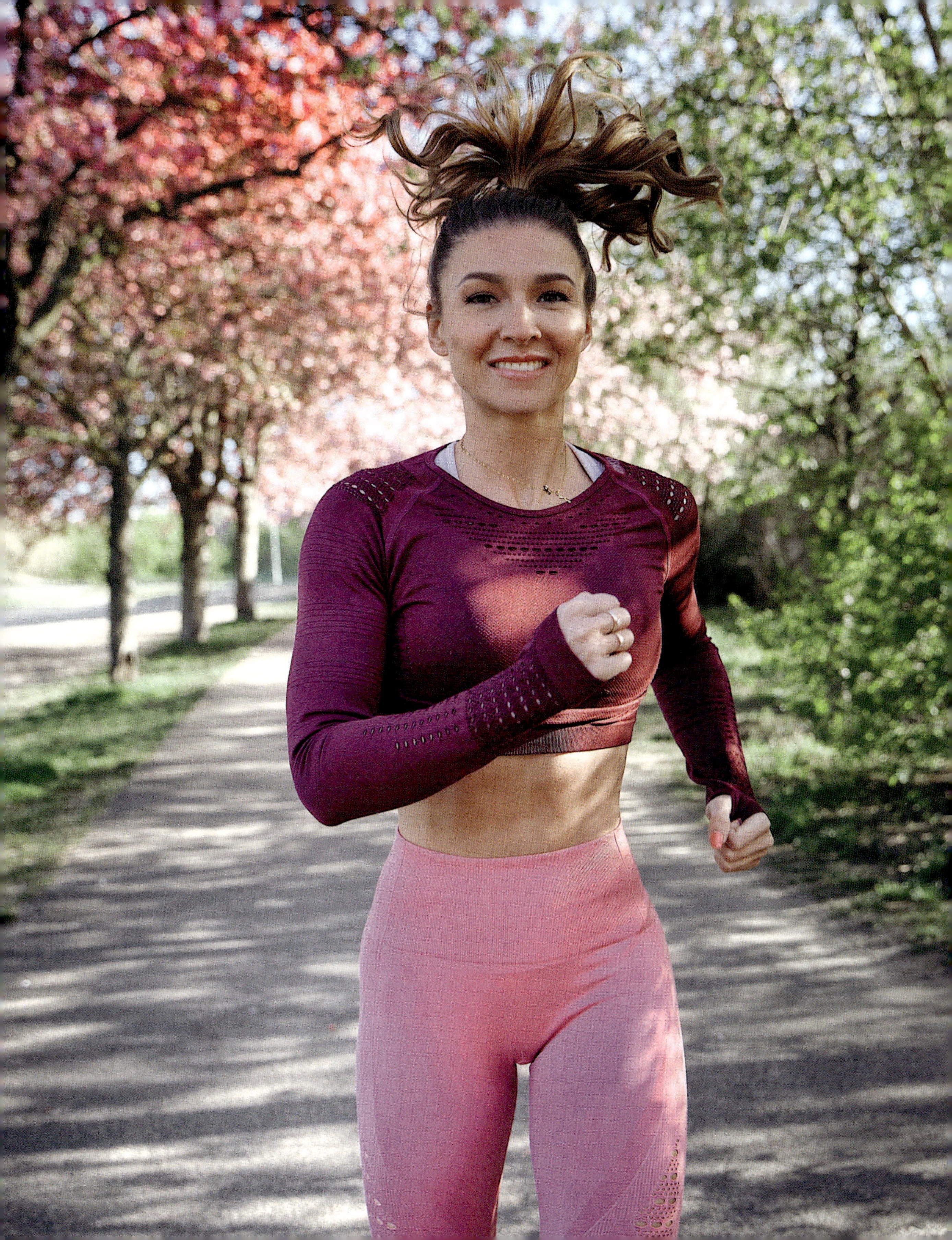

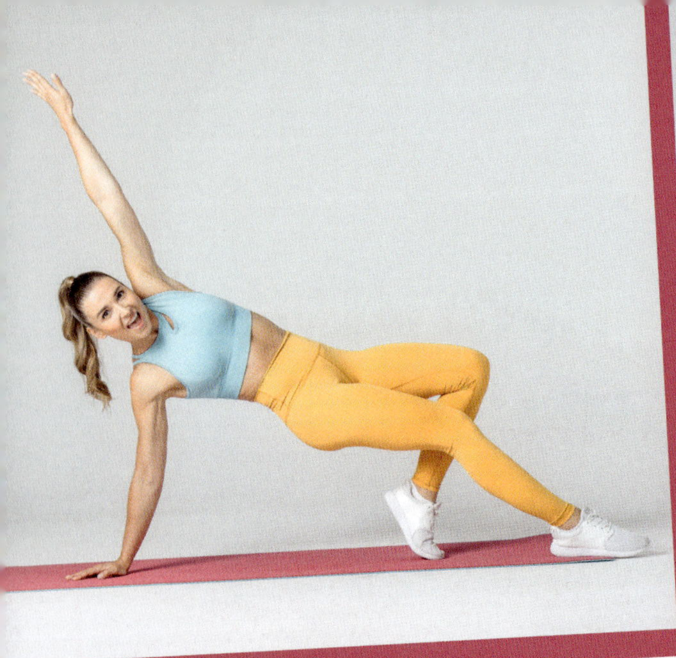

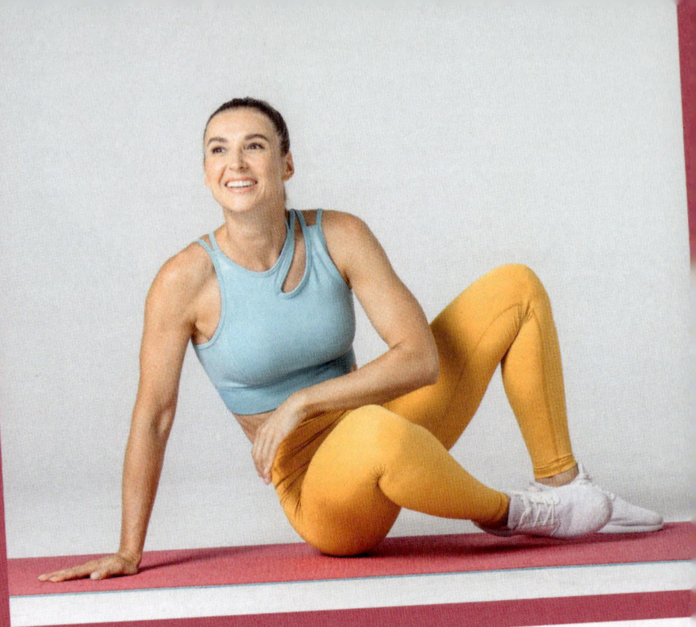

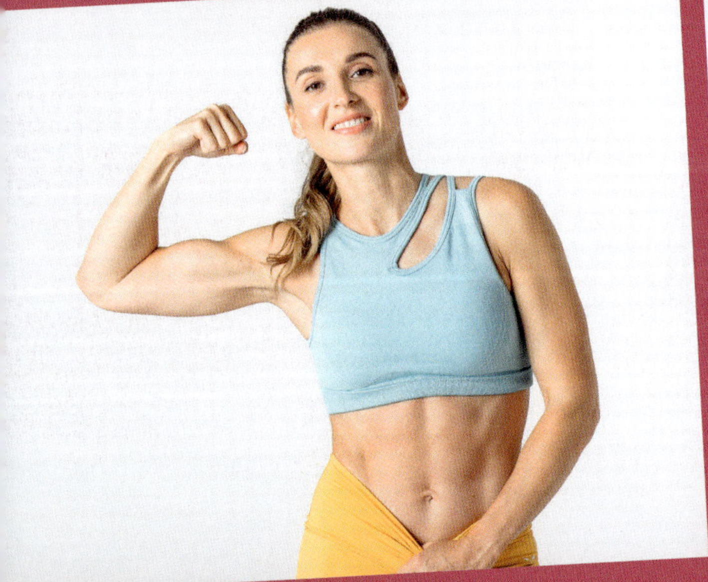

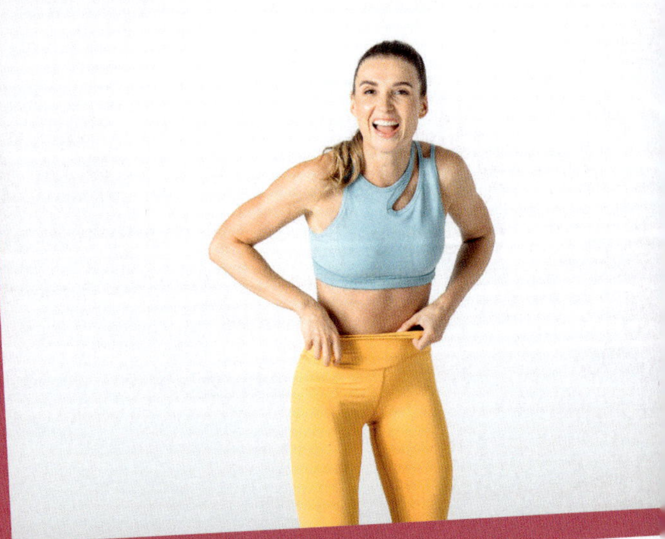

1

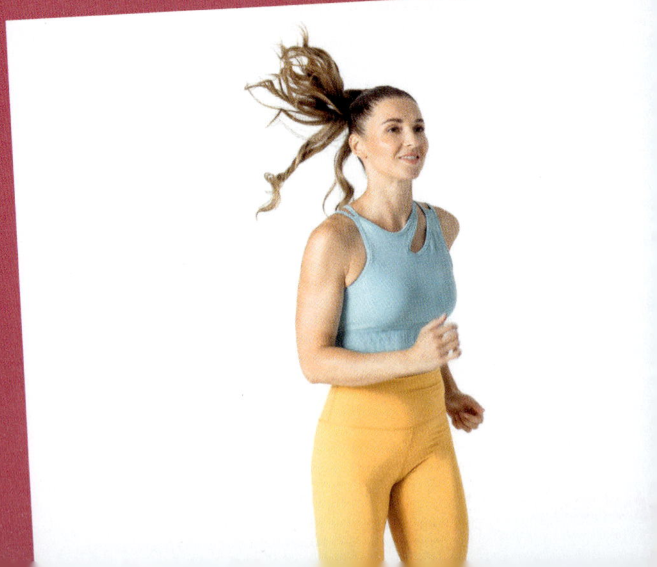

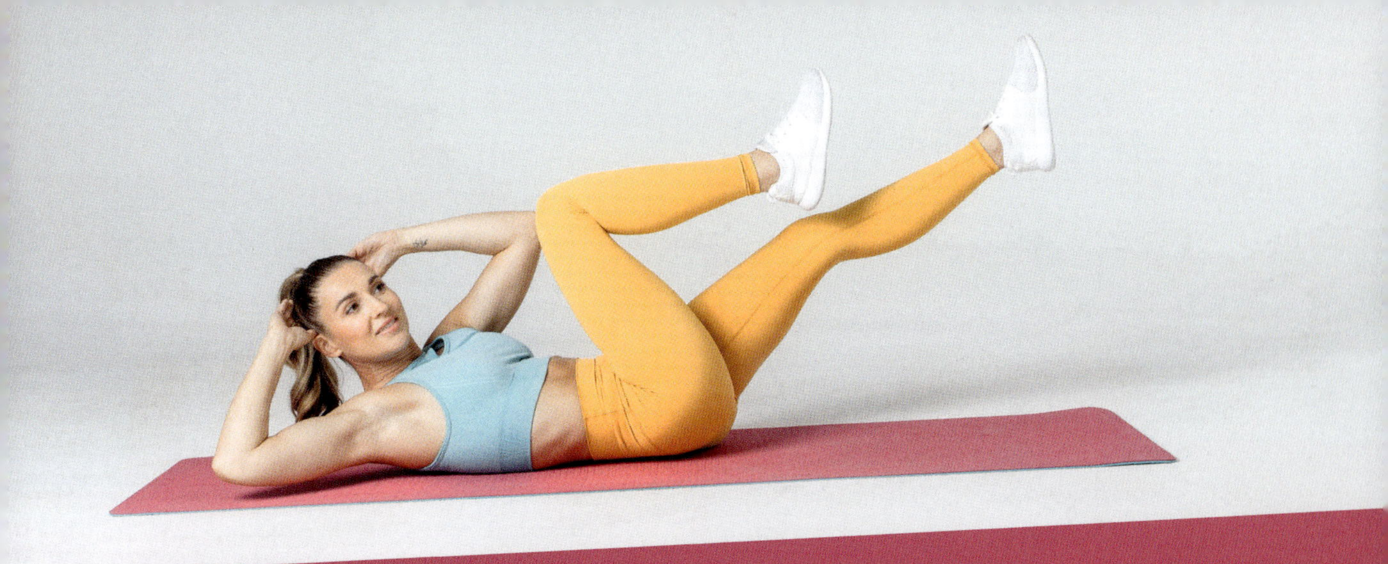

Dein Weg zum Sixpack BEGINNT IM KOPF

»Du kannst alles schaffen – mit dem richtigen Mindset!«

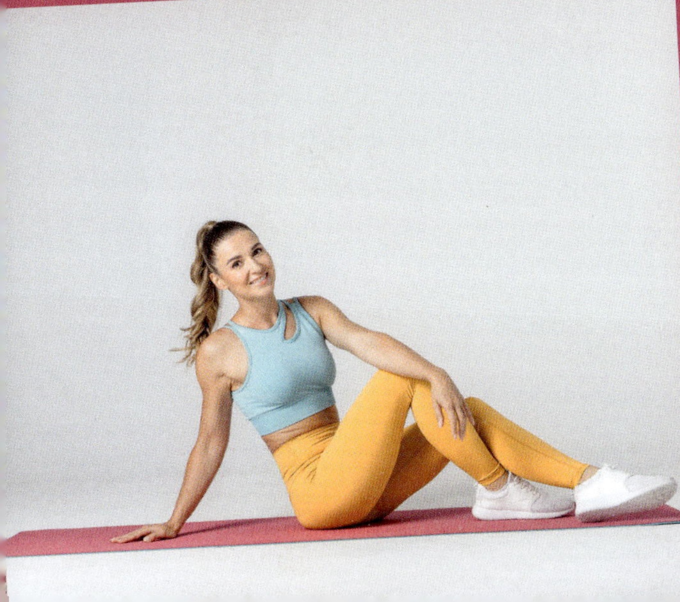

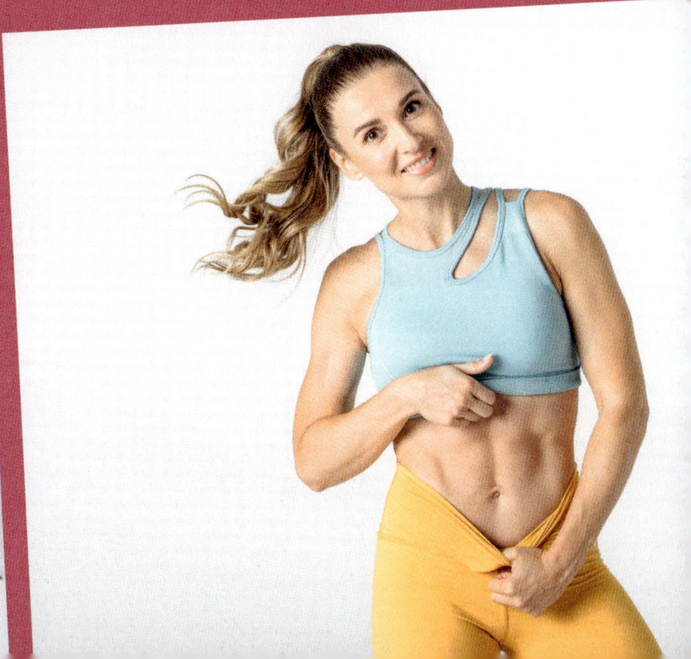

So wie die Arbeit an diesem Buch gehe ich auch mein Training und eigentlich mein ganzes Leben an: mit Mut, Optimismus und dem Glauben an mich selbst. Inzwischen bin ich fest davon überzeugt, dass zur rechten Zeit, am rechten Ort und mit den richtigen Menschen alles ganz von selbst passiert – wenn man nur positiv bleibt und ein Ziel mit Leidenschaft verfolgt. Egal ob du von einem Sixpack, einem bestimmten Beruf, einer tollen Familie oder einem schönen Haus träumst, mit der richtigen Einstellung und fleißiger Arbeit kannst du alles erreichen! Doch dafür musst du zunächst den ersten Schritt wagen und dann am Ball bleiben. Beides ist nicht immer einfach und erfordert Willenskraft und Disziplin, vor allem, wenn du mit Rückschlägen konfrontiert wirst. So wie ich mit diesem Buch. Das sollte eigentlich schon 2021 erscheinen, wegen Corona wurde die Veröffentlichung aber mehrfach verschoben. Ich habe mir nichts daraus gemacht, ändern konnte ich es sowieso nicht. Stattdessen habe ich mich auf das konzentriert, was ich beeinflussen konnte: Ich habe weiter fleißig an meinem Konzept dafür gearbeitet. Nun erscheint mein Buch eben ein Jahr später und ich bin umso stolzer darauf. Dranbleiben lohnt sich am Ende immer, denn egal wie viele Rückschläge du hinnehmen musst, irgendwann wirst du die Früchte deiner Arbeit ernten können und deine Freude darüber wird nur noch größer sein.

PERSONAL TRAINERIN AUS LEIDENSCHAFT

Früher hätte ich nie geglaubt, dass ich einmal als Onlinetrainerin und Fitnessmodel mein Geld verdienen würde; dass ich quer durch Deutschland reisen würde, von Shooting zu Shooting, und so viele Menschen im Internet sich für das interessieren, was ich tue. Sport war einfach schon immer ein Teil meines Lebens. Ich hatte Spaß daran – der Rest kam von selbst. Dass Sport eine so große Bedeutung für mich hat, dafür bin ich meinen Eltern heute unendlich dankbar. Ihnen war es stets wichtig, dass ich aktiv bin. Weil ich mich in der Schule immer gern mit den Jungs gerauft habe, steckten sie mich mit neun Jahren in den örtlichen Ringerverein. Dort konnte ich meine ganze Energie in eine sinnvolle Bahn lenken und lernte obendrein, mich zu verteidigen und durchzusetzen. Ich bekam Selbstvertrauen und gewann Freude an Bewegung. Und ich lernte, dass sich harte Arbeit und am Ball zu bleiben auszahlt. Ringen machte mir Spaß, ich wollte immer die Beste sein. Doch auch dort erlebte ich Rückschläge. Weil ich im Verein das einzige Mädchen war, konnte ich nur mit Jungs trainieren und kämpfen. Das war auf Dauer nicht so einfach und spätestens ab der Pubertät wurde es zum echten Problem, wie du dir sicher vorstellen kannst. Ich hing das Ringerdress an den Nagel, doch das Thema Sport war für mich damit noch lange nicht abgehakt.

In den folgenden Jahren hielt ich mich zunächst nur »pseudomäßig« ein wenig fit, mit Joggen, Liegestützen, den üblichen Dingen eben. Vielleicht kennst du das ja von dir selbst? Wie gesagt: Ganz ohne Sport konnte ich noch nie. Als ich nach der Schule ein BWL-Studium begann und nach Berlin zog, hätte ich trotzdem nicht gedacht, dass Sport einmal mein Beruf werden würde. Ich war davon ausgegangen, einen normalen Job anzunehmen wie die meisten Menschen und in irgendeinem Konzern zu arbeiten. Bis ich gemerkt habe, dass ich das gar nicht wollte. Neun Stunden täglich am Computer sitzen, aktiv nur beim Jonglieren von Zahlen – das bin nicht ich! Ich wollte aktiv und kreativ sein, mich selbst verwirklichen und am liebsten den ganzen Tag in Bewegung bleiben. Diese quirlige Leidenschaft konnte ich im Gym ausleben. Dort war ich ausgelastet. Dort bin ich bis heute glücklich.

Ich trainierte schon bald drei- bis fünfmal pro Woche und schaffte es mit meiner Begeisterung für das Training, auch andere im Gym anzustecken. Irgendwann kamen Leute auf mich zu und baten mich, sie zu coachen. Wie bei der Anfrage zu diesem Buch dachte ich mir: Warum eigentlich nicht? Also vertiefte ich mich immer weiter in das Thema Fitness, besuchte Weiterbildungen und machte einen Trainerschein nach dem anderen. Heute bin ich lizenzierte Fitnesstrainerin. Statt ein Leben lang unglücklich am Schreibtisch vor einem Computer zu versauern, arbeite ich nun in meinem Traumberuf – mit tollen Menschen, denen ich beim Erreichen ihrer Ziele behilflich sein kann und die mir dafür so unendlich viel zurückgeben. Die Erkenntnis, dass ich mich in einem Konzernjob trotz guter Bezahlung niemals wohlfühlen würde, war enorm wichtig für mich und meinen Lebensweg. Ich habe auf mich selbst gehört – und du solltest das auch tun! Horche tief in dich hinein und frage dich, was du willst. Denn wenn du etwas tust, das du liebst, kommt der Erfolg ganz von allein.

Sei du selbst, denn nur so findest du den richtigen Weg für dich!

Ich denke, wir sind mehr als das, was wir nur Sehen und Hören können. Wir alle bestehen aus Energie. Unsere Gedanken sind schöpferisch und manifestieren sich im Außen durch unsere »Gedanken-Energie«, die wir auf ein gewünschtes Ziel richten und so die Welt selbst gestalten. Wir sind unserem Schicksal nicht ausgeliefert, sondern können es selbst in die Hand nehmen – wenn wir es nur wollen. Du bist mit etwas unzufrieden? Dann zerdenke nicht alles, sondern sei spontan und leg los! Die Energie, die du aussendest, kommt auch wieder zu dir zurück. Sei positiv und dir werden positive Dinge widerfahren. Das gilt für Alltag und Beruf genauso wie für das Training. Selbst wenn du bisher überhaupt keinen Sport getrieben hast, mache es wie ich und fange einfach an. Als ich damals mit dem Fitnesssport begann, hatte ich weder TikTok-Videos noch ein eigenes Buch im Kopf. Ich trieb Sport, weil ich Lust dazu hatte, und meist auch nur dann, wenn diese Lust wirklich da war. Ich habe mich nie unter Druck gesetzt, sondern am

Anfang mal mehr, mal weniger trainiert. Als sich erste Erfolge einstellten und meine Motivation wuchs, wurde auch mein Training ganz automatisch strukturierter und professioneller. Nachdem ich angefangen hatte, auch andere zu coachen und zu motivieren, merkte ich, welche Freude mir das bereitet, und erst dann beschloss ich, Videos und Fotos von meinem Training in den sozialen Medien zu posten, um so noch mehr Menschen mit meiner Liebe zum Sport zu erreichen.

SEI DEIN EIGENES ROLLENVORBILD

Instagram und Co. sind Fluch und Segen zugleich. Für mich sind die sozialen Medien eine Plattform, um mich auszudrücken und meine Leidenschaft mit möglichst vielen Menschen zu teilen. Für meine Follower sind sie Informationsquelle, Motivation und Unterhaltungsmedium. All die schönen Bilder und Videos können aber auch toxisch sein, vor allem dann, wenn du beim Betrachten das Gefühl hast, einem unerreichbaren Ideal hinterherzulaufen. Viele Menschen werden sogar seelisch krank, wenn sie zu viel Zeit mit den sozialen Medien verbringen,[1] und entwickeln eine regelrechte Wahrnehmungsstörung, weil sie sich ständig mit den perfekten Körpern im Internet vergleichen und deshalb unzufrieden mit sich selbst sind. Diese Unzufriedenheit manifestiert sich irgendwann als dauerhafte Grundeinstellung, die zu mangelndem Selbstbewusstsein und Depressionen führt. Es ist aber unglaublich wichtig, dass du eine **gesunde und positive Einstellung zu deinem Körper** hast, ihn liebst und wertschätzt, gut über ihn denkst und nicht zu hart mit ihm ins Gericht gehst. Nur dann kann er sich so entwickeln, wie du es dir wünschst, und nur dann bist du von innen heraus schön.

Ich kenne viele Frauen, die täglich trainieren und sich extrem diszipliniert ernähren. Diese Frauen sehen klasse aus, sind aber trotzdem nie zufrieden mit sich selbst, weil sie sich mit irgendwelchen Instagram-Damen vergleichen. Tu das nicht! Alle erfolgreichen Insta-Models arbeiten mit professionellen Fotografen zusammen, ihre Inhalte entstehen perfekt ausgeleuchtet, in vorteilhaften Posen, und sind nicht selten am Computer nachbearbeitet. Niemand sieht 24 Stunden am Tag, 365 Tage im Jahr so perfekt wie ein Insta-Model aus – nicht mal Insta-Models selbst!

Auch ich war früher Opfer meiner verzogenen Selbstwahrnehmung. Eine Zeit lang war ich derart fanatisch in Bezug auf mein Training, dass ich mein eigenes Spiegelbild nicht mehr richtig wahrgenommen

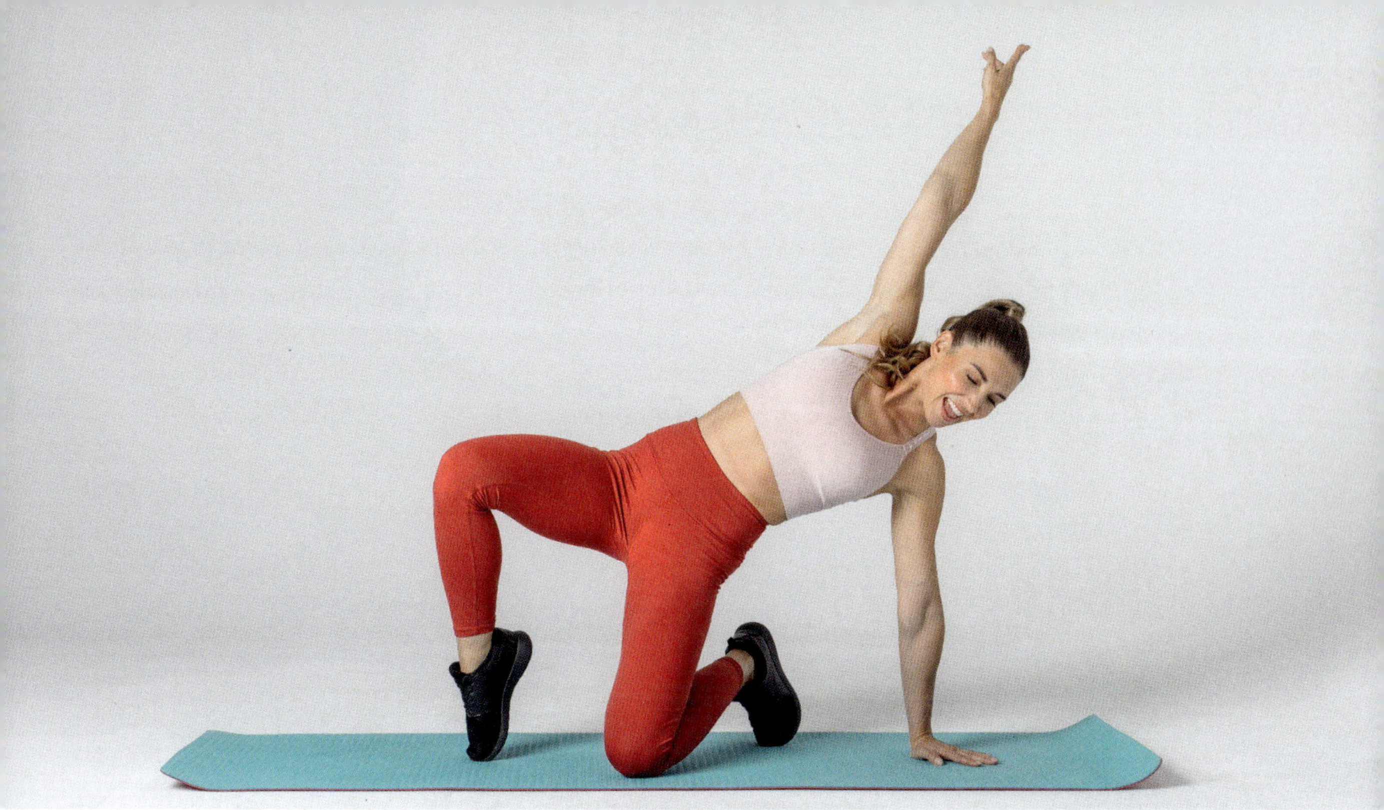

habe. Ich fand mich zu dürr, nicht athletisch genug und wollte immer mehr. Bis ich irgendwann viel zu muskulös war. Doch ich selbst empfand mich als normal, obwohl inzwischen selbst Männer neidisch auf meine Arme und Schultern blickten, wenn ich neben ihnen meine Jacke auszog. Erst als ich von anderen vermehrt das Feedback bekam, ich sei zu muskulös, habe ich wieder einen Gang runterschalten können. Ähnlich erging es einer Freundin von mir. Weil ihre Idole auf Instagram auf jedem Foto ein tolles Sixpack hatten, wollte sie das auch. Durch Disziplin und harte Arbeit erreichte sie ihr Ziel und bekam auch eins. Sie war trotzdem nicht zufrieden, denn sie wollte, dass man ihr Sixpack auch im Sitzen sieht. Das ist bei einem gesunden Körperfettanteil aber überhaupt nicht möglich! Fitnessmodels machen vor großen Shootings eine Diät und senken ihren Körperfettanteil für diesen einen Moment ganz massiv ab. Dauerhaft hält das niemand durch – und es wäre auch ungesund. Meine Freundin strebte nach einem unerreichbaren Ideal, weshalb sie nie mit sich zufrieden sein konnte, obwohl sie eine Topfigur hatte.

Niemand sieht rund um die Uhr wie ein Insta-Model aus – nicht mal Insta-Models selbst!

Das andere Extrem: Viele Menschen, die mit ihrem Körper unzufrieden sind, werden von den durchtrainierten Influencern im Internet abgeschreckt. Sie versuchen gar nicht erst, etwas an sich zu verändern, weil sie glauben, ein solches Schönheitsideal sowieso nicht erreichen zu können. Doch darum geht es auch gar nicht. Du musst nicht aussehen wie ein Insta-Model, um ein glückliches und zufriedenes Leben zu führen. Wenn du dich unter Druck setzt und verkrampft etwas versuchst, dann wird es sowieso nicht klappen! Zumindest wirst du weniger Erfolg haben. Gehe vielmehr mit Leichtigkeit und einer positiven Einstellung an die Sache heran. Dann kommt der Erfolg von selbst.

STEP-BY-STEP ZUM ERFOLG

Auch wenn ich hauptsächlich in den sozialen Medien stattfinde und sie grundsätzlich für eine gute Sache halte, möchte ich dir unbedingt ans Herz legen, die Inhalte, die du dort siehst, nicht zum Gradmesser deines persönlichen Erfolgs zu machen. Erfolg beginnt im Kopf! Deine Einstellung ist wichtig. Wenn es da oben nicht stimmt und du nicht an dich glaubst, dann wirst du auch keine Fortschritte machen. Das können ganz kleine Schritte sein: ein Kilogramm abnehmen, eine Wiederholung mehr schaffen. So kommst du deinem Ziel Stück für Stück näher. Realistische Teilziele sind wichtig, damit du nicht vorschnell frustriert das Handtuch wirfst.

Auf dem Weg zum Sixpack gibt es keine Abkürzungen!

Das Herzstück dieses Buchs ist die 12-wöchige Sixpack-Challenge. Ich versuche, in meinen Postings immer ehrlich zu sein und dir die ungeschminkte Wahrheit zu erzählen. Deshalb zeige ich mich, im Gegensatz zu vielen anderen in den sozialen Medien, auch mal in lustigen Szenen und nehme mich selbst nicht immer ganz so ernst. Aber ich sage dir die Wahrheit, auch wenn sie manchmal nur schwer verdaulich ist. Diese Ehrlichkeit möchte ich mir auch in diesem Buch bewahren. Deshalb kündige ich es ganz klar an: Nicht alle Leserinnen werden es in 12 Wochen zum Sixpack schaffen. Wenn du untrainiert und vielleicht mit Übergewicht in die Challenge startest, brauchst du bestimmt etwas länger. Wie lange, das hängt von deiner Ausgangssituation, deinem Alter, deinen Genen und nicht zuletzt von deinem persönlichen Einsatz ab, doch dazu in den folgenden Kapiteln mehr. Auf alle Fälle wird dieses Buch dir aber helfen, deinen Traum vom Sixpack langfristig in die Realität umzusetzen, und dich mit dem nötigen Wissen und den Werkzeugen dafür ausstatten. Ich möchte dich auf diesem Weg an die Hand nehmen und dich Schritt für Schritt dabei begleiten, bis du dein Ziel erreichst – ohne Hokuspokus, ohne geheime Tricks und Abkürzungen (die es ohnehin nicht gibt), sondern mit Fleiß und Disziplin. Ich gehe dabei auf alle drei Faktoren ein, die für ein Sixpack von Bedeutung sind: Training, Ernährung und die Seele – also das richtige Mindset. Ich warne dich vor den häufigsten Fehlern, erkläre dir die wichtigsten Grundlagen und bringe dir bei, deinen ganz eigenen Trainings- und Ernährungsplan zusammenzustellen. So wird aus deiner 12-wöchigen Challenge vielleicht sogar ein neuer, gesünderer und fitterer Lebensstil. Du hast dieses Buch gekauft, weil du etwas an dir und deinem Leben verändern möchtest. Lass mich dir dabei helfen, gehen wir die ersten Schritte gemeinsam.

Das Wichtigste aus diesem Kapitel auf einen Blick

Lege einfach los und bleibe am Ball!

Auch wenn es wie eine Binsenweisheit klingt: Der erste Schritt ist immer der schwierigste. Lass dich vom perfekten Look der Insta-Models nicht verunsichern, sondern fang einfach an zu trainieren. Auch wenn du nach 12 Wochen nicht aussiehst wie deine Vorbilder im Internet, du wirst auf jeden Fall gesünder und fitter sein und obendrein sportlicher aussehen. Und du hast die Tools verinnerlicht, um über die Sixpack-Challenge hinaus an deinen Zielen zu arbeiten. Bleibe am Ball, auch wenn es mal nicht so gut läuft oder du keine Lust hast, dann kommst du deinem Fitnessziel Schritt für Schritt näher.

Sei positiv!

Neben Fleiß und Disziplin ist eine positive Einstellung dir selbst und deinem Körper gegenüber extrem wichtig für Erfolg im Sport (und auch im Leben). Die Energie, die du aussendest, kommt immer wieder zu dir zurück: Sei positiv und dir wird Positives widerfahren. Bring deinem Körper die Wertschätzung entgegen, die er verdient – selbst, wenn du von deinem Fitnessziel noch weit entfernt bist. So strahlst du von innen heraus und wirst den Weg, den du noch vor dir hast, leichter zurücklegen.

Bleibe realistisch!

Setze dir realistische und erreichbare Ziele und mache Social-Media-Fotos nicht zum Gradmesser deiner Entwicklung. Solche perfekten Bilder im Internet werden von Profis optimal ausgeleuchtet, geschossen und nachbearbeitet; die Models haben nicht selten eine wochenlange Diät hinter sich, um beim Shooting auf den Punkt fit zu sein.

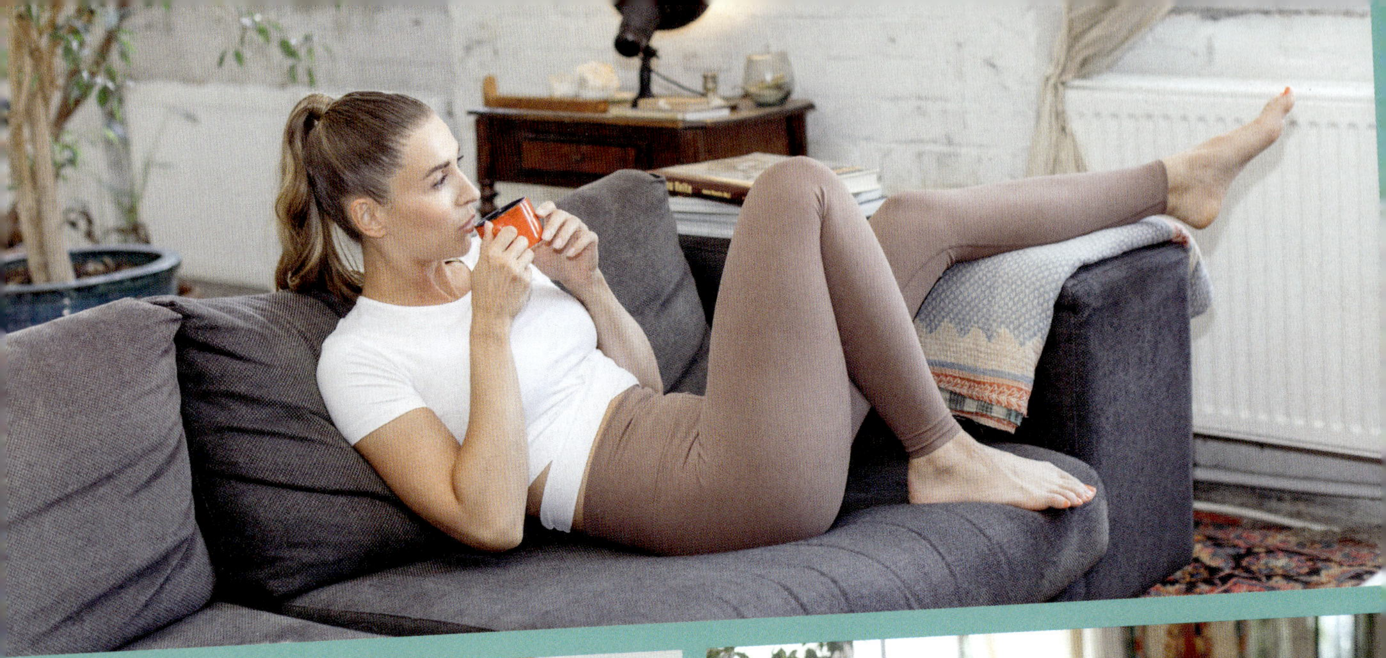

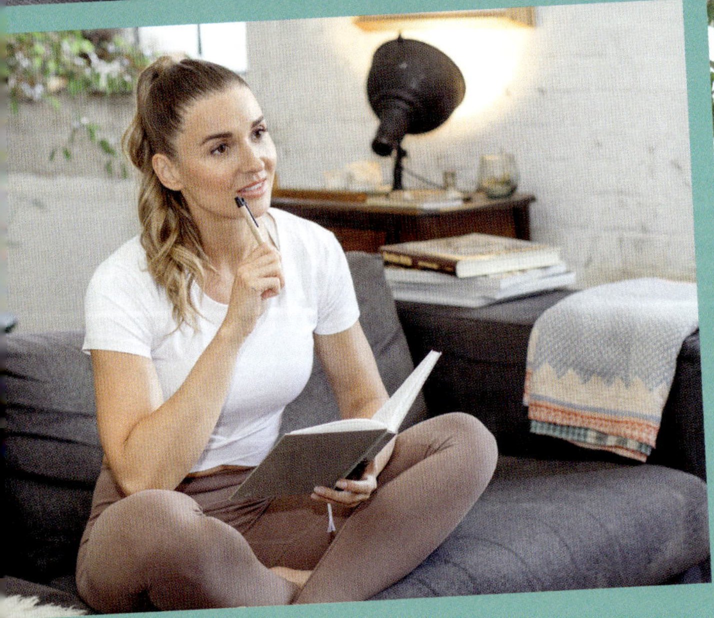

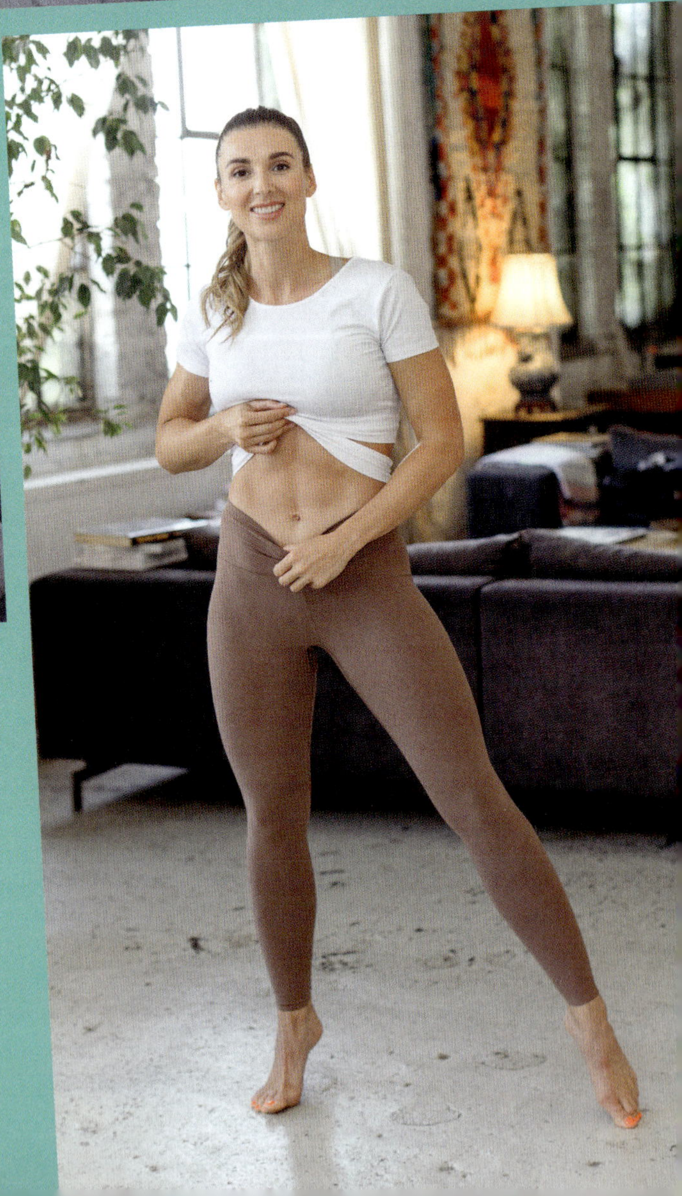

2

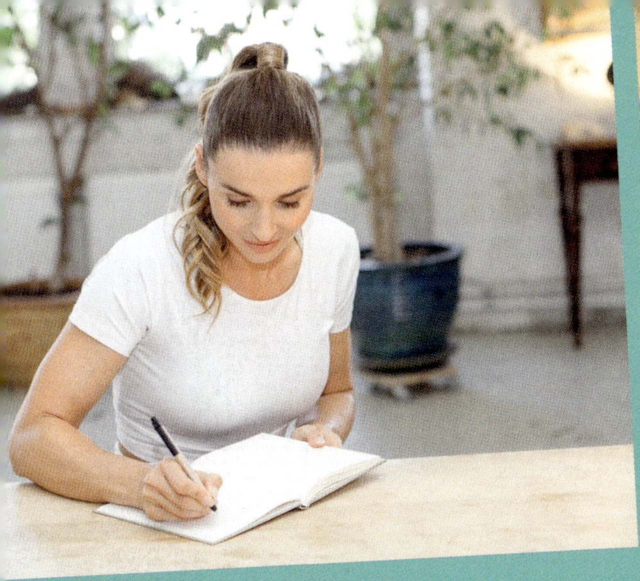

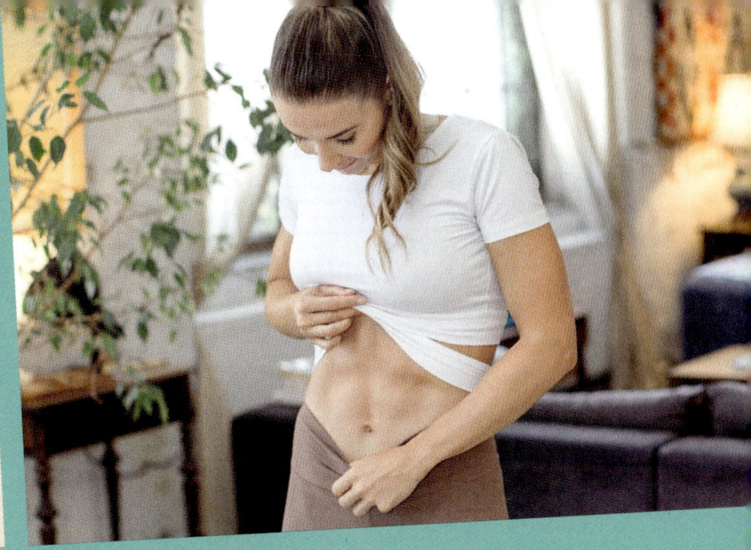

Die ersten Schritte DEINER CHALLENGE

»Glaube an dich,
denn ich tue es auch!«

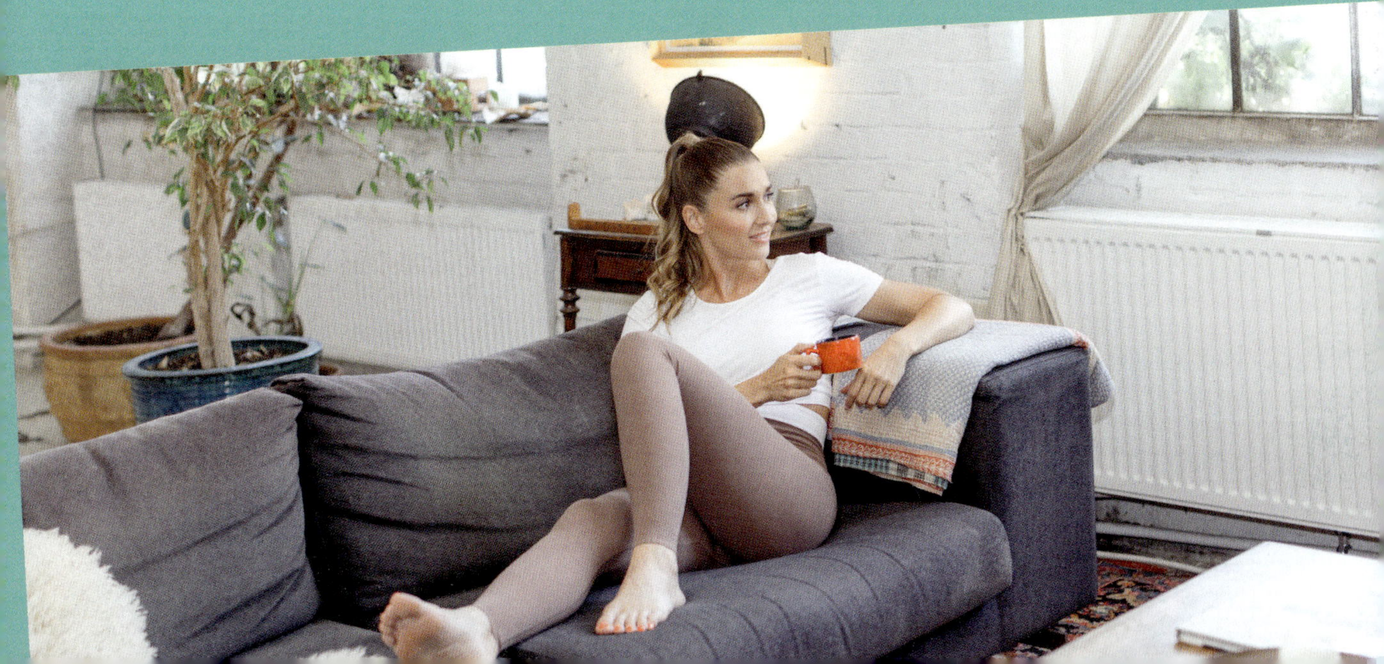

Wenn du mit deiner Sixpack-Challenge beginnst, wird sich eine Menge für dich tun. Nicht nur dein Körper selbst, auch deine Alltagsstruktur, deine Freizeitgestaltung und deine Essgewohnheiten werden sich verändern – kurzum: dein ganzes Leben! Vor allem, wenn du vorher noch keine Berührungspunkte mit Fitnesstraining hattest, wirst du in eine völlig andere Welt eintauchen mit neuen Begriffen, vielen Fragezeichen und natürlich auch dem einen oder anderen Fallstrick, der auf deinem Weg zum Sixpack lauert. Um den Einstieg in deine Challenge für dich so einfach wie möglich zu gestalten, kläre ich in diesem Kapitel vorab die wichtigsten Fragen, die bei dir zum Thema Bauchmuskeln aufkommen könnten. Außerdem verrate ich dir die fünf goldenen Regeln des Sixpack-Trainings und warne dich vor den zehn häufigsten Fehlern, die mir bei meinen Klientinnen auf deren Weg zum Sixpack immer wieder auffallen.

TWO-, SIX- ODER EIGHTPACK – DIESE FAKTOREN BESTIMMEN DAS AUSSEHEN DEINER BAUCHMUSKELN

Das Wichtigste zuerst: Auch wenn der Titel dieses Buchs »Sixpack Challenge« lautet, kann ich dir keine Garantie geben, dass du am Ende der Challenge auch tatsächlich ein Sixpack haben wirst. Es könnte auch ein Eightpack oder nur ein Fourpack sein. Wie genau deine Bauchmuskeln aussehen, nachdem sie zum Vorschein gekommen sind, hängt nämlich von einer ganzen Reihe Faktoren ab.

Faktor 1: Die Genetik

Wenn sich die Bauchmuskeln trotz fleißigen Trainings und strenger Ernährung einfach nicht zeigen wollen, werden dafür häufig die Gene verantwortlich gemacht. Doch die trifft meist gar keine Schuld. Was stimmt, ist, dass der Weg zum Sixpack für manche vielleicht länger und beschwerlicher ist als für andere, trotzdem kann grundsätzlich jeder ein Sixpack bekommen – auch du, unabhängig von deinen Anlagen!

Allerdings wird die endgültige Form des Sixpacks stark von deinen Genen beeinflusst. Nicht jeder Waschbrettbauch sieht gleich aus, vom Four- bis hin zum Tenpack ist alles möglich. Sogar Twopacks gibt es: Bei einer meiner Klientinnen besteht die Bauchmuskulatur nur aus zwei einzelnen vertikalen

Strängen, die nicht weiter unterteilt sind – egal, wie viel sie ihren Bauch trainiert und wie niedrig ihr Körperfettanteil ist, es zeigt sich ein Twopack. Wie viele horizontale Reihen deine geraden Bauchmuskeln aufweisen und wie genau diese geformt sind, darauf hast du also keinen Einfluss – das wurde wirklich von deinen Genen bestimmt.

Faktor 2: Der Körperfettanteil

Du kannst deine Bauchmuskeln so viel trainieren, wie du willst, wenn dein Körperfettanteil zu hoch ist, werden sie ihr Dasein weiter im Verborgenen fristen müssen. Unter deiner Haut und über deiner Muskulatur befindet sich eine ganz natürliche Fettschicht. Dieses sogenannte Unterhautfettgewebe hat einige wichtige Funktionen: Es speichert Energie und dient als Wärmeisolator, hält also im Winter warm und kühlt im Sommer. Zu viel Unterhautfett ist allerdings ungesund und verdeckt deine Bauchmuskeln. Um dein Sixpack zum Vorschein zu bringen, musst du deshalb deinen Körperfettanteil reduzieren. So verschwindet das Bauchfett und deine Muskeln werden enthüllt wie beim Auspacken eines teuren Geschenks.

Übrigens: Es ist unmöglich, nur am Bauch abzunehmen. Du kannst deine Bauchmuskeln zwar gezielt trainieren, dein Körperfett lässt sich jedoch nur über den ganzen Körper verteilt abbauen. Dies gelingt dir, indem du mehr Kalorien verbrauchst, als du zu dir nimmst, und so überschüssiges Fett verbrennst – also entweder durch entsprechendes Training oder durch bewusste Ernährung und bestenfalls durch beides.

An dieser Stelle möchte ich unbedingt noch einmal auf den Unterschied zwischen Fettverbrennen und Abnehmen eingehen. Abnehmen bedeutet: Gewicht verlieren. Fett verbrennen bedeutet: Fett verlieren. Viele sind enttäuscht, wenn sie auf die Waage steigen und ihr Gewicht sich trotz regelmäßigen Trainings nicht verringert hat oder gar gestiegen ist. Das ist allerdings gar nicht schlimm, dein Körpergewicht ist zur Beurteilung deiner Fitness nicht wirklich geeignet. Im Training verbrennst du nämlich nicht nur Fett, sondern kräftigst auch deine Muskulatur. Weil Muskeln mehr wiegen als Fett, kann es sein, dass dein Gewicht trotz Training gleich bleibt oder steigt. Es gibt moderne Körperfettanalysewaagen, die dir Auskunft über die Verteilung von Fett und Muskulatur in deinem Körper geben. Klassische Waagen, die nur das Gewicht anzeigen, solltest du dagegen meiden. Um deine Fortschritte zu analysieren, eignen sich neben modernen Waagen vor allem Vorher-nachher-Fotos oder das Messen von Bauch-, Schenkel- und Armumfang. Fortgeschrittene können den Körperfettanteil mit einer sogenannten Caliperzange bestimmen, mit der die Dicke der Hautfalten gemessen wird. Auch der

Fett verbrennen und abnehmen ist nicht dasselbe!

gute alte Blick in den Spiegel kann helfen, allerdings besteht dabei die Gefahr einer verzerrten Wahrnehmung, wie ich im vorherigen Kapitel bereits erwähnt habe. Im nächsten Abschnitt dieses Kapitels erkläre ich dir noch einmal im Detail, wie du deine Fortschritte am besten dokumentierst (Seite 24).

Übrigens: Bei aller Liebe zum Sixpack darfst du deinen Körperfettanteil nicht dauerhaft zu weit absenken! Bei Frauen sollte er **nicht unter 15 Prozent** liegen, sonst drohen gravierende hormonelle Veränderungen und eine Schwächung des Immunsystems. Ich hatte eine Zeit lang einen Körperfettanteil von 13 Prozent – und glaube mir, das war nicht gesund! Mein Testosteronspiegel stieg dadurch an, ich bekam männliche Züge, stärkere Behaarung und größere Muskeln. Irgendwann dachte ich nur noch: »Oh mein Gott, ich verwandle mich in einen Typen!« Das ist für die meisten Frauen natürlich nicht das Ziel, ein Körperfettanteil von 18 bis 20 Prozent ist deshalb optimal.

Faktor 3: Das Alter

Auch im Alter kannst du dich natürlich immer noch fit halten und sogar ein Sixpack aufbauen, ab einem bestimmten Punkt wird es aber zunehmend schwieriger. Mit 30 Jahren beginnt sich die Muskulatur in deinem Körper zurückzubilden. Keine Sorge, dieser Prozess geht sehr langsam vonstatten und ist zunächst kaum spürbar. Erst ab 50 beschleunigt er sich merklich. Um dann noch ein Sixpack aufzubauen, sind eine absolut strikte Ernährung und äußerst diszipliniertes Training erforderlich.

Faktor 4: Körperliche Beeinträchtigungen

Mit körperlichen Beeinträchtigungen wie etwa Verletzungen oder einer Behinderung kannst du mitunter nicht in vollem Maße trainieren oder bestimmte Übungen nicht ausführen. Konsultiere in diesem Fall unbedingt einen Arzt, bevor du mit dem Training beginnst. Dies gilt auch für werdende Mamas und jene, die gerade erst ein Kind zur Welt gebracht haben. Eine Geburt ist etwas Wunderschönes, aber auch eine große Belastung für deinen Körper. Während der **Schwangerschaft** ist das Training nur bis zu einem gewissen Grad möglich, vor allem, je näher die Geburt rückt. Einige Übungen sind dann schlicht nicht mehr durchführbar oder gar gefährlich. Die gerade Bauchmuskulatur solltest du nicht mehr trainieren, maximal die schräge, den Rücken, den Po und das Becken. Ich habe von vielen Frauen gehört, die in der Schwangerschaft Probleme hatten, weil ihr Bauch vom vielen Training zu fest war. Auch nach der Geburt solltest du dich für einige Woche schonen, bevor du behutsam wieder ins Training einsteigst – eine ärztliche Freigabe vorausgesetzt. Dein Körper wird während der Schwangerschaft nachhaltig verändert.

Vielleicht fällt dir auf, dass deine Bauchmuskulatur anders aussieht als vorher. Manche Frauen klagen darüber, dass ihre beiden geraden Bauchmuskelstränge weit auseinanderliegen und deshalb kein klassisches Sixpack mehr ergeben. Dieses **Rektusdiastase** genannte Phänomen kann nach Schwangerschaften häufiger auftreten, vor allem, wenn du zu früh wieder in das Training einsteigst und sich deine Bauchdecke deshalb nicht richtig schließt. Die Lücke lässt sich durch Training der seitlichen schrägen Bauchmuskulatur nur langsam wieder schließen. Während dieser postnatalen Zeit ist nicht einmal Joggen erlaubt, lediglich lockeres Spazierengehen, dazu gesunde Ernährung und ganz wichtig: Stillen. Das lässt die Pfunde so richtig purzeln. Erst nach drei Monaten darfst du die schrägen Bauchmuskeln, den Beckenboden und den Po leicht kräftigen – die gerade Bauchmuskulatur erst ab dem vierten oder fünften Monat nach der Entbindung, aber unbedingt immer in Absprache mit deinem Arzt oder deiner Ärztin!

DIE GOLDENEN REGELN DES SIXPACK-TRAININGS

Bevor du mit dem Sixpack-Training beginnst, musst du im ersten Schritt deinen **aktuellen Status quo** beurteilen: Hast du bereits Erfahrung mit Fitnesstraining oder bist du in dieser Hinsicht noch völlig unbedarft? Als Einsteigerin solltest du zunächst mit einem weniger intensiven Programm und einfacheren Übungen beginnen, sonst kann sich schnell Frust einstellen. Wenn du dich zu früh zu stark verausgabst, hältst du deine Sixpack-Challenge vielleicht nicht durch. Statt dir ein zu großes Ziel zu setzen, das du unter Umständen nicht erreichst und infolgedessen die Lust verlierst, setze dir lieber mehrere kleine Ziele – Schritt für Schritt eben. Die Sixpack-Challenge in diesem Buch ist so konzipiert, dass Einsteigerinnen wie Fortgeschrittene einen passenden Einstieg finden und Woche für Woche ein wenig mehr gefordert werden.

Wenn du schon einmal trainiert hast oder vielleicht sogar regelmäßig ein Fitnessstudio besuchst, dann darfst du gern von Beginn an die Übungen für Fortgeschrittene ausführen. Der Übungsteil in diesem Buch enthält eine große Auswahl sowohl für Erfahrene als auch für weniger Erfahrene.

Sobald du mit deinem Training beginnst, solltest du dich an folgende fünf goldene Regeln halten und eine Reihe häufiger Fehler vermeiden, damit deine Sixpack-Challenge zum Erfolg wird. Um deine Bauchmuskeln möglichst schnell und ohne Frust zum Vorschein zu bringen, beachte die folgenden fünf goldenen Regeln:

Goldene Regel 1: Dokumentiere deine Fortschritte!

Deine Fortschritte zu dokumentieren, ist aus zweierlei Gründen sinnvoll: Erstens kannst du nur so herausfinden, ob du mit deinem Training und deiner Ernährung auf dem richtigen Weg bist. Zweitens motiviert es dich enorm, wenn du immer wieder neue Teilerfolge feiern kannst. Folgende Möglichkeiten hast du, deine Fortschritte zu analysieren:

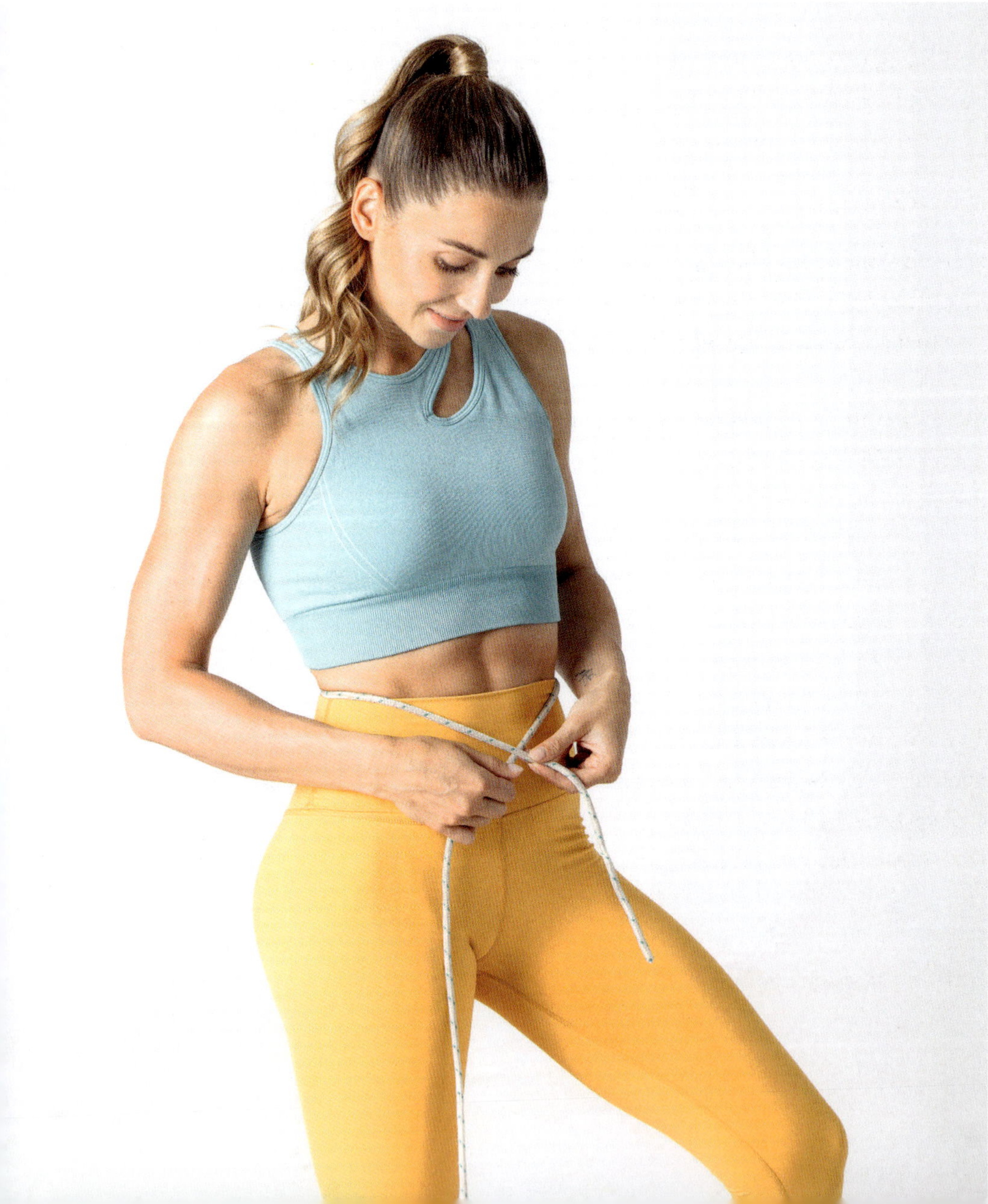

Mit einem Maßband oder einer Schnur kannst du deine Resultate messen und festhalten.

- **Maßnehmen:** Das verlässlichste Werkzeug zum Ermitteln deiner Fortschritte ist das Maßband. Miss damit die Umfänge verschiedener Körperpartien wie Arme, Schenkel, Hüfte und natürlich Bauch. (Denke daran: Nur am Bauch abnehmen geht nicht. Um deine Bauchmuskeln zum Vorschein zu bringen, musst du deinen Körperfettanteil insgesamt senken.) Wird der Umfang überall geringer, bist du auf dem richtigen Weg.
- **Spiegel:** Ständig in den Spiegel zu schauen muss nichts mit Eitelkeit zu tun haben. Indem du dich selbst regelmäßig begutachtest, kannst du Fortschritte und Schwachstellen ausmachen. Allerdings eignet sich der Spiegel nicht für alle. Um ihn sinnvoll zu nutzen, musst du in der Lage sein, dein Aussehen und deine Veränderungen objektiv zu bewerten – das kann nicht jeder. Nicht selten finden Frauen sich noch immer viel zu dick, obwohl sie längst abgenommen haben. Lasse dir deinen persönlichen Eindruck daher unbedingt von anderen bestätigen, wenn du mit dem, was du im Spiegel siehst, auch nach einigen Wochen Sixpack-Challenge noch immer unzufrieden bist.
- **Feedback von anderen:** Oft unterschätzt, aber durchaus wichtig ist das ehrliche Feedback von Freunden und Familie. Die Betonung liegt hier ganz klar auf ehrlich! Schmeicheleien können motivieren, helfen langfristig aber nicht. Eine objektive Bewertung, im besten Fall von jemandem mit einer gewissen Expertise (einem Personal Trainer oder einer Freundin, die dich schon lange kennt), ist Gold wert!
- **Vorher-nachher-Fotos:** Falls deine Wahrnehmung dir einen Streich spielt, eignen sich Vorher-nachher-Bilder besser als ein Blick in den Spiegel. Sie ermöglichen einen direkten Vergleich und machen daher ein objektives Beurteilen deiner Fortschritte viel einfacher. Mit der Selfiefunktion deines Handys ist das Dokumentieren deiner Fortschritte mithilfe von Fotos ganz einfach möglich. Achte darauf, dass du deine Fotos stets in einem vergleichbaren Setting aufnimmst (Ort, Belichtung, Pose) – am besten immer zur selben Tageszeit, in derselben Lichtsituation und im selben Raum.
- **Trainingstagebuch:** Mit einem Trainingstagebuch dokumentierst du deine Fortschritte nur indirekt. Intensives, regelmäßiges Training kräftigt die Muskulatur, und indem du deine Wiederholungszahlen, Gewichte und Trainingszeiten notierst, kannst du erkennen, wie sehr du dich im Training gesteigert hast. Über deinen Körperfettanteil – und damit die Sichtbarkeit deines Sixpacks – sagt dein Trainingstagebuch allerdings leider nichts aus.
- **Profiwaage:** Stelle dich, wie zu Beginn dieses Kapitels bereits geschrieben, auf keine herkömmliche Waage. Das Körpergewicht allein ist kein Gradmesser für deine Fortschritte, da es keine verlässliche Auskunft über die Verteilung von Körperfett und Muskulatur gibt. Spezielle Körperfettanalysewaagen können so etwas allerdings und sind inzwischen schon für verhältnismäßig kleines Geld zu haben.

Goldene Regel 2: Sei ehrlich zu dir selbst!

Ich habe dir zu Beginn dieses Abschnitts geraten, im allerersten Schritt deiner Sixpack-Challenge deinen gegenwärtigen Fitnesszustand zu beurteilen. Dazu gehören Alter, Gesundheit, Gewicht und Körperfettanteil, Ernährungsweise und gegebenenfalls deine bisherige Trainingsroutine. Im zweiten Schritt kannst du dir dann ein Ziel setzen, etwa: »Nach 12 Wochen Sixpack-Challenge sieht man meine Bauchmuskeln.« Dabei ist es wichtig, dass du ehrlich zu dir selbst bist und dieses Ziel realistisch ist, denn nur dann wirst du es auch erreichen.

Setze dir realistische Ziele!

Im Lexikon wird ein Ziel definiert als »Sollgröße, mit der ein Istzustand verglichen wird, der so lange zu bearbeiten ist, bis er dem Sollzustand entspricht«. Dein Fitnessziel, zum Beispiel ein Sixpack, ist also ein gewünschter Sollzustand, den du in einer bestimmten Zeit erreichen möchtest. Wenn du bei einer Größe von 1,70 Meter aktuell noch 95 Kilo wiegst, mit einem Körperfettanteil von 40 Prozent, dann ist es ziemlich unwahrscheinlich, dass du innerhalb von 12 Wochen ein sichtbares Sixpack bekommst. Wiegst du aber 65 Kilo und dein Körperfettanteil ist bereits recht niedrig, sagen wir bei 25 Prozent, dann ist ein Sixpack in 12 Wochen ein realistisches Ziel, das du mit intensivem Training und disziplinierter Ernährung durchaus erreichen kannst. Setze dir gegebenenfalls mehrere Teilziele. So feierst du auf dem Weg zur Erfüllung deines Gesamtziels immer wieder kleine Fortschritte und bleibst motiviert. Für eine stark übergewichtige Frau Ende 20, die bisher noch nie Sport getrieben hat, könnte ein solches Gesamtziel etwa lauten: »Ich möchte in einem Jahr ein sichtbares Sixpack haben.« Mögliche Teilziele wären dann:

- »Ich möchte regelmäßig viermal pro Woche trainieren.«
- »Ich möchte auf Zucker verzichten.«
- »Ich möchte 5 Kilo abnehmen.«
- »Ich möchte weniger Alkohol trinken oder ganz darauf verzichten.«
- »Ich möchte meine Muskulatur kräftigen, um die Haut an Bauch und Po zu straffen.«
- »Ich möchte weitere 10 Kilo abnehmen.«
- »Ich möchte es schaffen, 60 Minuten am Stück zu joggen.«
- »Ich möchte meinen Körperfettanteil auf unter 20 Prozent bringen.«

Wichtig ist in diesem Zusammenhang, dich selbst, deine Fähigkeiten und deinen Istzustand richtig einzuschätzen, damit du dir nicht zu viel oder zu wenig zumutest. Auch kleine Schritte führen irgendwann zum Ziel.

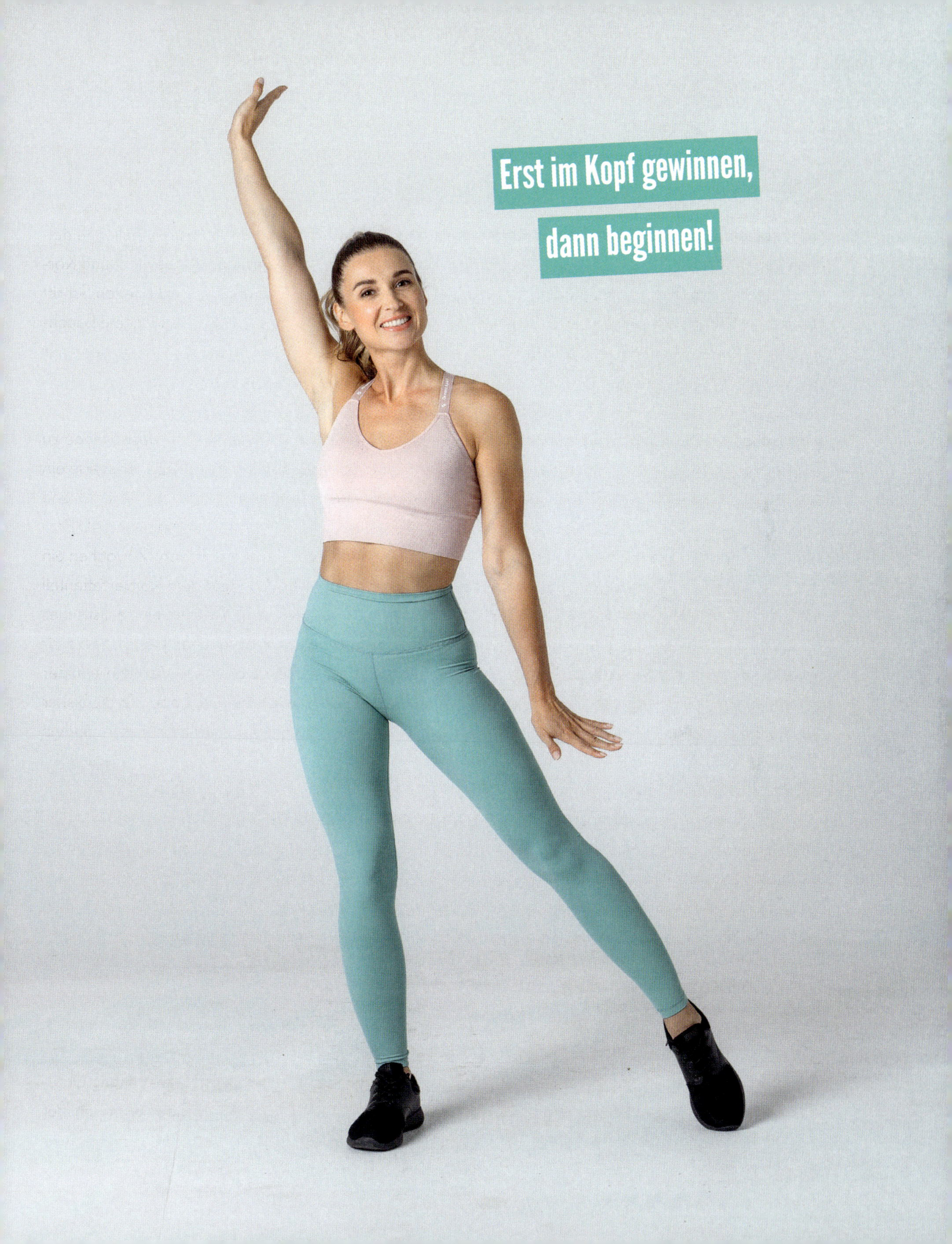

Erst im Kopf gewinnen,
dann beginnen!

Goldene Regel 3: Visualisiere dein Ziel!

Visualisierung ist kein Hokuspokus, sondern ein wirksames Werkzeug aus der **Sportpsychologie**. Was du dir vorstellen kannst, das kannst du auch erreichen! Visualisiere deshalb genau, wie es sich anfühlen wird, wenn du dein nächstes Teilziel geschafft hast. Gehe alle dafür nötigen Schritte in Gedanken durch und absolviere dein nächstes Workout vorher schon im Kopf. Deine Trainingszeit ist knapp, daher ist es wichtig, sie effektiv zu nutzen und vorher genau zu wissen, was zu tun ist. Analysiere jede Übung Schritt für Schritt vor dem geistigen Auge – wo machst du noch Fehler, wo kannst du besser werden? Suche dir außerdem **Vorbilder**, nach deren Erfolgen du strebst. Das kann eine Influencerin aus den sozialen Medien sein, aber auch das fitte Mädel aus dem Gym, das immer die perfekten Kniebeugen ausführt. Sich Bilder oder Videos seiner Vorbilder anzuschauen, kann enorm motivieren. Im Training musst du immer voll bei der Sache sein, deshalb gilt: Erst im Kopf gewinnen, dann beginnen!

Goldene Regel 4: Muscle-Mind-Connection

Auch die unsichtbare Verbindung zwischen Körper und Geist ist kein Blabla von Personal Trainern. Es gibt sie wirklich. Mit ein wenig Erfahrung kannst du lernen, deine Muskelfasern **bewusst zu kontrollieren** und so gezielter zu beanspruchen. Dadurch steigerst du die Effektivität deines Trainings und schöpfst dein volles Potenzial aus. Genau wie körperliche Skills lässt sich auch diese mentale Fähigkeit bewusst fördern. Konzentriere dich dazu während des Trainings genau auf die Muskeln, die du gerade belastest. Stelle dir bei einem Crunch also beispielsweise vor, wie du erst den unteren Teil der Bauchmuskeln anspannst, dann den mittleren und zu guter Letzt den oberen Teil, während du die Bewegung ausführst. Gehe auch während deiner Visualisierung so detailliert vor und du wirst mit der Zeit eine enge Verbindung zwischen deinem Geist und deiner Muskulatur herstellen. Dadurch verbesserst du deine **Technik**, verringerst das **Verletzungsrisiko**, steigerst gleichzeitig den Trainingserfolg und sorgst für eine gleichmäßige, ästhetische Entwicklung deiner Bauchmuskeln.

Goldene Regel 5: Sei geduldig und diszipliniert!

Die vielleicht wichtigste Regel ist, dass du deine Sixpack-Challenge mit Geduld, Beständigkeit und Disziplin angehst. Egal wie intensiv du trainierst, ein Sixpack entsteht nicht von heute auf morgen. Ein realistisches Ziel ist drei bis vier Monate – abhängig von deinem Istzustand kann es aber auch ein Jahr und länger dauern. Vor allem wenn du bei Null beginnst, musst du an vielen Baustellen gleichzeitig arbeiten, deinen Körperfettanteil senken, deine Muskulatur kräftigen oder deine Ernährung umstellen. Das ist eine enorme mentale und körperliche Herausforderung.

Beständigkeit ist der Schlüssel. Absolviere regelmäßig deine Workouts und halte dich an deine Ernährungspläne. Wenn du mal keinen guten Tag oder keine Zeit hast, versuche, wenigstens eine kurze Einheit einzulegen – das ist besser als gar keine. Du hast gesündigt und dir ein Stück von deinem Lieblingskuchen gegönnt? Lass dich davon nicht entmutigen und mache einfach diszipliniert weiter. Der größte Fehler, den du begehen kannst, ist, dich von kleinen Rückschlägen so sehr runterziehen zu lassen, dass du plötzlich alles schleifen lässt. »Jetzt habe ich ein Stück Kuchen verputzt, dann kann ich den Rest auch noch essen« – das ist der falsche Ansatz! Nimm solche kleinen Sünden stattdessen als Ansporn, beim nächsten Mal noch härter zu trainieren, um die Kalorien wieder loszuwerden.

Mit Geduld und Beständigkeit kommst du ans Ziel!

Es wird nicht lange dauern, bis du erste Ergebnisse siehst. Das motiviert. Du solltest aber wissen, dass die Fortschritte irgendwann unweigerlich kleiner werden, das viele Training zunehmend an dir zehren und das Verlangen nach einem Teller Pasta, einem leckeren Eis oder einem Glas Wein immer größer werden. Gerade dann musst du diszipliniert sein und am Ball bleiben. Habe Geduld, nur so überwindest du Plateaus und erreichst die nächste Stufe deiner Sixpack-Challenge! Zumindest gilt dies, wenn du die folgenden häufig gemachten Fehler vermeidest.

DIE 10 HÄUFIGSTEN FEHLER AUF DEINEM WEG ZUM SIXPACK

Vermeide diese weitverbreiteten Fehler, damit deine Sixpack-Challenge zum Erfolg wird:

1. **Kein Überblick über die Kalorienaufnahme:** Die goldene Regel »Dokumentiere deine Fortschritte!« gilt selbstverständlich auch für deine Ernährung. Um deinen Körperfettanteil zu senken, musst du mehr Kalorien verbrennen, als du zu dir nimmst. Damit das gelingt, solltest du

also zunächst einmal wissen, wie viele Kalorien du am Tag überhaupt zu dir nimmst, und diesen Wert gegebenenfalls reduzieren. Führe ein Ernährungstagebuch und notiere darin ausnahmslos jeden Happen, den du isst. Inzwischen gibt es dafür ganz hilfreiche Apps, die automatisch die Kalorienmenge deiner verzehrten Lebensmittel ausrechnen. Du wirst staunen, wie viele Kalorien so über den Tag verteilt »ganz nebenbei«, also zusätzlich zu den eigentlichen Mahlzeiten, zusammenkommen, etwa durch Getränke wie Kaffeevariationen, gesüßte Erfrischungsgetränke, Alkohol oder durch Snacks. Übrigens: Die Kalorienaufnahme zu reduzieren ist zwar sinnvoll, **zu wenig Kalorien** aufzunehmen schadet dir aber auch. Kalorien sind deine Energiequelle; du brauchst sie für den Aufbau von Muskulatur und alle großen und kleinen körperlichen Prozesse. Bekommt dein Körper zu wenig Kalorien, fährt er seinen Stoffwechsel herunter. Die Folgen sind: Müdigkeit, Abgeschlagenheit, Krankheit und ein Abfall der sportlichen Leistungsfähigkeit. Mehr zum Thema Kalorien und Ernährung findest du in Kapitel 6 (Seite 155).

2. **Snacks, Getränke und spätes Essen:** Zuckerhaltige Getränke und Snacks machen bei vielen Menschen mit zu hohem Körperfettanteil einen großen Teil der täglich aufgenommenen Kalorienmenge aus. Sie vom Speiseplan zu streichen, ist ein verhältnismäßig einfach umzusetzender Teilerfolg. Ein Latte macchiato etwa enthält 200 Kalorien, so viel wie 2 Kilo Salatgurke. Eine Tüte Chips liefert sogar fast 1000 Kalorien – doppelt so viel wie eine vollwertige Mahlzeit! Doch seien wir ehrlich: Wir alle wollen beim Netflixen etwas zu knabbern oder treffen uns mit Freundinnen auf einen Latte im Café. Hier sind **Disziplin und Einfallsreichtum** gefragt. Deshalb sei kreativ! Gönne dir zum Binge-Watching deiner Lieblingsserie einfach ein paar Karottensticks oder – mein Tipp, wenn du es süß magst – Gurkenscheiben mit Zimt (unfassbar lecker!) und bestelle dir im Café beim nächsten Mal statt einem Latte einfach einen grünen Tee. Du solltest dir außerdem eine Deadline setzen, zu welcher Uhrzeit am Tag du zum letzten Mal isst. Wann das ist, hängt von dir und deinem Alltag ab. Dein **Stoffwechsel** fährt abends herunter und läuft, während du schläfst, nur auf Sparflamme. Dementsprechend verbraucht dein Körper nachts weniger Energie als tagsüber. Wenn du gegen 23 Uhr ins Bett gehst, solltest du die letzte Mahlzeit daher allerspätestens um 19 Uhr zu dir nehmen. Anders sieht es natürlich aus, wenn du in Schichten arbeitest oder spätabends noch trainierst. Als Faustregel gilt: Etwa vier Stunden vor dem Zubettgehen solltest du nichts mehr essen.

3. **Alkohol:** Solange du regelmäßig Alkohol trinkst, wird es schwer sein, deinen Traum vom Sixpack zu verwirklichen, denn alkoholische Getränke enthalten jede Menge Kalorien. In einem Glas Weißwein (0,1 Liter) stecken um die 60 Kalorien, in einem Glas Prosecco (0,1 Liter) um die

80 Kalorien und ein Cocktail mit Hochprozentigem enthält sogar noch deutlich mehr, ein Mojito (0,25 Liter) etwa 150 Kalorien – das entspricht einem halben Kilo Blaubeeren oder 1,2 Kilo Tomaten! Viel problematischer ist jedoch, dass regelmäßiger Alkoholkonsum deinen Stoffwechsel bremst. Dies wiederum mindert deine Leistungsfähigkeit und führt dazu, dass du mehr Kalorien aus deiner Nahrung als Fettpolster speicherst. Ein Glas ab und an ist okay, regelmäßiger oder gar täglicher Alkoholkonsum ist dagegen ungesund und ein echter Sixpack-Killer! Am besten verzichtest du während deiner Sixpack-Challenge ganz auf Alkohol.

4. **Bequemlichkeiten im Alltag:** Aufzüge, Rolltreppen, E-Scooter und das liebe Auto – viele Wege erledigen wir heute nicht mehr in Bewegung, sondern im Stehen oder Sitzen, was unsere Kalorienbilanz massiv negativ beeinflusst. Nicht falsch verstehen: Wenn du täglich 50 Kilometer pendelst oder deine schweren Tüten mit dem Wocheneinkauf in den 15. Stock bringen musst, dann nutze gern Auto und Fahrstuhl. Kurze Strecken oder das Büro im dritten Stock solltest du aber zu Fuß meistern. Das ist gesund und verbrennt eine Menge Kalorien[2] – wenn du etwa die Treppe nutzt, verbrennst du siebenmal mehr Kalorien als bei einer bequemen Fahrt im Aufzug. Anfangs mag die Rückkehr zu mehr Bewegung unbequem sein, du gewöhnst dich aber schnell daran.

5. **Fehlende Beständigkeit:** Wenn du dieses Buch liest und motiviert loslegst, deinem Training aber schon kommende Woche etwas dazwischenkommt, in der Woche darauf ein wichtiges Geschäftsessen und danach der Familienurlaub anstehen, sodass du dich erst im nächsten Quartal wieder im Fitnessstudio blicken lässt, dann kann das mit dem Sixpack nichts werden. Der Schlüssel zum Erfolg ist Beständigkeit. Wenn du neben deinem Beruf und privaten Verpflichtungen nur wenig Zeit zum Trainieren hast, dann lege eine **fixe Zeit** fest, zu der du jeden Tag ein kurzes Workout schaffst, morgens nach dem Aufstehen etwa. Dafür genügen anfangs sieben- bis zehnminütige Einheiten. Wichtig ist, dass du diese Einheiten dann aber auch täglich durchziehst, komme, was da wolle. Ein kurzes Workout nur mit deinem Körpergewicht, so wie die Einheiten in den ersten Wochen der Sixpack-Challenge, kannst du auch in der Mittagspause absolvieren oder während die Kids abends auf dem Sofa sitzen und sich einen Film anschauen. Mehr zur idealen Planung deiner Workouts findest du in Kapitel 5 (Seite 129). Übrigens: Beständiges Training ist auch dann noch Pflicht, wenn du deinen Traum vom Sixpack eines Tages verwirklicht hast, denn nicht nur der Aufbau, sondern auch der **Erhalt** einer schönen Bauchmuskulatur erfordern eine Menge Arbeit. Genau genommen endet deine Sixpack-Challenge also nie.

6. **Stress:** Wir alle müssen arbeiten, um Geld zu verdienen, und wir alle haben eine Reihe von Verpflichtungen in unserem Privatleben. Das kann schon mal stressig werden, was auch vollkommen in Ordnung ist. Du solltest aber darauf achten, dass der Stress nicht zum Dauerzustand wird. Eine Studie mit 2500 Teilnehmern, die 2017 im Fachblatt *Obesity* veröffentlicht wurde[3], hat gezeigt, dass dauerhafter Stress zu Übergewicht führen kann. Schuld ist das Stresshormon Cortisol. Eine gesunde **Work-Life-Balance** ist deshalb nicht nur für dein Seelenheil enorm wichtig, sondern auch für deinen Body-Mass-Index. Gönne dir regelmäßig Auszeiten, in denen du runterkommen kannst, um wieder zu dir selbst zu finden. Dabei spielt es keine Rolle, ob du ein Buch liest, deine Lieblingsserie anschaust, zum Friseur oder in die Sauna gehst – was immer dir hilft, dich zu entspannen, ist erlaubt. Zumindest, solange es deinen Fitnesszielen nicht im Weg steht. Verputze also keine Tafel Schokolade, um Stress abzubauen.

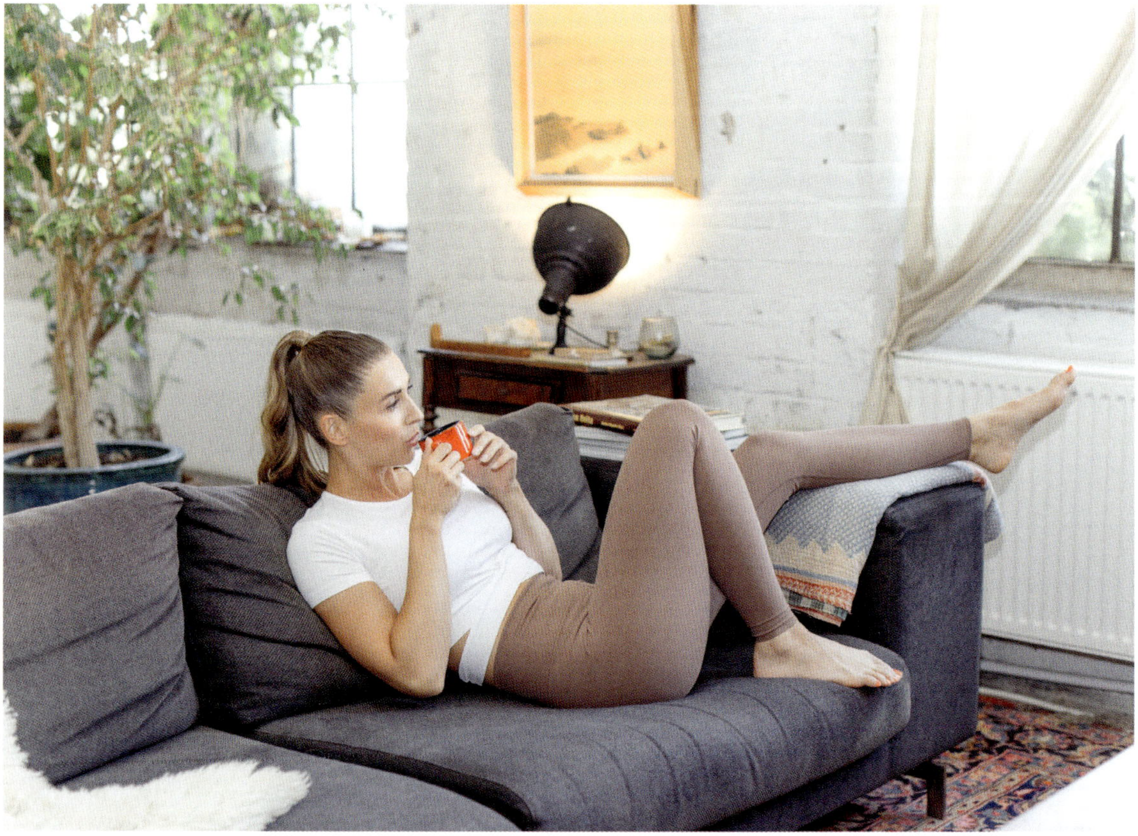

Entspanne dich! Stress kann deinem Sixpack-Erfolg im Weg stehen.

7. **Fehlende Regeneration:** Regeneration ist genauso wichtig wie beständiges Training und strikte Ernährung. Viele meinen es zu gut und überfordern ihren Körper mit zu vielen langen Trainingseinheiten. Das Training soll ein gesunder Ausgleich zum Stress des Alltags sein, keine zusätzliche Belastung. Dein Körper benötigt Ruhephasen, um sich von den Strapazen deiner Workouts zu erholen, seine Energiespeicher wieder aufzufüllen und beschädigte Muskelfasern zu reparieren. Wenn du zu viel trainierst und nicht ausreichend regenerierst, droht Übertraining – das gibt es tatsächlich und ist keine Ausrede für Faulpelze. Übertraining ist ein Zustand, in dem dein Körper nicht mehr in der Lage ist, sich ausreichend von der Trainingsbelastung zu erholen. Verletzungen, ein geschwächtes Immunsystem, Krankheiten und sogar Depressionen können die Folge sein. Finde also einen gesunden Mittelweg aus forderndem, aber gesundem Training. Wie der aussehen kann, hängt ganz von dir und deinen persönlichen Umständen ab. Wenn du in Job und Alltag körperlich ohnehin schon stark beansprucht wirst, etwa als Altenpflegerin oder Polizistin, dann genügen verhältnismäßig kurze Trainingseinheiten. Arbeitest du dagegen hauptsächlich im Büro, sitzt viel und bewegst dich wenig, dann sollten deine Workouts länger und intensiver ausfallen. Mehr zu Planung und Aufbau deiner Workouts findest du in Kapitel 5 (Seite 129).

Gönne deinem Körper auch mal Ruhe.

8. **Fehlende Abwechslung:** Du wirst während deiner Sixpack-Challenge recht schnell sichtbare Veränderungen sehen, vor allem, wenn du vorher nur wenig bis gar keinen Sport getrieben hast. Auf Dauer werden deine Fortschritte jedoch weniger eindeutig, bis du irgendwann überhaupt keine mehr wahrnimmst. Das liegt daran, dass sich dein Körper mit der Zeit an den Trainingsreiz gewöhnt und weniger stark darauf reagiert. Deshalb musst du in gewissen Abständen immer mal frischen Wind in deine Workouts bringen, also Übungen austauschen, die Intensität erhöhen, neue **Übungsvarianten** ausführen oder deine **Trainingsfrequenz** verändern. In den 12 Wochen deiner Sixpack-Challenge gleicht kein Workout exakt dem anderen, sodass für ausreichend Abwechslung gesorgt ist.

9. **Falsche Ausführung:** Ich sehe immer wieder, dass Übungen mit Schwung oder nicht über ihren kompletten Bewegungsumfang hinweg ausgeführt werden. Wenn du eine Fitnessübung nicht korrekt ausführst, dann ist sie weniger effektiv und kann schlimmstenfalls **Verletzungen** verursachen, die dich Wochen oder gar Monate zurückwerfen. Hier ein paar typische Negativbeispiele für die falsche Ausführung von Übungen:

- Die Hände sind bei Crunches hinter dem Kopf verschränkt und »ziehen« den Kopf nach oben.
- Die Schultern werden bei Crunches auf dem Boden abgelegt.
- Der Oberkörper wird bei Crunches nach oben geschwungen.
- Bei Planks hängen Rücken und Gesäß entweder durch oder sind zu weit nach oben gestreckt.
- Der Rücken ist bei Kniebeugen gekrümmt.
- Bei Kniebeugen wird nicht tief genug gebeugt.
- Übungen werden ohne Körperspannung ausgeführt.
- Die Übungen werden zu schnell ausgeführt.

Um das Maximum aus deinen Workouts herauszuholen und die Verletzungsgefahr zu minimieren, halte dich genau an die Übungsbeschreibungen und Bilder in Kapitel 4 (Seite 51).

10. **Dich selbst belügen:** Wie in Kapitel 1 (Seite 11) beschrieben, beginnt dein Weg zum Sixpack im Kopf. Die Einstellung zu deinem Körper und deinem Training hat enorm großen Einfluss. Wichtig ist vor allem, dass du stets ehrlich zu dir selbst bist. Niemand kann immer alle Fehler vermeiden, auch ich nicht. Das ist auch gar nicht so schlimm – wenn du sie dir anschließend eingestehst. Du hast das Training schleifen lassen? Dann gib diese Woche eben mehr Gas! Du hast dir einen ungesunden Snack gegönnt oder bei einer Feier über die Stränge geschlagen? Dann bügle den Ausrutscher durch eine längere Einheit auf dem Laufband wieder aus! Deine Ausführung war halbherzig und unsauber? Mache es beim nächsten Mal besser! Wichtig ist, dass du dir Fehler eingestehst und deine Fortschritte ehrlich beurteilst. Es bringt nichts, dir einzureden, dass du auf dem richtigen Weg bist, wenn du in Wirklichkeit nur unregelmäßig trainierst und beim Blick in den Kühlschrank ständig schwach wirst. Ein Sprichwort aus der Fitnessszene lautet: **»Abgerechnet wird am Strand.«** Es bedeutet, dass, egal, was du dir einredest, am Ende des Tages nur Tatsachen zählen. Jeder, allen voran du selbst, kann sehen, ob du deinen Weg erfolgreich beschreitest und vorankommst oder auf der Stelle trittst, denn dein Körper ist der Gradmesser deines Erfolgs. Also belüge dich nicht selbst, denn abgerechnet wird in 12 Wochen!

Das Wichtigste aus diesem Kapitel auf einen Blick

Das Aussehen deiner Bauchmuskeln bestimmen mehrere Faktoren!

Mit Fleiß, Disziplin und der richtigen Strategie kann jeder sichtbare Bauchmuskeln bekommen. Ob daraus dann aber ein Six-, Eight- oder vielleicht sogar nur ein Twopack wird, das hängt einzig und allein von deinen Genen ab. Weitere Faktoren, die das Aussehen deiner Bauchmuskeln bestimmen, sind dein Alter, eventuelle körperliche Beeinträchtigungen und vor allem dein Körperfettanteil – und nur auf Letzteren hast du einen direkten Einfluss.

Wie lange deine Sixpack-Challenge dauert, hängt von deinem aktuellen Zustand ab!

Um deine Bauchmuskulatur sichtbar zu machen, brauchst du jede Menge Geduld und Disziplin. Der Weg zum Sixpack kann lang sein – wie lang, das hängt natürlich auch davon ab, wo du startest. Bei schlechtem Fitnesszustand und starkem Übergewicht wird deine Challenge länger dauern als bei Personen, die bereits über eine gewisse Grundfitness verfügen.

Dokumentiere deine Fortschritte!

Anfangs wirst du vermutlich recht schnell sichtbare Fortschritte verzeichnen. Mit der Zeit werden die Veränderungen aber marginaler und mit bloßem Auge nicht mehr unbedingt erkennbar sein. Deshalb und weil wir unserer Selbstwahrnehmung nicht immer hundertprozentig trauen können, ist es wichtig, dass du deine Fortschritte mithilfe von Fotos, Messungen, Trainingstagebüchern und einer Waage überprüfst und dokumentierst.

Vermeide häufige Fehler!

Ein Sixpack aufzubauen ist schon schwierig genug, mache es dir nicht durch unnötige Faktoren wie Alkohol, Süßigkeiten, zu große Bequemlichkeit, zu viel Stress, mangelnde Regeneration oder unregelmäßiges Training zunichte.

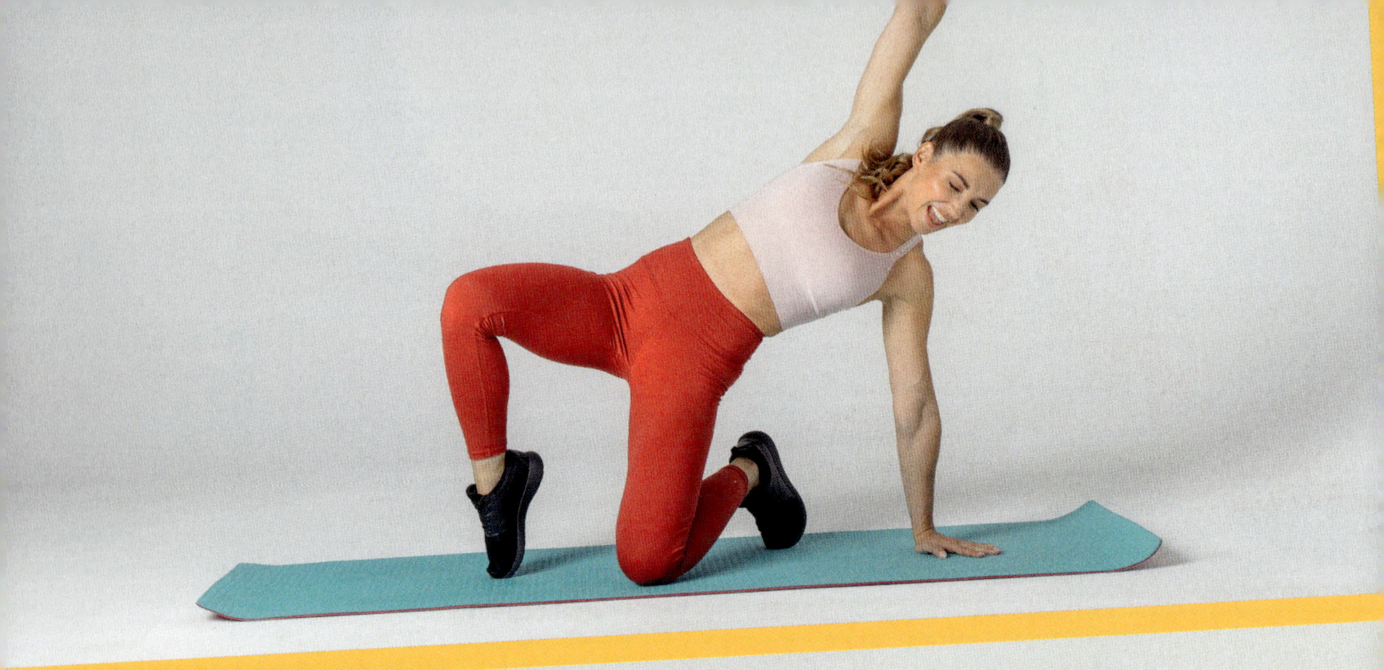

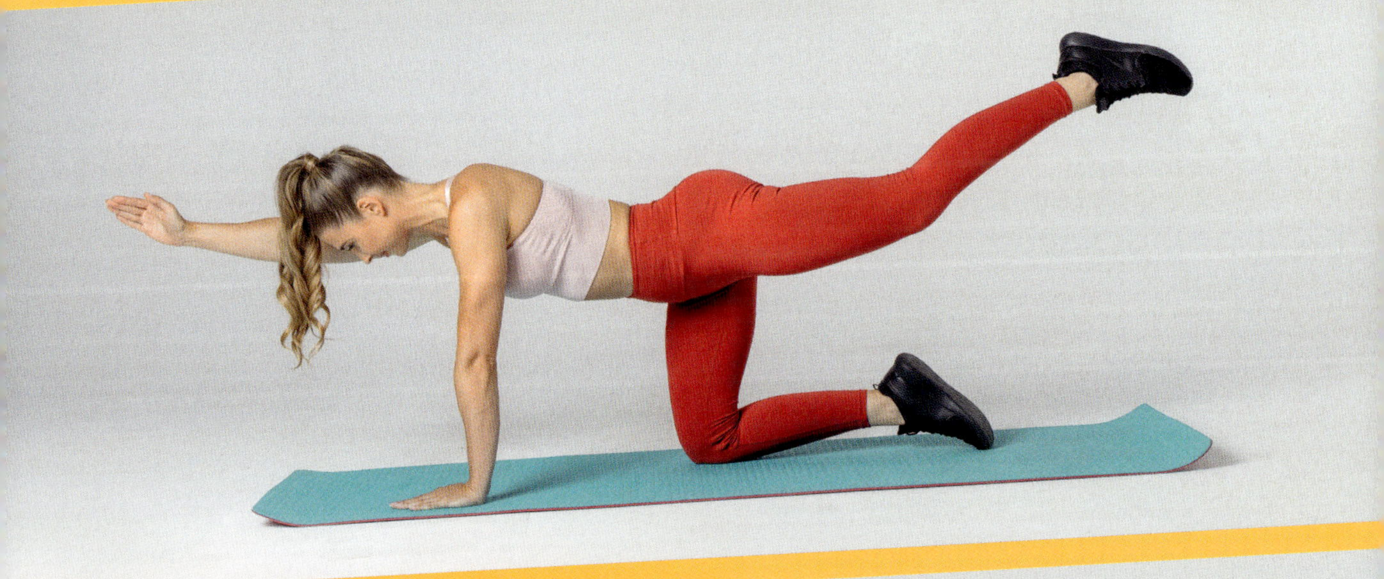

3

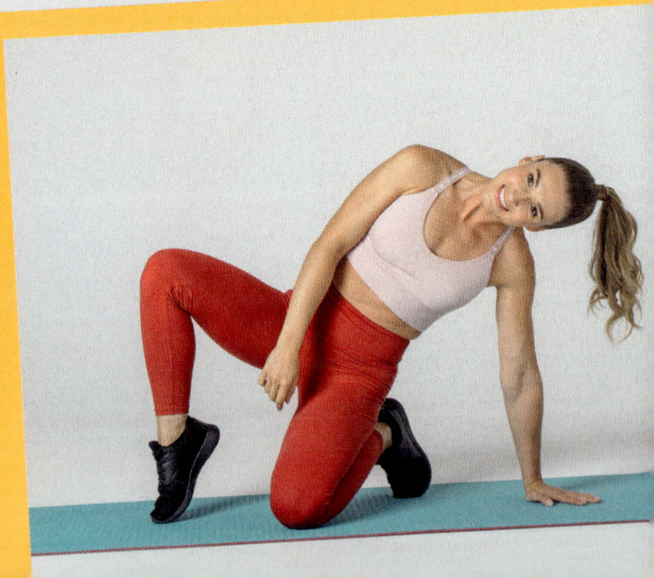

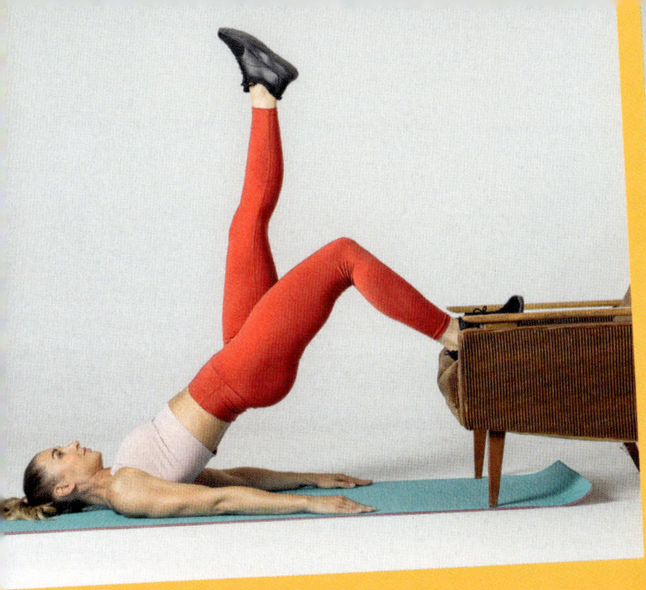

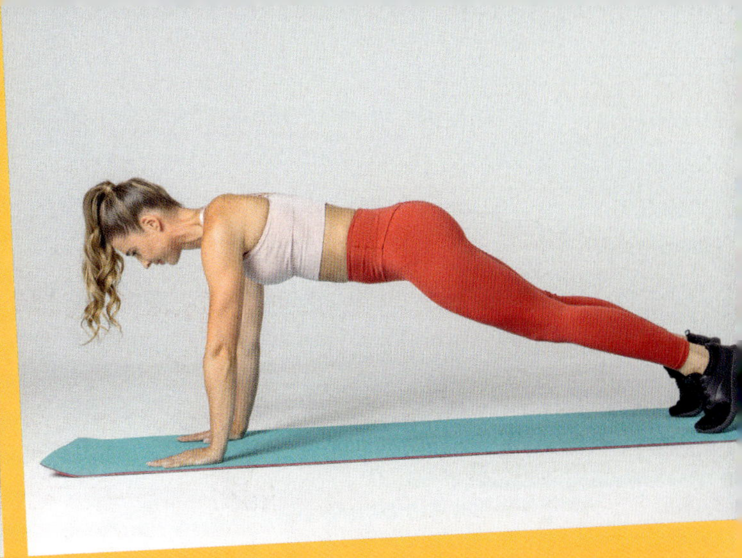

Theorie und Training
DIE BAUCHMUSKELBASICS

»Es motiviert mich, andere zu motivieren!«

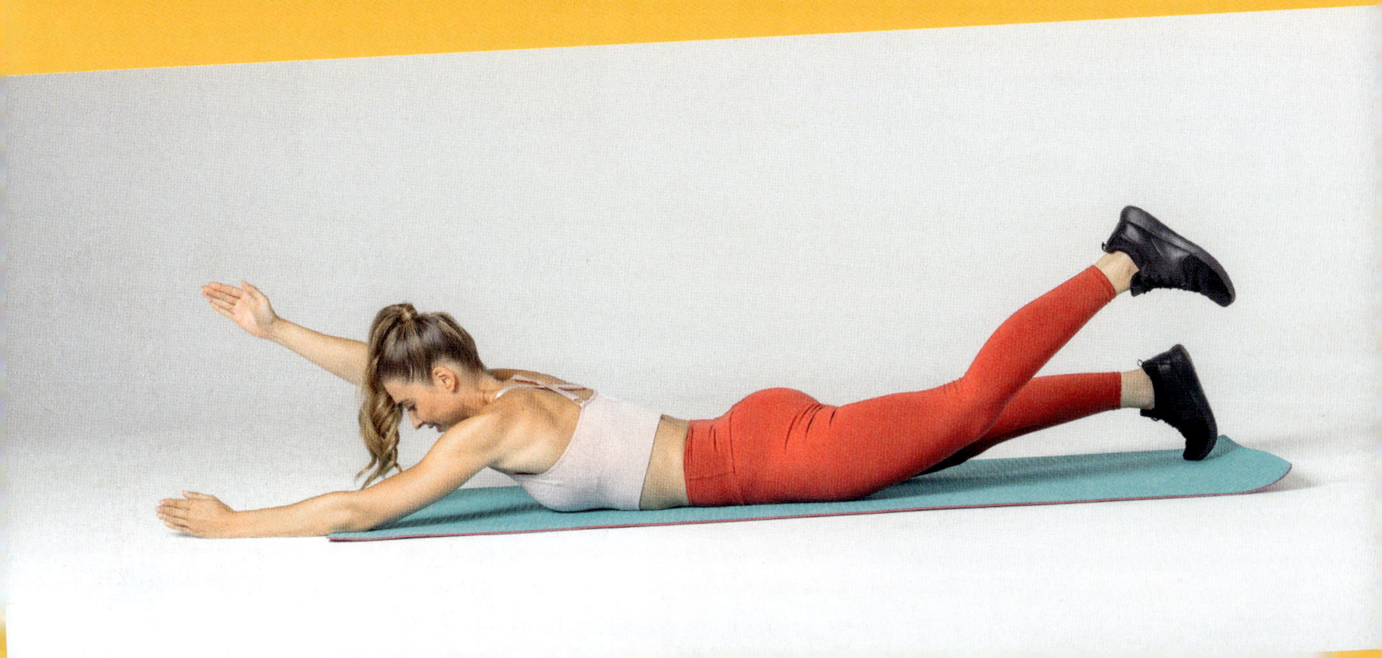

Bevor es ans Eingemachte geht, möchte ich dir zunächst einige grundlegende Informationen zur Bauchmuskulatur und zum Bauchmuskeltraining vermitteln. Dieses Grundlagenwissen ist wichtig, damit du später während deiner Sixpack-Challenge verstehst, warum du bestimmte Dinge tust und andere wiederum nicht. Denn: Mein Ziel ist es, dass du dein Sixpack auch nach deiner Challenge halten kannst und weiterhin einen gesunden und fitten Lebensstil verfolgst. Wenn du die Grundlagen verinnerlicht hast, wird es dir mit etwas Erfahrung leichtfallen, deine eigenen Workouts zusammenzustellen und beim Training und in der Küche stets die richtigen Entscheidungen zu treffen.

Als ich begann, dieses Buch zu schreiben, war mir wichtig, dass es kein trockenes Lehrbuch aus dem Anatomieunterricht wird. Ich habe in diesem Kapitel deshalb nur die wichtigsten Informationen kurz und bündig zusammengefasst und allen unnötigen Ballast weggelassen. Du findest keine lateinischen Fachbegriffe und keine komplizierten Beschreibungen von Prozessen im Körper, sondern wirklich ausschließlich die Basics, die du unbedingt wissen musst – leicht verständlich erklärt.

AUSSEHEN, AUFBAU UND AUFGABEN DEINER BAUCHMUSKELN

Bauchmuskeln sehen nicht nur gut aus, sondern erfüllen eine Reihe wichtiger Aufgaben. Sie stabilisieren und entlasten die Wirbelsäule, ermöglichen es dir, Rumpf und Becken zu bewegen, unterstützen die Rückenmuskulatur und helfen dir bei der Atmung. Außerdem vergrößern sie das Volumen deines Bauchraums und weiten diesen, was vor allem in der Schwangerschaft von großer Bedeutung ist, um ausreichend Platz für das kleine Embryo zu schaffen.

Man unterscheidet drei verschiedene Bauchmuskelgruppen: die vorderen, die seitlichen und die hinteren Bauchwandmuskeln.

Vordere Bauchwandmuskulatur

Diese Muskelgruppe besteht aus dem **Pyramidenmuskel**, der bei uns Menschen nur rudimentär oder überhaupt nicht vorhanden ist und keine wirkliche Funktion besitzt, sowie dem deutlich wichtigeren **geraden Bauchmuskel**, der letztlich dein Sixpack formt.

Der gerade Bauchmuskel besteht aus zwei kräftigen Strängen, die vom Brustkorb bis zum Beckenknochen hinunter verlaufen. Getrennt werden beide Muskelbahnen durch eine *Linea alba* (weiße Linie) genannte Mittellinie, die ebenfalls vertikal verläuft, sowie durch drei bis vier horizontal verlaufende Zwischensehnen, die letztlich für die Unterteilung der Bauchmuskulatur in einzelne kleine »Pakete« sorgen. Wie viele dieser Zwischensehnen du besitzt, ist durch deine Gene vorgegeben. Manche Menschen besitzen nur eine oder zwei und manche gar keine.

Die Funktionen des geraden Bauchmuskels sind vielfältig, seine wichtigste Aufgabe ist es aber, deinen Rumpf zu stabilisieren, wodurch du deinen Oberkörper aufrecht halten kannst. Er ermöglicht das Beugen des Rumpfs, weshalb er sich hervorragend durch Sit-ups und Crunches trainieren lässt. Du kannst also entweder deine Brust in Richtung Beine beugen oder deine Hüfte anheben. Auch für die Atmung spielt der Muskel eine wichtige Rolle, insbesondere beim Ausatmen. Wenn du nach einer Fitnessübung außer Atem bist, stelle dich einmal vor den Spiegel und betrachte deinen Bauch. Du wirst sehen, dass die Muskulatur dort vor allem beim Ausatmen sichtlich angespannt wird, um die Luft aus der Lunge herauszupressen.

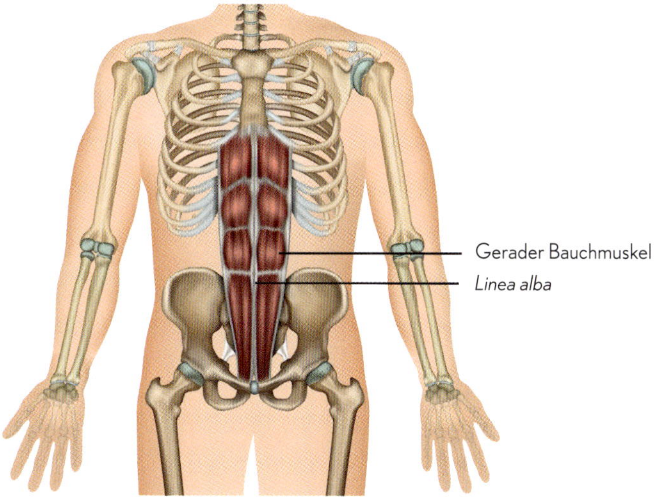

Der gerade Bauchmuskel formt deinen Sixpack.

Seitliche Bauchwandmuskulatur

Die seitliche Bauchwandmuskulatur besteht aus den inneren und den äußeren schrägen Bauchmuskeln sowie den quer verlaufenden Bauchmuskeln.

Die **innere schräge Bauchmuskulatur** bildet die mittlere Schicht der muskulösen Bauchwand und besitzt die Form eines großen Fächers. Sie sitzt im Dreieck zwischen gerader Bauchmuskulatur, Becken und äußeren schrägen Bauchmuskeln, deren Fasern sie im 90-Grad-Winkel kreuzt. Ähnlich wie auch der gerade Bauchmuskel dient sie dem Beugen des Rumpfs, drückt den Bauch zusammen und unterstützt demzufolge auch das Ausatmen.

Von außen deutlich markanter aufgrund ihrer gezackten Optik ist die **äußere schräge Bauchmuskulatur**, die am Sägemuskel und am *Latissimus* entspringt und bis zur *Linea alba* und dem Darmbein verläuft. Sie sorgt für die Querstreifen, die später einmal gut sichtbar von deinem Sixpack aus schräg nach oben verlaufen werden. Ihre primäre Funktion ist das Beugen und Drehen des Rumpfs.

Der **quer verlaufende Bauchmuskel** liegt unterhalb der anderen Bauchmuskeln und ist deshalb von außen praktisch nicht sichtbar. Dennoch solltest du ihn im Training nicht vernachlässigen, denn er bildet eine Art natürliches Korsett, das deinen Rumpf stützt und gewissermaßen das Fundament deines Sixpacks bildet. Er stützt den Rücken, stabilisiert Becken und Lendenwirbelsäule und trägt so zu einer besseren Haltung bei.

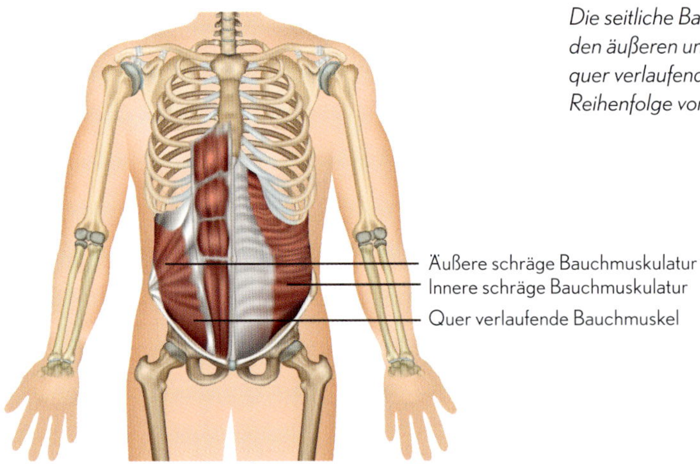

Die seitliche Bauchwandmuskulatur besteht aus den äußeren und den inneren schrägen sowie den quer verlaufenden Bauchmuskeln, die sich in dieser Reihenfolge von außen nach innen überlagern.

Hintere Bauchwandmuskulatur

Die hintere Bauchwandmuskulatur wird auch als tief liegende Bauchmuskulatur bezeichnet. Dementsprechend ist auch sie von außen nicht sichtbar, erfüllt aber ebenfalls eine Reihe wichtiger Aufgaben. Sie besteht aus dem quadratischen und dem großen Lendenmuskel.

Der **quadratische Lendenmuskel** ist eine Art Fortsatz des quer verlaufenden Bauchmuskels. Er befindet sich zwischen Darmbein und Rippen und besitzt – wie sein Name schon sagt – vier Seiten. Zu seinen Aufgaben gehört das seitliche Neigen des Rumpfs und das Stabilisieren der Rippen beim Einatmen.

Der **große Lendenmuskel** ist der stärkste Hüftbeuger in deinem Körper. Er ermöglicht also das Beugen, aber auch die Außenrotation des Hüftgelenks. Darüber hinaus kann er die Wirbelsäule beugen und zur Seite neigen. Er entspringt im unteren Bereich der Wirbelsäule und verläuft über das Hüftgelenk bis hinunter zum Oberschenkelknochen.

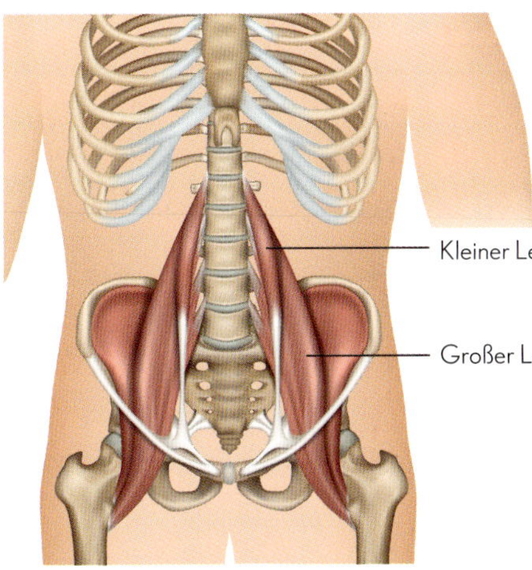

Die Lendenmuskeln (Psoas) werden vor allem bei Übungen wie Leg Raises beansprucht.

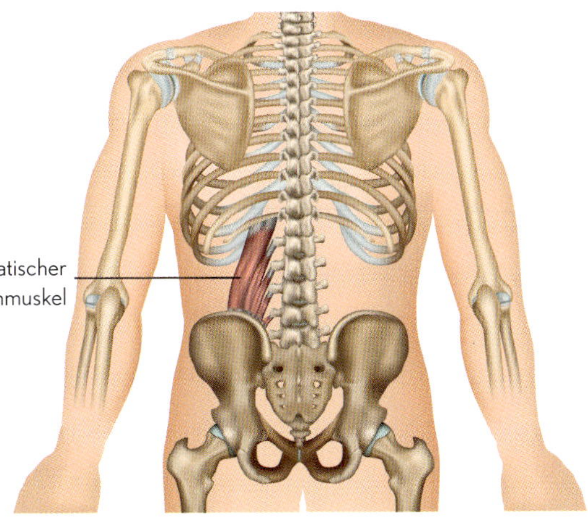

Der quadratischer Lendenmuskel stabilisiert das Becken und die Wirbelsäule.

Rumpf ist Trumpf: Die Bauchmitte ausgewogen trainieren!

Die optisch wichtigsten Muskeln für ein Sixpack sind die geraden und die schrägen Bauchmuskeln, da sie von außen am deutlichsten sichtbar sind. Dennoch solltest du auch die tiefer liegende Bauchmuskulatur auf keinen Fall vernachlässigen, da nur ein ausgewogen trainierter Rumpf funktional ist und ein ästhetisches Gesamtbild ermöglicht. Mit den Übungen in diesem Buch trainierst du alle Bauchmuskelschichten gleichermaßen.

EFFEKTIVES BAUCHTRAINING – SO FUNKTIONIERT'S!

Du weißt nun, aus welchen Muskeln dein Sixpack besteht und welche Aufgaben sie erfüllen. Jetzt kommt es »nur« noch darauf an, diese Muskeln richtig zu trainieren und optimal zum Vorschein zu bringen. In diesem Abschnitt verrate ich dir, wie ein erfolgreiches Bauchmuskeltraining aussieht, wie häufig und wie lange du trainieren solltest, welche Rolle deine Ernährung dabei spielt und wie du dein Sixpack halten kannst, wenn du deine Challenge erst einmal gemeistert hast.

Sixpack-Mythen

Bevor ich dir die tatsächlichen Grundlagen des Bauchmuskeltrainings vorstelle, möchte ich erst einmal mit einer Reihe von Sixpack-Mythen aufräumen, die sich über die Jahre etabliert haben und bis heute hartnäckig halten. Die folgenden vier Behauptungen höre ich in meinem Job als Personal Trainerin immer wieder und sie sind einer der Hauptgründe dafür, dass viele Einsteigerinnen, die mit dem Bauchtraining beginnen, mangels Erfolg schnell wieder die Lust verlieren.

- **Mythos 1: Es genügt, nur den Bauch zu trainieren.** Für einen fitten, gesunden und ästhetischen Körper musst du ausgewogen trainieren. Natürlich setzt jeder Mensch seinen individuellen Trainingsfokus auf bestimmte Körperpartien; während Männer häufig auf breite Schultern und kräftige Oberarme Wert legen, geht es uns Frauen in der Regel um straffe Oberschenkel, einen knackigen Po und natürlich einen flachen Bauch. Du musst dir mit den Jungs im Gym keinen Wettbewerb im Bankdrücken liefern, solltest die Muskeln in deinem Oberkörper aber auch nicht komplett vernachlässigen. Ich trainiere jede meiner Körperpartien in einem sogenannten Muskelgruppensplit an verschiedenen Tagen, von den Schultern bis hin zu den Waden – nur eben alle mit unterschiedlicher Intensität. Ich habe beispielsweise einen reinen Oberkörpertag, an dem ich nur Schultern, Arme und Rücken trainiere. Das musst du, zumindest für den Anfang, nicht tun, schließlich liegt dein Fokus ja ganz klar auf einem Sixpack. Ein paar Ganzkörperübungen gehören aber trotzdem unbedingt in deinen Trainingsplan, damit deine Muskulatur sich ausgewogenen entwickeln kann. Solche Übungen haben einen weiteren Vorteil: Weil sie viele große Muskelgruppen beanspruchen, wie etwa die Oberschenkel, verbrennen sie jede Menge Kalorien und helfen somit, deinen Körperfettanteil zu senken. Ich stelle dir in Kapitel 4 (Seite 51) eine Reihe entsprechender Ganzkörperübungen vor, von denen in jedem Workout deiner Sixpack-Challenge zwei Stück enthalten sind, damit du deinen Körper ausgewogen entwickelst.

- **Mythos 2: Von Bauchtraining wird der Bauch flacher.** Bauchtraining allein macht den Bauch kaum sichtbar flacher. Du kräftigst damit zwar die Bauchmuskulatur, die sich unter einer Schicht aus Unterhautfett verbirgt. Wie flach dein Bauch ist und wie gut man dein Sixpack sieht, hängt aber davon ab, wie dick diese Fettschicht ist. Dabei spielt wiederum dein Körperfettanteil eine Rolle – und den kannst du nur durch eine kalorienarme Ernährung und regelmäßiges Ausdauertraining senken. Ein paar Sit-ups genügen also nicht, um gesunde Ernährung sowie Joggen, Radfahren und Co. wirst du nicht herumkommen. Glücklicherweise umfasst der Begriff Ausdauertraining ein breites Spektrum. Wenn Joggen nicht dein Ding ist, dann suche dir einfach eine Sportart, die dir Spaß macht: Inlineskaten, Klettern oder Zumba. In Kapitel 4 (Seite 51) habe ich dir eine Auswahl an Ausdauerklassikern und spannenden Alternativen zusammengestellt, sodass dir beim Kalorienverbrennen garantiert nicht langweilig wird.

- **Mythos 3: Den Bauch muss man täglich trainieren.** Deine Bauchmuskeln benötigen, wie jede andere Muskelgruppe auch, ausreichend Regeneration, um sich entwickeln zu können. Ein Muskel wächst nämlich nicht während des Trainings, sondern in den Pausen danach. Das Training setzt nur den dafür nötigen Wachstumsreiz. Gönnst du deinen Muskeln diese wichtigen Pausen nicht, werden sie nicht stärker, sondern schwächer und es drohen Verletzungen, Abgeschlagenheit und stagnierende Fortschritte. Grundsätzlich gilt: Wenn du einen Muskel trainiert hast, benötigt er 48 Stunden Zeit für die Regeneration. Mehr als drei Sixpack-Workouts pro Woche sind demzufolge nicht sinnvoll, sondern im Gegenteil kontraproduktiv. Selbst Fitnessprofis und Wettkampfbodybuilderinnen trainieren keine Muskelgruppe häufiger als zwei- bis dreimal pro Woche.

- **Mythos 4: Den Bauch muss man mit vielen Wiederholungen trainieren.** Ich sehe immer wieder Sportlerinnen, die 100 Sit-ups und mehr machen. Keine Ahnung, woher die Idee kommt, man müsse Bauchmuskeln anders trainieren als andere Muskeln – aber sie ist definitiv falsch. 8 bis 15 Wiederholungen sind für den Aufbau der Bauchmuskulatur eine sinnvolle Hausnummer. Weil du in deiner Sixpack-Challenge in kürzester Zeit Bauchmuskeln aufbauen und gleichzeitig Fett verbrennen musst, wirst du einige Wiederholungen mehr absolvieren – allerdings keine 100! Die Workouts in diesem Buch basieren nicht auf Wiederholungszahlen, sondern auf Zeit. Das hält einerseits den Puls hoch und kurbelt die Fettverbrennung an und ermöglicht es dir andererseits, die Wiederholungszahl deinem Fitnessstand anzupassen – die Einheiten sollen schließlich für Einsteigerinnen und Fortgeschrittene gleichermaßen geeignet sein. Wie viele Wiederholungen du in der vorgegebenen Zeit schaffst, liegt ganz bei dir. Bei Belastungsphasen mit einer Dauer von 30 bis 60 Sekunden wirst du mit korrekter Ausführung aber nicht annähernd auf 100 Wiederholungen kommen.

- **Mythos 5: Für das Bauchtraining sind Geräte nötig.** Nicht jeder hat Zeit oder Geld für eine Mitgliedschaft im Fitnessstudio. Die ist aber auch gar nicht nötig, um deinen Körper in Form zu bringen und ein Sixpack aufzubauen. Du brauchst weder die Maschinen im Fitnessstudio, die sinnvoll, aber nicht zwingend nötig sind, noch obskure Wundergeräte, für die unseriöse Hersteller manchmal im TV werben und die absolut nutzlos sind. Simple Übungen mit dem Körpergewicht genügen völlig. Fast alle Übungen in diesem Buch kommen ohne zusätzliche Ausrüstung aus und sind dennoch hocheffektiv.

Nachdem wir nun also die größten Mythen zum Bauchtraining aus der Welt geschafft haben, möchte ich dir erklären, wie du das Sixpack-Training richtig angehst. Im folgenden Abschnitt vermittle ich dir die Grundlagen des Bauchmuskeltrainings und verrate dir, welche Unterschiede es bei Anfängerinnen und Fortgeschrittenen gibt und auf was du achten musst, wenn du bereits ein Sixpack hast und es behalten willst.

Grundlagen des Bauchmuskeltrainings

Aus den Sixpack-Mythen im vergangenen Abschnitt kannst du ja bereits einige grundsätzliche Trainingstipps ableiten: Um deine Bauchmuskeln zu kräftigen, musst du sie regelmäßig trainieren, ihnen aber auch ausreichend Zeit zum Regenerieren lassen. Wenn du bereits ein Sixpack hast oder dich nur fit halten willst und dir einen straffen Bauch wünschst, dann genügt dafür ein ausgedehntes Bauchmuskelworkout pro Woche. Ich trainiere meinen Bauch zweimal in der Woche für jeweils 1,5 Stunden – das ist allerdings schon ein heftiges Pensum, zu dem ich nur erfahrenen Sportlerinnen raten würde. Zu welcher Tageszeit du trainierst, spielt übrigens keine Rolle. Morgens zu trainieren ist nicht unbedingt effektiver als abends. Einige Experten glauben, morgendliches Training auf nüchternen Magen erhöhe die Fettverbrennung. Ob da wirklich etwas dran ist, darüber streiten sich die Wissenschaftler bis heute, und selbst wenn, wäre der Unterschied eher überschaubar.[4] Plane deine Workouts so, dass sie sich vor allem mit deinem Arbeits- und Privatleben vereinbaren lassen. Das kann morgens vor der Arbeit sein, mittags, wenn die Kinder schlafen, oder ganz klassisch abends nach Feierabend.

Um in deiner Sixpack-Challenge schnellstmöglich sichtbare Bauchmuskeln zu bekommen, musst du kreativ sein. Du wirst deine Bauchmuskeln deshalb dreimal pro Woche trainieren, allerdings immer nur in kurzen, knackigen Einheiten von je 13 bis 32 Minuten Dauer (plus Kardio), zwischen denen mindestens 48 Stunden Pause liegen. So überlastest du deine Bauchmuskulatur nicht, setzt aber trotzdem häufig Wachstumsreize und kannst aufgrund der Kürze der Workouts mit hoher Intensität und kurzen Pausen zwischen den Sätzen trainieren, was deine Fettverbrennung beschleunigt.

Denn wie bereits mehrfach erwähnt lautet eine weitere wichtige Grundlage des Bauchmuskeltrainings: Du musst deinen Körperfettanteil senken, weil dein hart erarbeitetes Sixpack sonst niemals zum Vorschein kommen wird. Um das zu bewerkstelligen, gibt es eine Reihe von Stellschrauben. Die erste ist die Ernährung, der ich in Kapitel 6 (Seite 155) einen eigenen, ausführlichen Teil in diesem Buch gewidmet habe, mit den wichtigsten Grundlagen, hilfreichen Tipps und vielen leckeren Rezepten. Die zweite wichtige Stellschraube ist Ausdauertraining, das sich hervorragend dazu eignet, große Kalorienmengen zu verbrennen. Abnehmen ist eine ziemlich einfache Rechnung: Um deinen Körperfettanteil zu senken, musst du weniger Kalorien zu dir nehmen, als dein Körper verbraucht. So entsteht ein Kaloriendefizit, das dein Körper ausgleicht, indem er seine Fettdepots anzapft. Die legt er in guten Zeiten, also bei Kalorienüberschuss, sicherheitshalber an, um in schlechten Zeiten, bei Kaloriendefizit, darauf zurückgreifen zu können. An welcher Stellschraube du besonders drehst, liegt ganz bei dir. Ich habe Klientinnen, die auf ein Stück Torte ab und an nicht verzichten wollen und dafür gern 1,5 Stunden extra auf dem Laufband schwitzen. Andere wiederum hassen Kardiotraining und sind ein wenig fauler, müssen dafür aber bei ihrer Ernährung deutlich strikter sein. Am besten drehst du an beiden Stellschrauben ein bisschen und findest einen gesunden Mittelweg. So kannst du dir hin und wieder mal eine kleine Sünde gönnen.

Mit einem Kaloriendefizit machst du dein Sixpack sichtbar.

Das Ziel der Sixpack-Challenge ist es, dass du schnellstmöglich abnimmst und gleichzeitig deine Bauchmuskulatur aufbaust – mit klassischem Ausdauertraining allein ist dies allerdings schwer zu bewerkstelligen.

Um damit genügend Kalorien zu verbrennen, müsstest du enorm lange Einheiten absolvieren, in denen dein Körper nicht nur Fettdepots, sondern auch Muskelgewebe als Energiequelle nutzt und abbaut. In deinem Sixpack-Trainingsplan findest du deshalb nur moderate Ausdauereinheiten, die mit sogenanntem **»High Intensity Interval Training«** (kurz: HIIT) kombiniert werden. Es handelt sich dabei um eine Trainingsvariante, bei der du eine Serie von Übungen in Form von Intervallen aus hoher Belastung und kurzen Pausen absolvierst. Das kräftigt die Muskulatur und steigert zusätzlich die **Fettverbrennung** – und das für mehrere Stunden, also weit über das eigentliche Training hinaus. Ausdauertraining und Intervalltraining sind zwei verschiedene Möglichkeiten, um Fett durch Bewegung zu verbrennen, und haben völlig unterschiedliche Effekte. Um dir diesen Unterschied zu verdeutlichen, vergleiche einfach den Körper einer Marathonläuferin mit dem einer Sprinterin: Die Marathonläuferin wirkt extrem schlank, fast schon dürr, während die Sprinterin athletisch und durchtrainiert aussieht. Wir wollen die optimale Mischung aus beiden Trainingseffekten, weshalb wir in der Sixpack-Challenge auch auf beide Trainingsvarianten zurückgreifen. Eine ausführliche Erklärung des HIIT-Systems und seiner Vorteile findest du in Kapitel 4 (Seite 51).

Anfangs wirst du schnell Fortschritte sehen und spüren, vor allem, wenn das Thema Fitnesssport für dich noch Neuland ist und du vor deiner Sixpack-Challenge überhaupt nicht trainiert hast. Du wirst merken, dass dir die Übungen schon bald leichter von der Hand gehen und du in der vorgegebenen Zeit immer

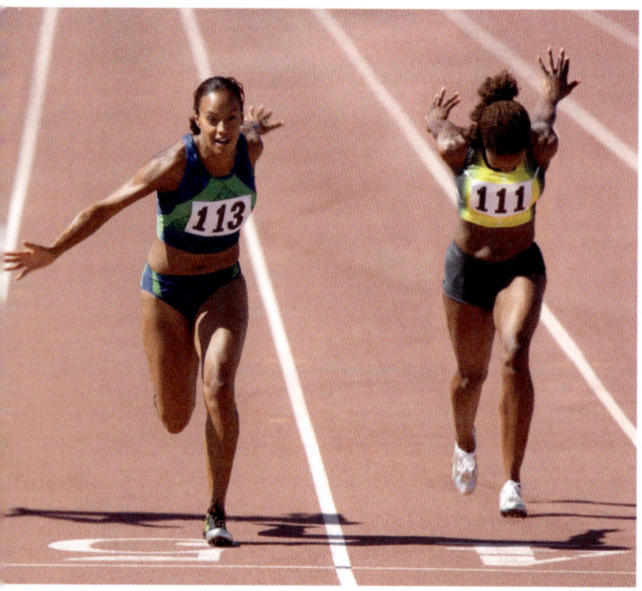

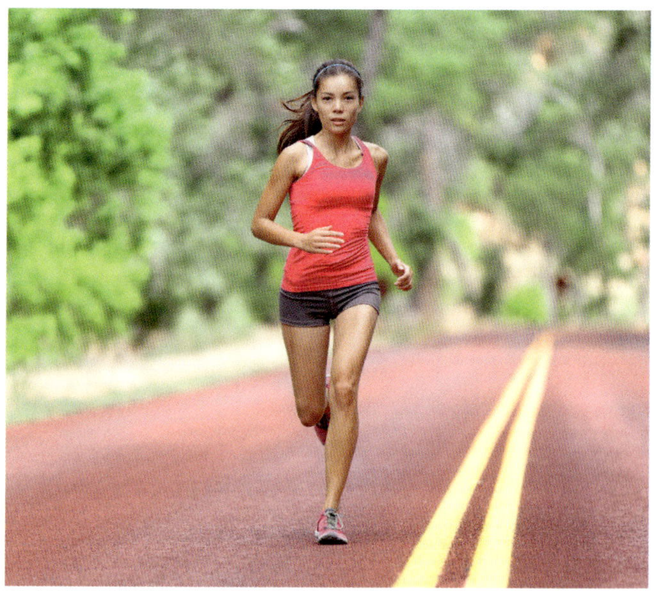

Hochintensives Intervalltraining fördert den Muskelaufbau – deswegen sehen Sprinterinnen athletischer aus als Marathonläuferinnen.

mehr Wiederholungen schaffst. Und du wirst Veränderungen im Spiegel erkennen – straffere Haut, einen flacheren Bauch und schlankere Beine. Das atemberaubende Tempo, in dem dein Körper sich zu Beginn noch zum Positiven verändert, wird aber ziemlich schnell nachlassen, bis die Fortschritte irgendwann fast ganz ausbleiben. Das liegt daran, dass dein Körper in der Anfangszeit von der ungewohnten Trainingsbelastung geschockt ist und deine Muskulatur panisch verstärkt, wo er nur kann. Sobald deine Muskelfasern stark genug sind, um mit der Belastung fertigzuwerden, hat er dazu aber keinen Grund mehr und bleibt trotz Trainingsreiz ganz entspannt. Dann findet keine spürbare Veränderung mehr statt, du hast ein sogenanntes **Trainingsplateau** erreicht. Um das zu überwinden (oder gar nicht erst zu erreichen), musst du einerseits die Trainingsintensität kontinuierlich steigern und andererseits **Abwechslung** in deine Workouts bringen, deinen Körper also ständig auf neue Weise belasten.

Um die **Intensität** zu steigern, gibt es eine Reihe von Methoden. Du kannst anspruchsvollere Varianten deiner Übungen ausführen, die Anzahl der Sätze und Wiederholungen erhöhen, die Pausen zwischen den Sätzen verkürzen und den Trainingswiderstand steigern, zum Beispiel, indem du Gewichte verwendest und diese mit der Zeit erhöhst. In der Sixpack-Challenge wirst du mehrere dieser Methoden nutzen. Die anfangs noch recht kurzen Trainingssätze werden mit der Zeit immer länger, die Pausen kürzer und die Übungsvarianten komplexer. Nur auf Zusatzgewichte wird fast komplett verzichtet.

Dein Trainingsplan ist außerdem so abwechslungsreich wie möglich gestaltet, ohne unnötig kompliziert zu sein. Gerade für Einsteigerinnen ist es nicht zielführend, zu viele Übungen auf einmal lernen zu müssen. Da die korrekte Ausführung oberste Priorität hat, um Verletzungen zu vermeiden und das Maximum aus deinen Workouts herauszuholen, müssen alle Übungen perfekt sitzen. Ich gebe dir deshalb nur eine begrenzte Anzahl an Übungen für jede Muskelpartie vor. Trotzdem wird keine Trainingswoche der anderen gleichen, weil du immer wieder einzelne Übungen gegen andere austauschen wirst und in jedem Workout ein anderer Bereich deiner Bauchmuskulatur im Fokus steht. Durch diese ständig wechselnden Übungskombinationen entstehen immer neue Workouts und der Gewöhnungsprozess bleibt aus.

Technik ist das A und O.

Das Beste an der Sixpack-Challenge: Sie ist für jeden geeignet. Du kannst – abhängig von deinem aktuellen Trainingsstand – jederzeit einsteigen, denn das zugrunde liegende System bleibt immer dasselbe. Wenn du bereits über ein wenig Fitnesserfahrung verfügst, beginnst du einfach in Woche drei oder fünf und hängst ans Ende der Challenge entsprechend viele Wochen dran. Du kannst die Intensität der Workouts dann nach hinten heraus einfach weiter steigern oder gehst früher in den Erhaltungsmodus über, sobald du dein Sixpack-Ziel erreicht und die Challenge erfüllt hast. Wie lange die Challenge am Ende dauert, spielt gar keine so große Rolle – wichtig ist, dass du sie erfüllst und deinen Traum vom Sixpack verwirklichst, ob in 12, 14 oder 24 Wochen. Alle Details zum Ablauf der Challenge, inklusive deines Trainingsplans, findest du in Kapitel 5 (Seite 129). Zunächst einmal möchte ich dich aber mit den wichtigsten Übungen für deine Bauchmuskulatur vertraut machen.

Das Wichtigste aus diesem Kapitel auf einen Blick

Ein Sixpack besteht aus vielen Muskeln mit wichtigen Funktionen!

Dein Sixpack ist aus drei Bereichen aufgebaut, der vorderen, der seitlichen und der hinteren Bauchwandmuskulatur. Jeder dieser Bereiche besteht aus mehreren Muskeln, die allesamt wichtige Funktionen erfüllen, etwa beugen und drehen sie den Rumpf, sorgen für eine aufrechte Haltung, schützen die Organe oder unterstützen die Atmung. Von ästhetischer Bedeutung sind besonders die geraden und die schrägen Bauchmuskeln, da sie am deutlichsten sichtbar sind. Die tiefer liegenden Muskelpartien haben eher eine funktionale Bedeutung, werden bei den meisten Übungen aber ohnehin automatisch mittrainiert.

Ein Sixpack entsteht nicht im Training, sondern in der Pause danach!

Es bringt nichts, jeden Tag deinen Bauch zu trainieren. Im Training setzt du einen Wachstumsreiz, auf den dein Körper mit dem Aufbau von Muskulatur reagiert. Damit dieses Muskelwachstum vonstattengehen kann, muss dein Körper sich aber erholen. Regeneration und nährstoffreiche Kost sind daher genauso wichtig wie das Training selbst. Zwischen zwei Sixpack-Workouts sollten mindestens 48 Stunden liegen, in denen du die Bauchmuskulatur schonst. Anderes Training, zum Beispiel Ausdauerworkouts, sind aber erlaubt.

Bauchtraining allein genügt nicht!

Nur mit Sit-ups und Crunches wirst du kein Sixpack aufbauen können, es sei denn, du gehörst zu den glücklichen Menschen, die von Natur aus einen niedrigen Körperfettanteil haben. Bei allen Menschen befindet sich eine Fettschicht über der Bauchmuskulatur. Wie dick die ist, davon hängt ab, ob man dein Sixpack sieht oder nicht. Du musst also deinen Körperfettanteil senken. Außerdem ist es nicht empfehlenswert, nur eine Muskelgruppe zu trainieren und den Rest zu vernachlässigen. Das sieht nicht nur unästhetisch aus, sondern kann auch zu Haltungsfehlern, eingeschränkter Funktionalität und Verletzungen führen. Du solltest deshalb deinen gesamten Körper möglichst ausgewogen trainieren.

Sport und Ernährung gehen Hand in Hand!

Du hast zwei Stellschrauben, um deine Körperfettanteil zu senken: mehr (Ausdauer-)Sport treiben und dich bewusster ernähren. Theoretisch kannst du dein Sixpack-Ziel erreichen, indem du nur an einer von beiden Stellschrauben drehst. Besser und schneller geht es aber, wenn du beide gleichzeitig nutzt: Mit einer Kombination aus Muskelaufbau- und Ausdauertraining sowie einer bewussten Ernährung kannst du deinen Körperfettanteil in verhältnismäßig kurzer Zeit senken.

Plateaus überwindest du mit Abwechslung und mehr Intensität!

Du wirst am Anfang deiner Sixpack-Challenge schnell Fortschritte sehen und spüren können. Mit der Zeit wird dein Körper sich aber an die Trainingsreize gewöhnen und das Wachstum bleibt aus. Dann hast du ein sogenanntes Plateau erreicht. Um das zu überwinden beziehungsweise gar nicht erst so schnell zu erreichen, musst du Abwechslung in dein Training bringen. Tausche Übungen aus und variiere deine Workouts, statt jede Woche dasselbe zu machen. Dazu gehört es, die Intensität zu steigern. Wenn dein Körper sich an eine Belastung gewöhnt hat und eine Übung dir leichter fällt, dann erhöhe den Widerstand mit Gewichten, führe mehr Wiederholungen aus oder kürze die Pausen.

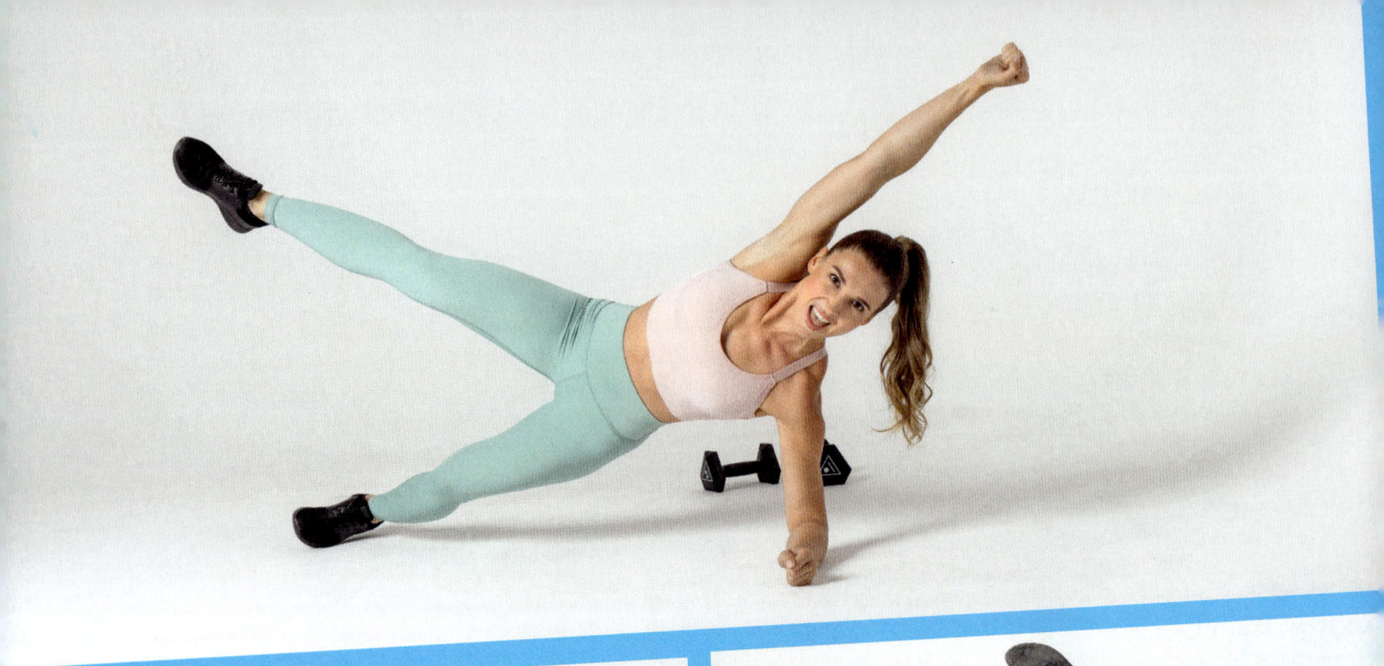

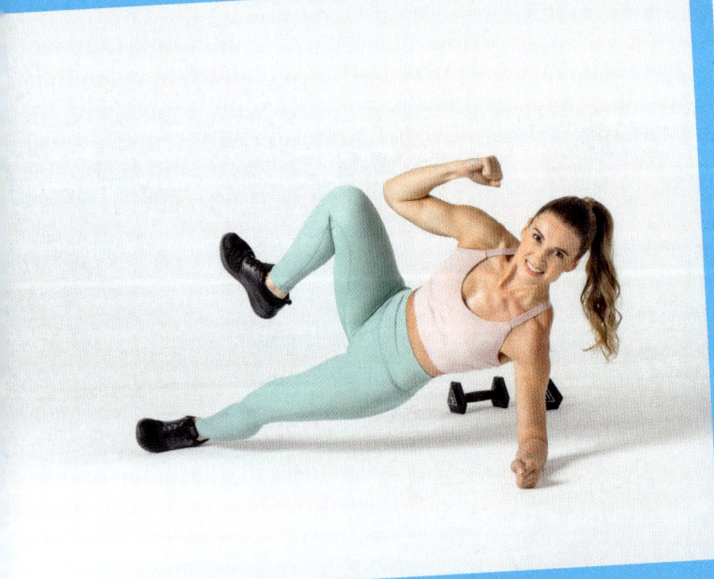

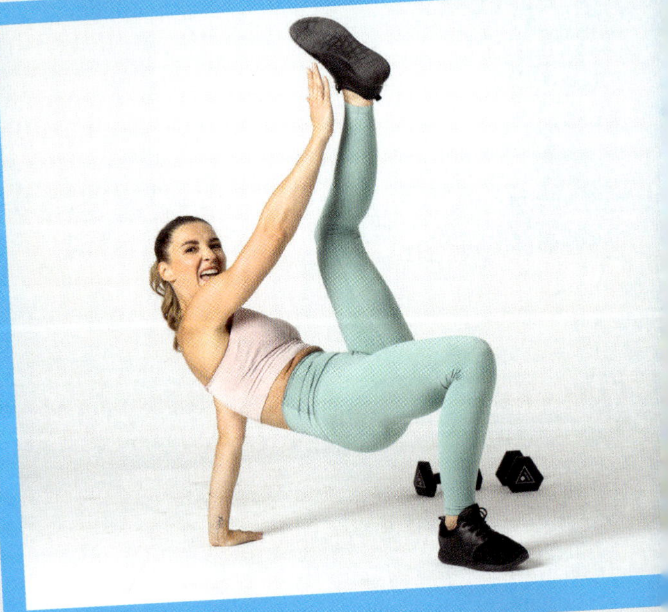

4

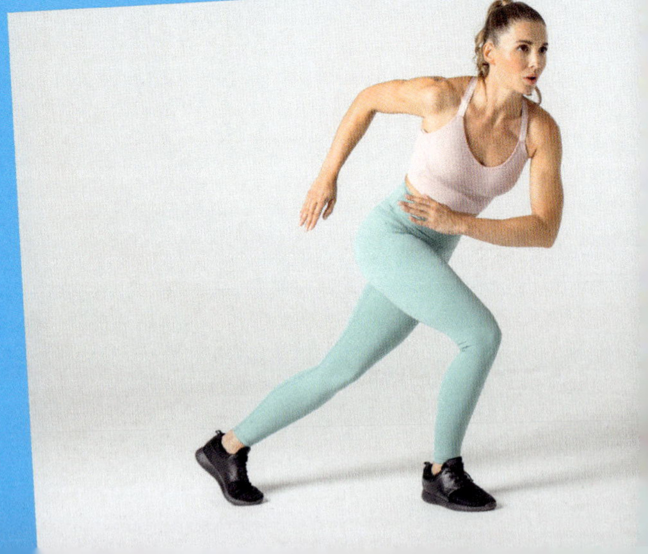

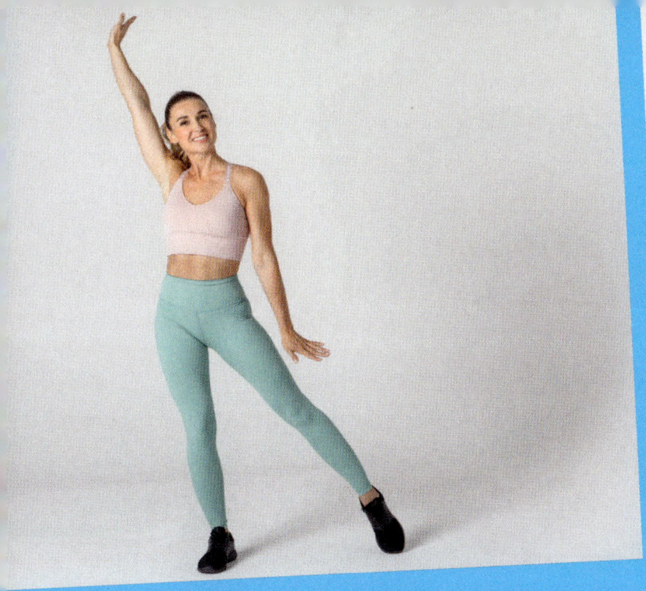

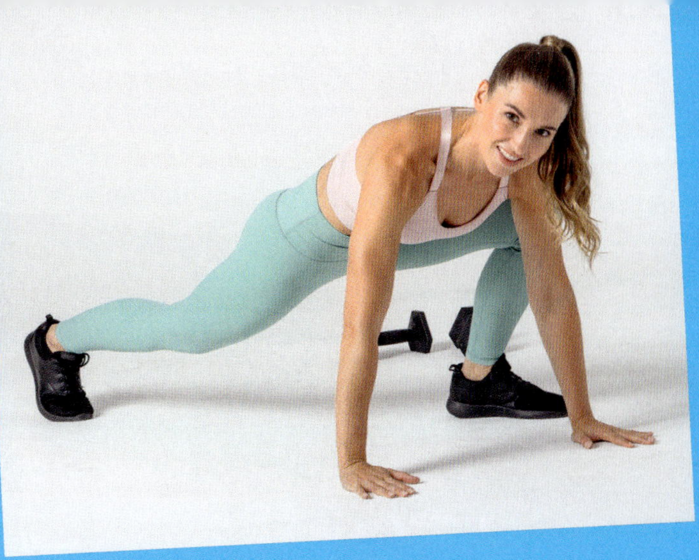

Die Übungen
HIER ENTSTEHT DEIN SIXPACK

»Fang einfach an und sei positiv!
Dann kommt der Erfolg ganz von selbst!«

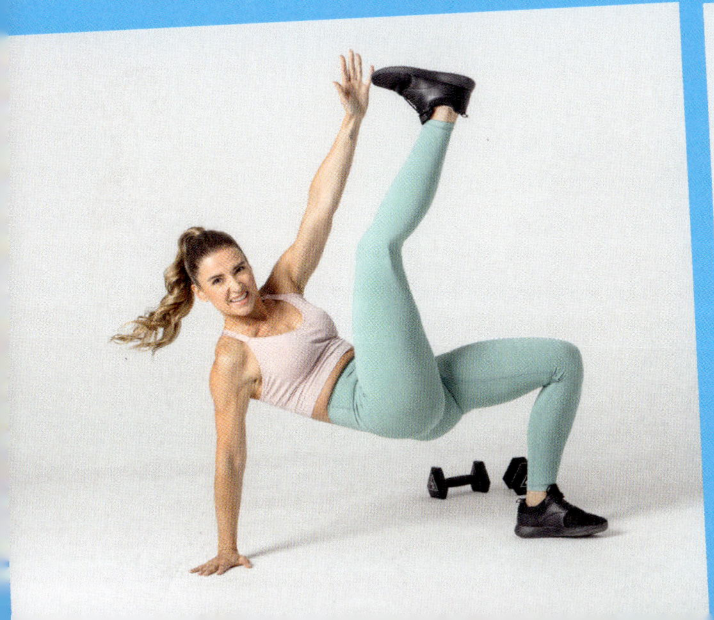

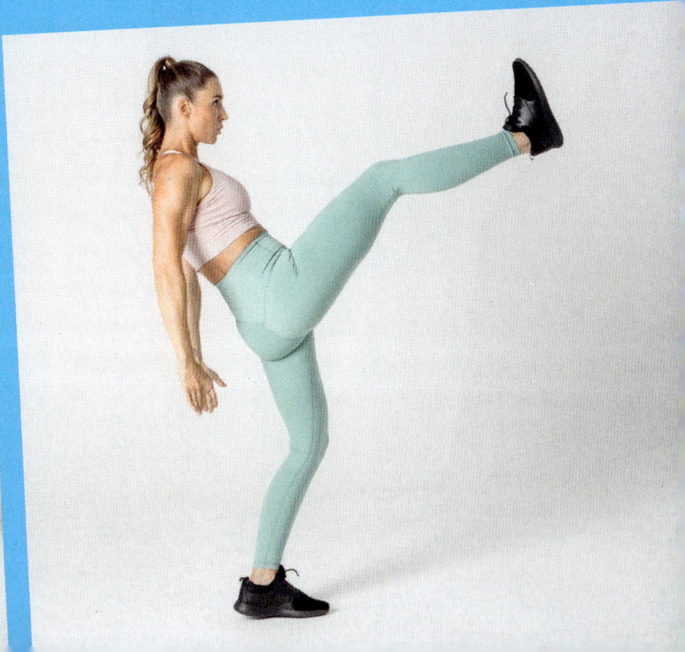

Das vorliegende Kapitel bildet das Herzstück dieses Buchs. Hier findest du alle Übungen, die du brauchst, um deine Sixpack-Challenge zum Erfolg zu machen. Ich habe die Übungen so gewählt, dass du sie **ohne teures Equipment ganz einfach zu Hause** ausführen kannst und dass sowohl Einsteigerinnen als auch Fortgeschrittene ihre ganz persönliche Herausforderung finden. Die Übungen sind nicht nach den einzelnen **Muskelgruppen** in deinem Rumpf gegliedert, sondern nach den sichtbaren Muskelpartien, die du zum Vorschein bringen möchtest, also obere und untere gerade sowie schräge Bauchmuskeln. Dazu kommen Übungen für den unteren Rücken, der die Rückseite deines Rumpfs bildet und gleichermaßen gut entwickelt sein sollte wie die Vorderseite, da die Muskulatur dort deine Wirbelsäule stützt und für mehr Rumpfstabilität sorgt. Eine gesunde und schmale Taille muss von beiden Seiten trainiert werden. Ich habe in den Kapiteln 2 und 3 (Seite 19 und 37) außerdem mehrfach darauf hingewiesen, dass Bauchtraining allein nicht empfehlenswert ist und du stets deinen gesamten Körper trainieren solltest. Deshalb enthält dieses Kapitel auch einige Ganzkörperübungen, die nach dem **HIIT-Prinzip** ausgeführt werden. Da HIIT quasi eine Mischung aus Muskelaufbau- und Fettverbrennungstraining ist, hat das gleich zwei Vorteile: Du straffst auch Oberkörper, Arme und Beine inklusive Po und verbrennst durch das Intervalltraining viele Kalorien. Mit den Übungen in diesem Kapitel kannst du effektiv an deinem Sixpack arbeiten, denn sie sprechen die gewünschte Zielmuskulatur direkt an – eine korrekte Ausführung vorausgesetzt. Neben klassischen **dynamischen Übungen** wie dem Crunch oder Russian Twist findest du auch viele **statische Übungen** wie die Plank, bei denen du eine bestimmte Position »nur« halten musst. Statische Übungen sind besonders rückenschonend, sie stärken die Verbindung zwischen Geist und Muskel, weil du die Muskulatur bei der Ausführung gut spürst, und kräftigen neben der Zielmuskulatur auch tiefer liegende und stabilisierende Hilfsmuskeln. Für jede Zielregion gibt es zudem eine große Übungsauswahl, sodass für ausreichend Abwechslung gesorgt ist und dich nicht Woche für Woche dieselben Workouts erwarten.

GENERELLE HINWEISE ZUM TRAINING

Es gibt eine Reihe von Regeln, die für alle Übungen gelten und die du beim Training unbedingt beachten solltest, um Verletzungen zu vermeiden und das Maximum aus deinem Training herauszuholen:

- **Wärme dich gründlich auf.** Mehr zur Bedeutung eines ausgiebigen Warm-ups findest du im nächsten Abschnitt ab Seite 54.

- **Führe alle Bewegungen kontrolliert und ohne Schwung aus.** Sobald du versuchst, etwa bei Crunches mit Schwung noch eine weitere Wiederholung herauszuholen, verlierst du die Kontrolle über die Übung und es drohen Verletzungen wie Muskelzerrungen, Bänderdehnungen oder gar -risse. Darum ist es wichtig, dass du jede Bewegung bewusst und kontrolliert ausführst. Das gilt auch für schnelle, dynamische und explosive Übungen wie Burpees oder Squat Jumps!
- **Achte auf die korrekte Atmung.** Atmung spielt im Fitnesstraining eine wichtige Rolle. Deine Muskulatur muss mit ausreichend Sauerstoff versorgt werden, um leistungsfähig zu bleiben, und gerade bei Übungen, die den Puls hochtreiben, steigt dein Sauerstoffbedarf extrem. Wichtig ist auch, wie und vor allem wann du atmest. Für fast alle Übungen gilt: Atme während der Belastungsphase aus und in der Erholungsphase ein, so stabilisierst du deinen Rumpf. Bei Sit-ups würde das beispielsweise bedeuten, beim Aufrichten auszuatmen und beim Absenken einzuatmen.
- **Suche dir den perfekten Ort.** Bei keiner der Übungen in diesem Buch bist du an einen bestimmten Ort, wie etwa ein Fitnessstudio, gebunden. Alle sind ohne Geräte oder schweres Equipment ausführbar, die meisten nur mit dem eigenen Körpergewicht. Du kannst also zu Hause im Wohnzimmer trainieren, im Garten, im Park, im Hotel und sogar in der Mittagspause im Büro. Wichtig ist, dass du ausreichend Platz und einen sauberen und stabilen Untergrund zur Verfügung hast, damit du dich beim Training frei entfalten kannst und nicht verletzt.
- **Verwende die richtige Ausrüstung.** Zwar benötigst du, wie gesagt, für die meisten Übungen in diesem Buch weder Geräte noch schwere Hanteln, dennoch kannst du auf Wunsch einige Übungen mit Zusatzgewicht ausführen. Hier genügt in der Regel eine kleine Kurzhantel, die günstig erhältlich ist. Was du unbedingt brauchst, ist eine Matte, denn viele Übungen in diesem Buch wirst du auf dem Boden ausführen. Das muss kein teures Modell sein, wichtig ist nur, dass sie nicht verrutscht und dir einen angenehmen, leicht gepolsterten Untergrund bietet.
- **Trainiere nur, wenn du dich fit fühlst.** Jeder hat mal einen schlechten Tag und keine Lust aufs Training, das ist ganz normal. An solchen Tagen ist es umso wichtiger, die Zähne zusammenzubeißen und dein Workout trotzdem durchzuziehen, denn nur dann können sich Erfolge einstellen. Wenn du allerdings krank, verletzt, übermüdet oder übertrainiert bist, dann solltest du lieber eine Pause einlegen, sonst drohen schlimme Verletzungen. Hier musst du ehrlich zu dir selbst sein und einschätzen können, ob du wirklich nicht trainieren kannst oder einfach nur keinen Bock hast!
- **Trainiere in passender Kleidung.** Wird oft vergessen, ist aber wichtig: die richtige Trainingsklamotte. Vor allem bequem sollte sie sein und dich beim Training nicht stören. Auf zu enge oder zu weite Bekleidung solltest du daher verzichten. Schicke neue Sportsachen können außerdem ein toller Motivator sein.

AUFWÄRMÜBUNGEN

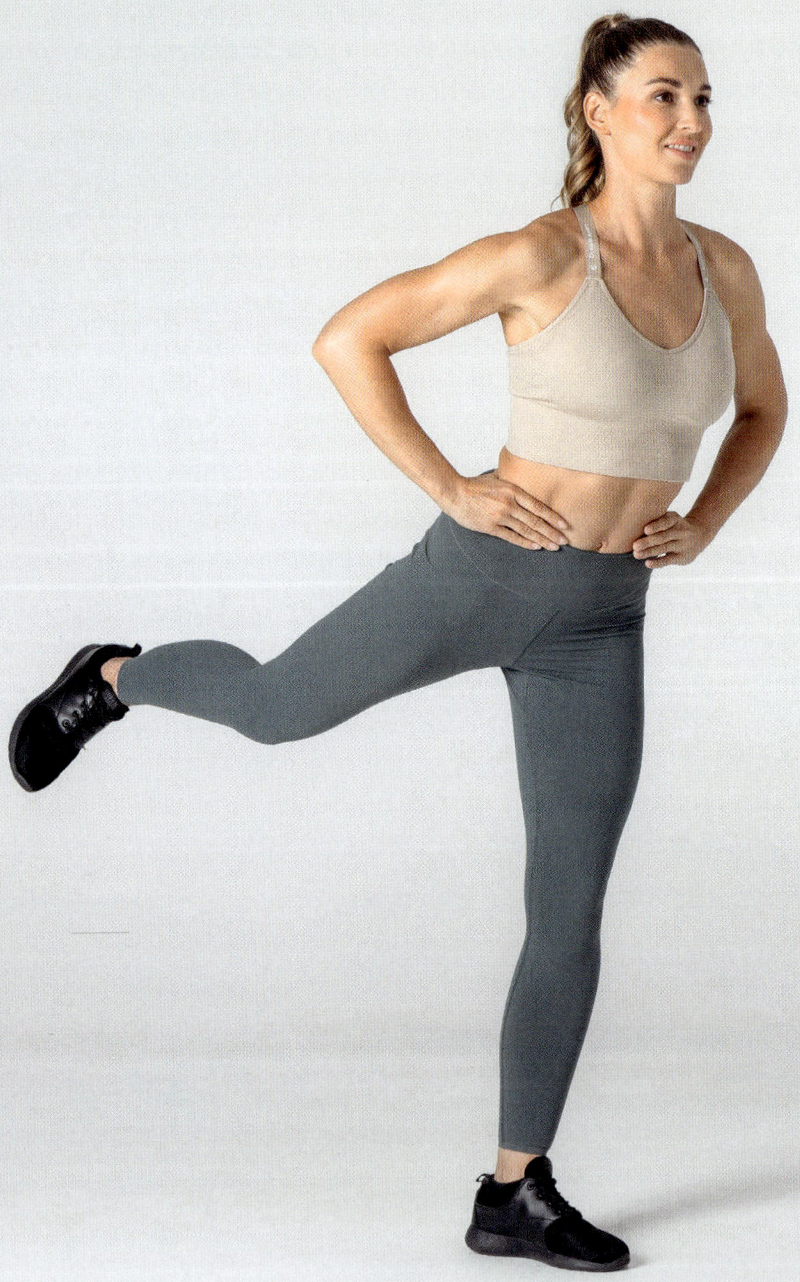

Auch wenn du nur wenig Zeit für dein Training hast, solltest du dich unbedingt gründlich aufwärmen. Selbst vermeintlich einfache Einsteigerübungen sind eine enorme Belastung für deinen Körper, noch dazu eine vollkommen ungewohnte, falls du vorher noch nie trainiert hast. Damit du dich nicht verletzt und im Training deine volle Leistung abrufen kannst, musst du deinen Körper deshalb gut darauf vorbereiten. Das bedeutet: die **Muskulatur durchbluten, Bänder und Gelenke lockern und das Herz-Kreislauf-System in Schwung bringen**. Dadurch steigt dein Puls und das Blut zirkuliert schneller durch deinen Körper, wodurch deine Muskulatur mit mehr **Sauerstoff** und wichtigen **Nährstoffen** wie Magnesium versorgt wird, was zum Beispiel Krämpfen vorbeugt. Eine Vielzahl wissenschaftlicher Studien hat außerdem gezeigt, dass ein Aufwärmen vor dem Fitnesstraining das Risiko von **Verletzungen** deutlich minimiert,[5] denn elastische Bänder und Sehnen sind viel belastbarer. Außerdem hat das Warm-up auch eine **mentale Komponente:** Du bereitest dich im Kopf auf das anstehende Training vor und bringst dich gewissermaßen dafür in Stimmung.

Grundsätzlich ist es sinnvoll, zum Anschwitzen erst den gesamten Körper locker aufzuwärmen, zum Beispiel mit Seilspringen, und dann spezifisch die Muskelgruppen aufzuwärmen, die du anschließend trainieren möchtest. Der Fokus in diesem Buch liegt klar auf der Bauchmuskulatur, die an praktisch allen Übungen beteiligt ist – denn ohne einen stabilen Rumpf lässt sich keine Übung korrekt ausführen. Ich habe daher eine Auswahl beliebter Aufwärmübungen zusammengestellt, aus denen du frei wählen kannst.

Armkreisen

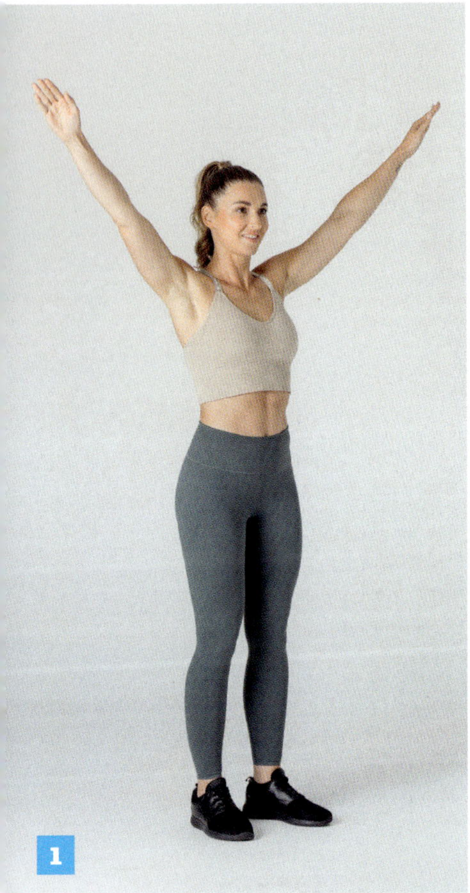

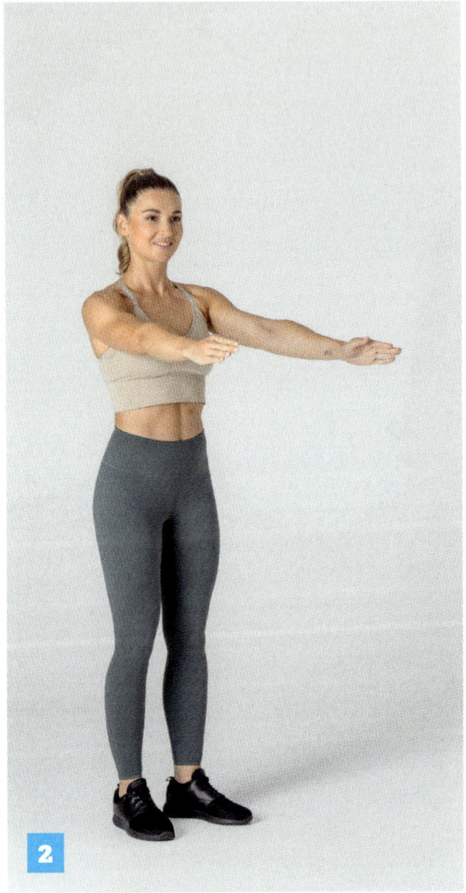

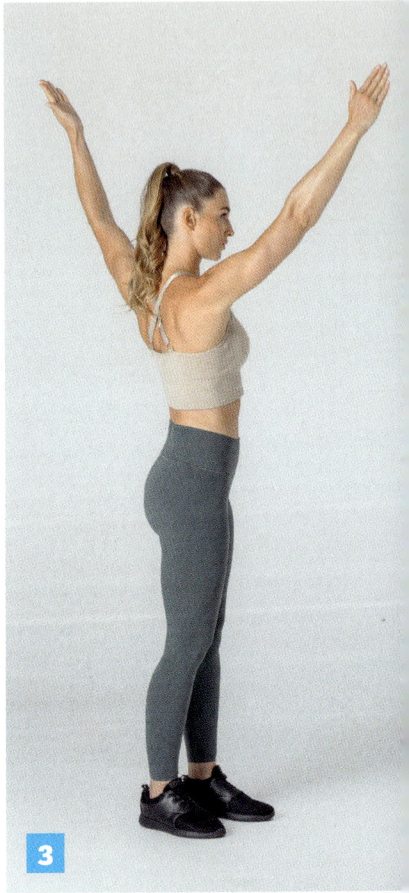

Durch das Kreisen der Arme wärmst du Schultern, Arme und oberen Rücken auf.

1. Nimm einen aufrechten Stand ein und kreise beide Arme in weiten Bögen von hinten nach vorn.
2. Wechsle nach einigen Wiederholungen die Richtung und kreise von vorn nach hinten. Kreise **30 bis 60 Sekunden** lang in jede Richtung.
3. Um deine Koordination zu schulen, kannst du versuchen, die Arme in verschiedene Richtungen kreisen zu lassen, also einen Arm nach vorn und den anderen nach hinten.

Kniekreisen

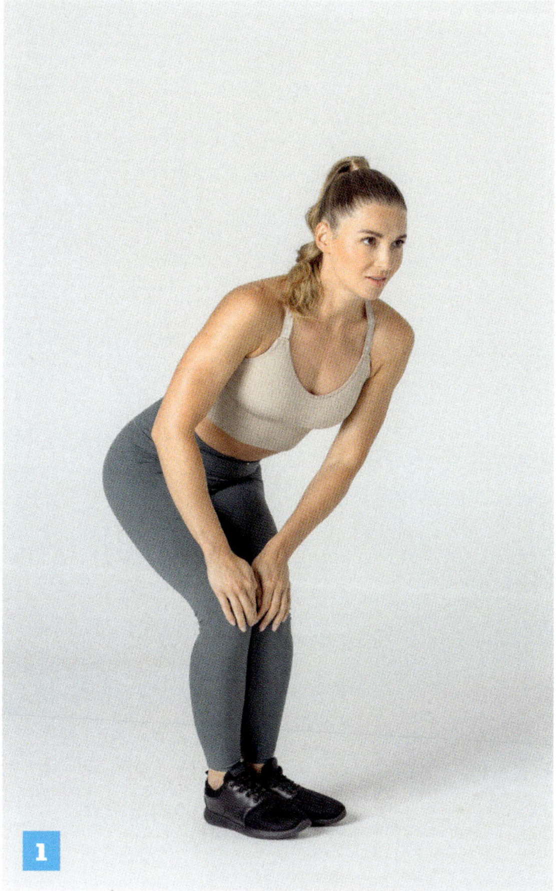

1

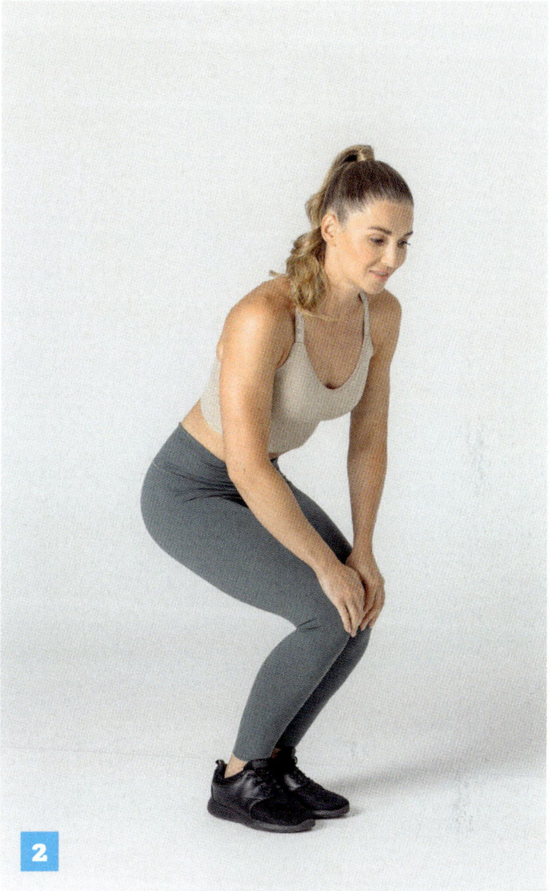

2

Mit dieser Übung lockerst du deine Kniegelenke und bereitest die Bänder darin auf die anstehende Trainingsbelastung vor. Das ist vor allem bei Übungen wichtig, die den Einsatz der Beine erfordern, wie Kniebeuge oder Ausfallschritte.

1. Bringe beide Füße ganz nah zusammen, beuge dich mit geradem Rücken etwas nach vorn und stütze beide Hände auf die Knie.
2. Führe nun mit beiden Knien eine kreisende Bewegung aus. Wechsle nach einiger Zeit die Richtung. Kreise **30 bis 60 Sekunden** lang in jede Richtung.

Hüftkreisen

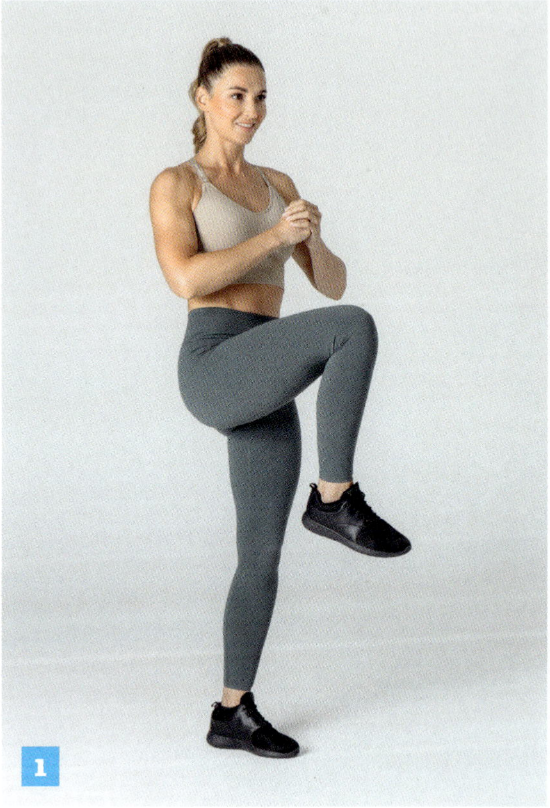

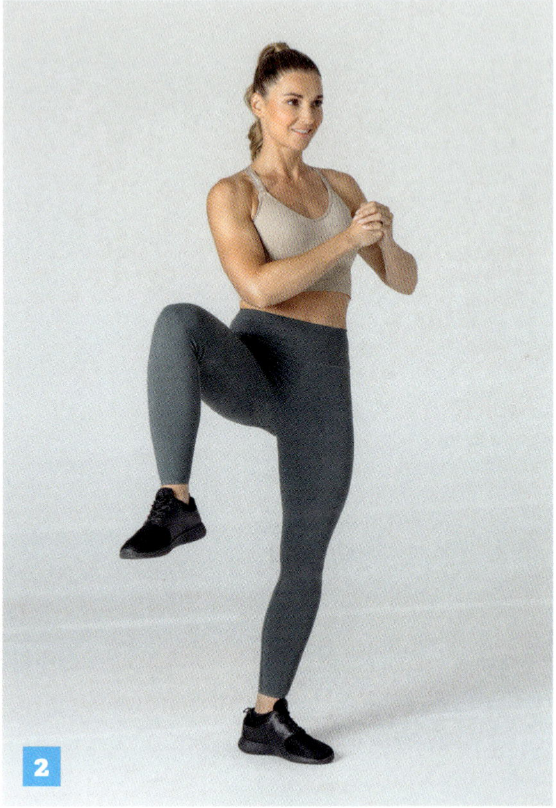

Mit dieser Übung lockerst du das Hüftgelenk, das an fast allen Übungen in diesem Buch in irgendeiner Weise beteiligt ist.

1. Nimm einen aufrechten Stand ein, die Füße stehen in hüftbreitem Abstand zueinander. Bringe für mehr Stabilität die Arme vor deinen Körper und verschränke die Hände. Hebe ein Knie auf Hüfthöhe an.
2. Führe mit dem angehobenen Knie große Kreisbewegungen aus. Wechsle nach einiger Zeit die Richtung. Kreise **30 bis 60 Sekunden** lang in jede Richtung. Führe die Übung im Anschluss mit dem anderen Bein aus.

Kniebeugen

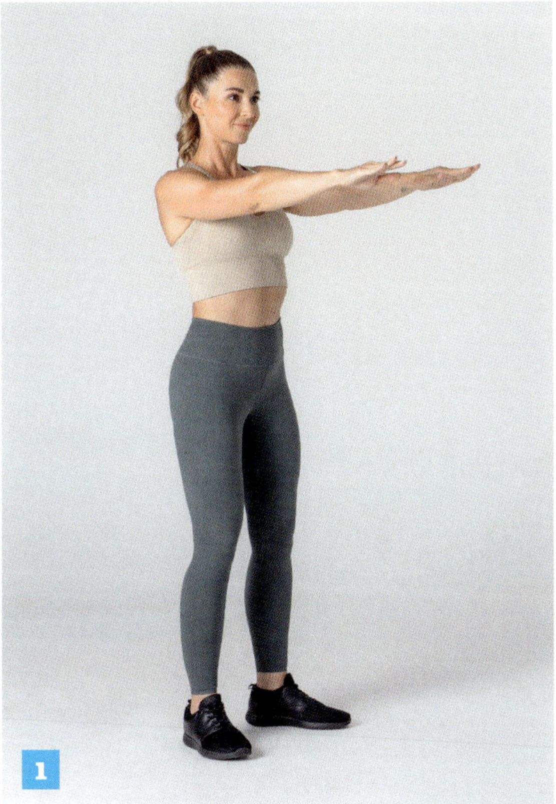

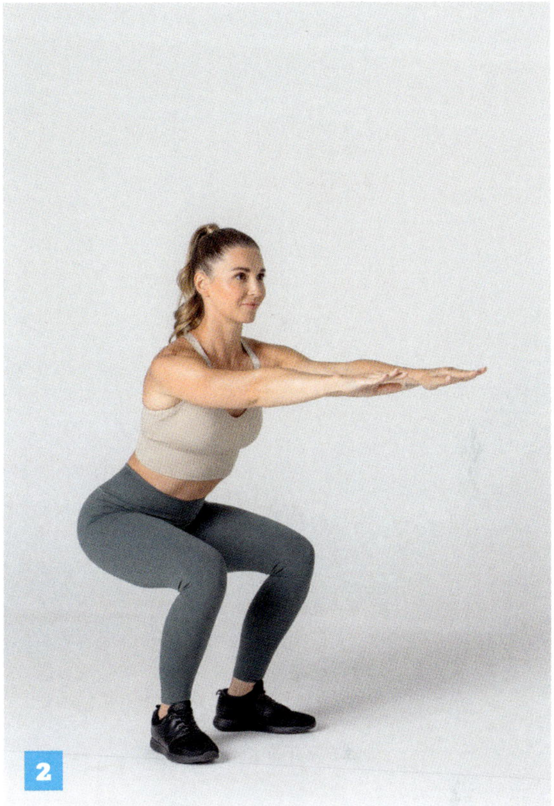

Das Kniebeugen kann mit Zusatzgewicht oder in Kombination mit Sprüngen eine eigenständige Übung sein. Die vorliegende klassische Variante, die nur mit dem Körpergewicht ausgeführt wird, ist aber ein prima Warm-up.

1. Nimm einen aufrechten Stand ein, die Füße stehen in schulterbreitem Abstand zueinander. Strecke die Arme gerade nach vorn auf Schulterhöhe aus (oder verschränke die Hände vor der Brust oder dem Kinn, je nachdem, was dir lieber ist).
2. Beuge deine Knie, schiebe die Hüfte nach hinten und senke deinen Po so weit ab wie möglich. Achte dabei stets auf einen geraden Rücken. Drücke dich wieder hoch in den Stand und gehe nahtlos zur nächsten Wiederholung über. Mache **30 bis 60 Sekunden** lang zügig, aber kontrolliert so weiter.

Schulterkreisen

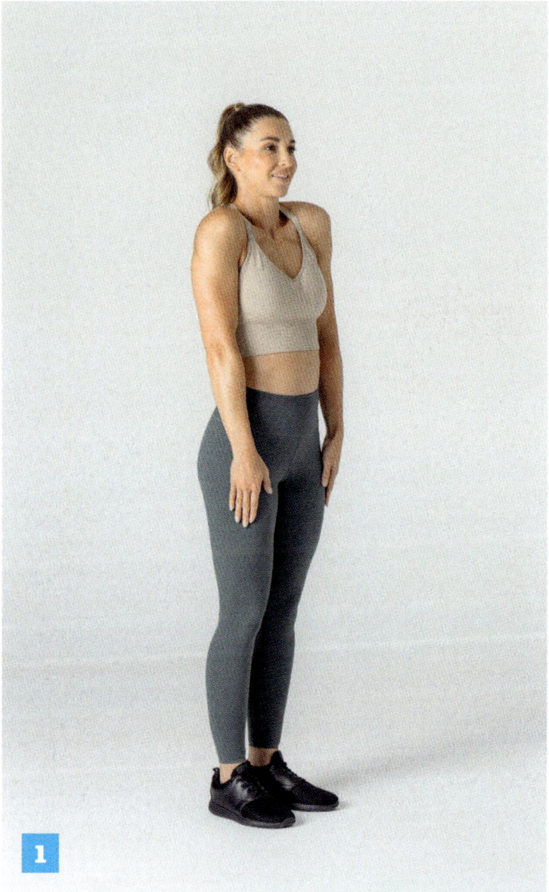

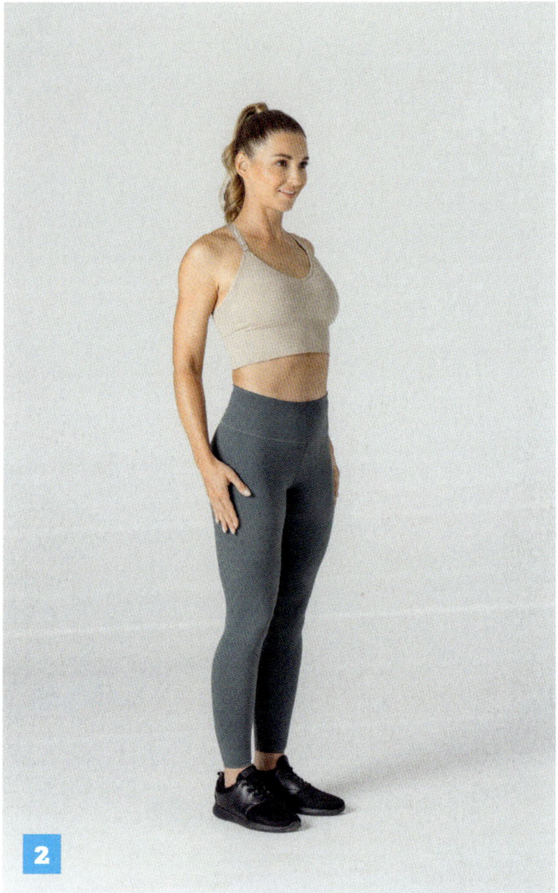

Wie der Name schon sagt, lockerst du mit dieser Übung den Schultergürtel, wärmst aber – viel wichtiger – auch die Muskulatur im Nacken und oberen Rücken auf, die du etwa bei der Plank, dem Superman und anderen Übungen benötigst.

1. Nimm einen aufrechten Stand ein und hebe beide Schultern in langsamen, kreisförmigen Bewegungen und senke sie wieder ab.
2. Kreise erst von hinten nach vorn und nach einiger Zeit dann von vorn nach hinten. Kreise **30 bis 60 Sekunden** lang in jede Richtung.

Wirbelsäule aufrollen

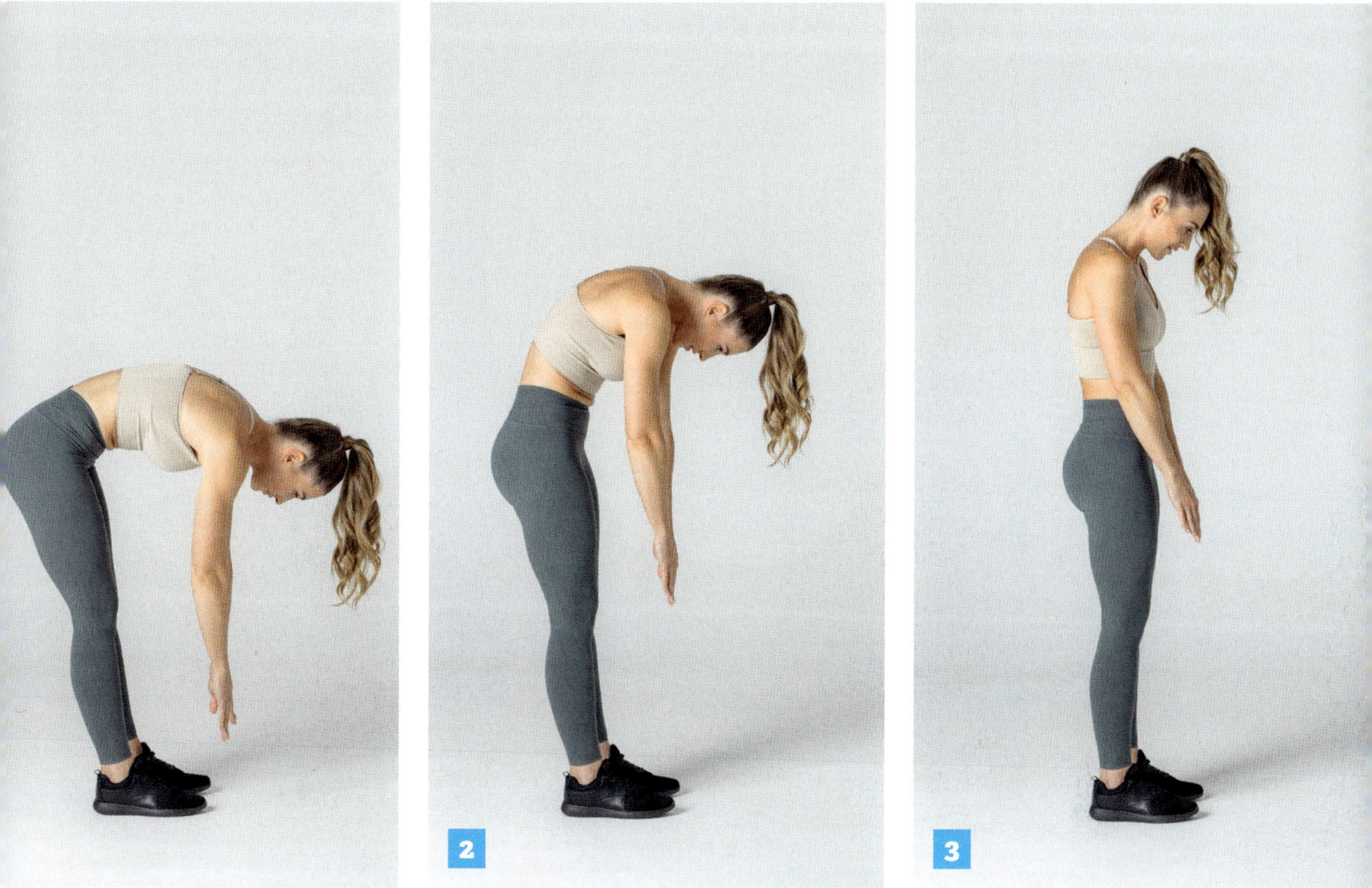

Mit dieser Übung lockerst du deine Wirbelsäule und die gesamte hintere Muskelkette.

1. Beuge deinen Oberkörper nach vorn, lasse ihn nach unten hängen und strecke die Beine durch.
2. Richte deinen Oberkörper langsam Wirbel für Wirbel auf.
3. Richte deinen Oberkörper so weit auf, dass du wieder komplett aufrecht stehst. Atme dabei konstant aus. Kehre anschließend in die Ausgangsposition zurück und beginne mit der nächsten Wiederholung. Mache **2 bis 4 Durchgänge**.

Side-to-side-Punch

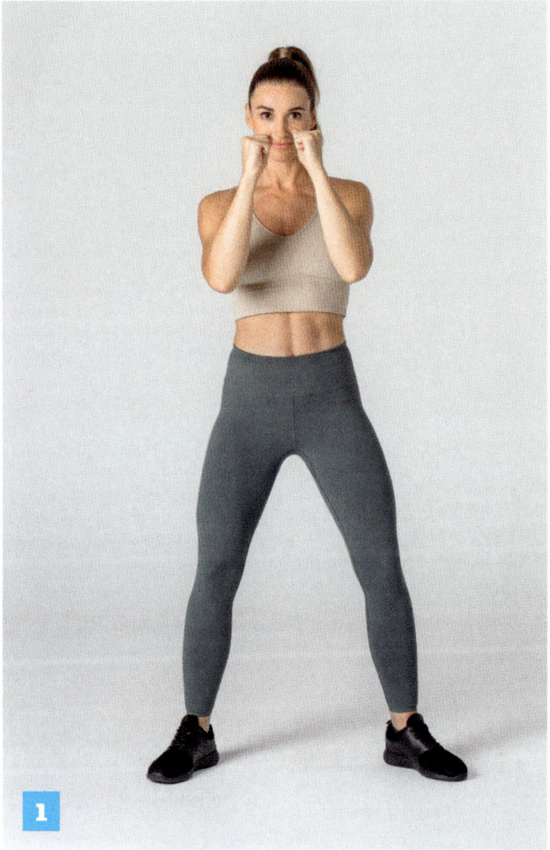

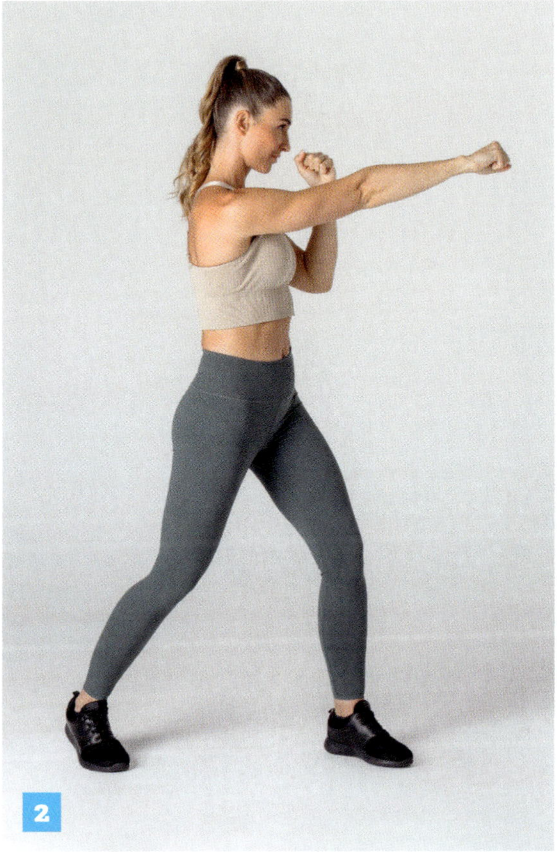

Diese Übung wärmt die Schultern und vor allem die Rotationsmuskulatur im Rumpf auf, insbesondere die schrägen Bauchmuskeln.

1. Nimm einen aufrechten, schulterbreiten Stand ein und halte beide Fäuste vor das Gesicht wie die Deckung eines Boxers. Die Ellenbogen liegen dabei eng am Körper an.
2. Drehe Oberkörper und Hüfte nach links ein und strecke den rechten Arm kraftvoll so weit wie möglich aus. Drehe den rechten Fuß auf dem Ballen ein, um den Bewegungsumfang zu erhöhen. Drehe dich anschließend zurück und sofort zur rechten Seite weiter. Die rechte Hand wandert dabei zurück zum Gesicht, während du den linken Arm ausstreckst. Mache so im Wechsel **30 bis 60 Sekunden** lang weiter.

Seilspringen ohne Seil

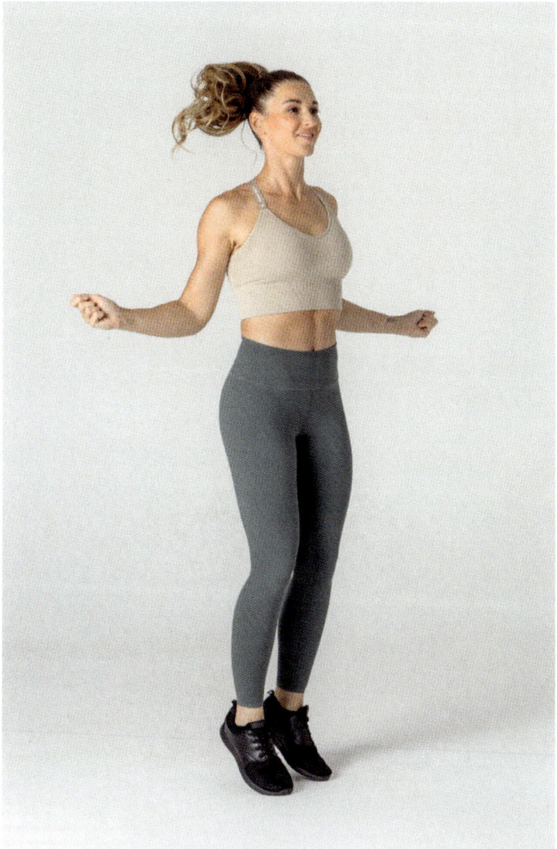

Diese Übung wärmt den gesamten Körper auf, von den Füßen bis hoch zu den Schultern, und treibt dabei deinen Puls gehörig in die Höhe.

Nimm einen aufrechten Stand ein, die Füße stehen in weniger als hüftbreitem Abstand zueinander. Springe nun in zügigem Tempo immer wieder mit beiden Füßen vom Boden ab und bewege dabei kreisförmig deine Arme und Hände, so als würdest du Seilspringen. Wichtig ist, dass du nicht zu hoch abspringst und deine Füße den Boden nur für kurze Zeit verlassen. Mache **3 Durchgänge à 60 Sekunden**.

Tipp: Sorge für Abwechslung, indem du deine Sprungtechnik ab und zu variierst und, statt beidbeinig zu hüpfen, locker von einem Fußballen auf den anderen springst. Wenn du ein Springseil besitzt, kannst du diese Übung natürlich auch mit Seil ausführen.

Beinschwingen

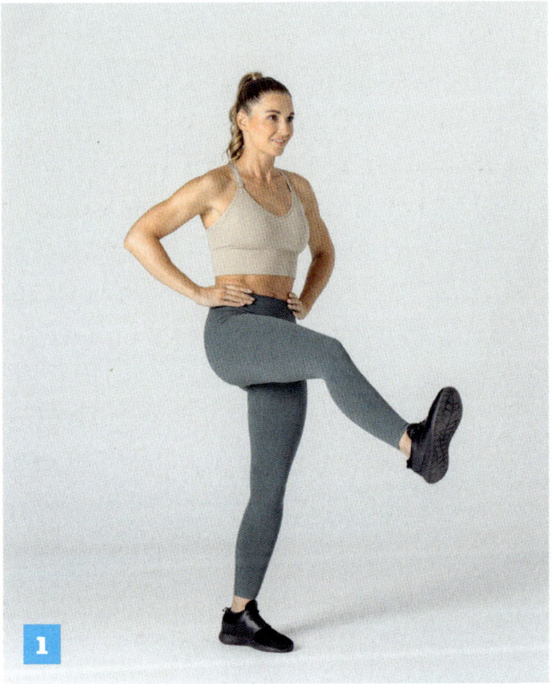

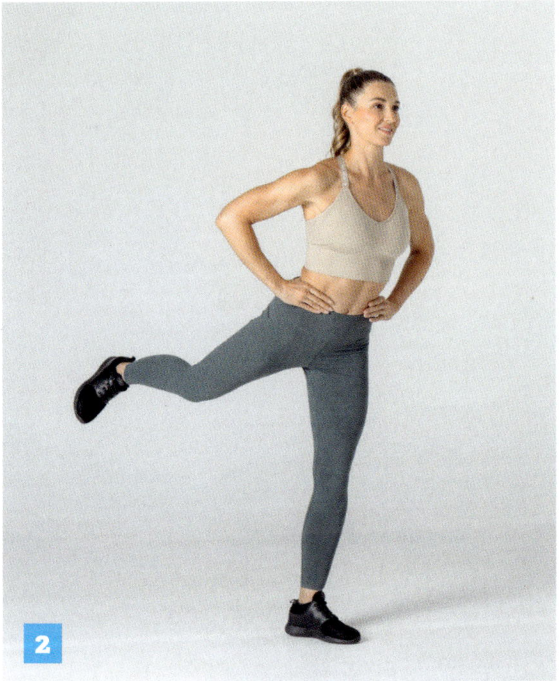

Diese Aufwärmübung lockert Vorder- und Rückseite deiner Oberschenkel und verbessert deine Balance. Vor allem aber wärmt sie deine Rumpfpartie kräftig auf.

1. Nimm einen aufrechten, schulterbreiten Stand ein und spanne deine Bauchmuskulatur an, um Rumpf und Hüfte zu stabilisieren. Stemme deine Arme in die Hüften. Schwinge ein gestrecktes Bein nach vorn.
2. Und schwinge es wie ein Pendel direkt wieder zurück. Versuche, so lange wie möglich zu schwingen, ohne das Schwungbein abzusetzen. Schwinge **30 bis 60 Sekunden** lang und wechsle nach der Hälfte der Zeit die Seiten.

Variante: Alternativ kannst du die Beine auch zur Seite schwingen, um deine Leiste zu lockern und die Adduktoren aufzuwärmen. Stemme dazu beide Hände in die Hüften und schwinge ein Bein vor deinem Körper so weit es geht nach links und rechts, ebenfalls ohne es abzusetzen. Schwinge **30 bis 60 Sekunden** lang und wechsle nach der Hälfte der Zeit die Seiten.

Seitlicher Ausfallschritt

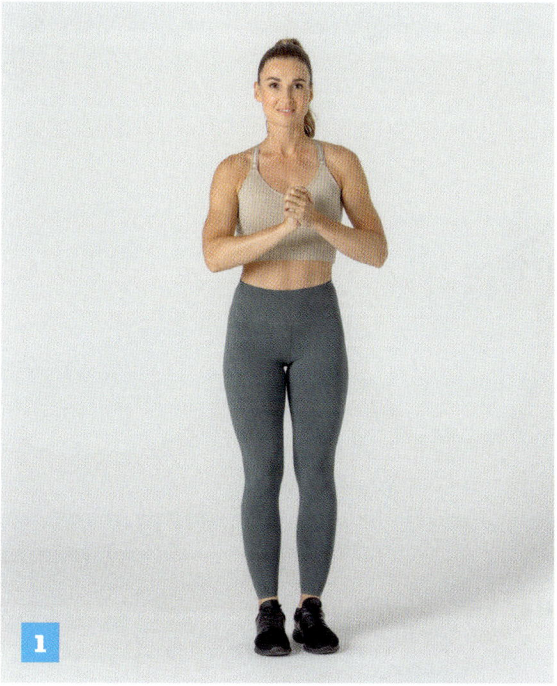

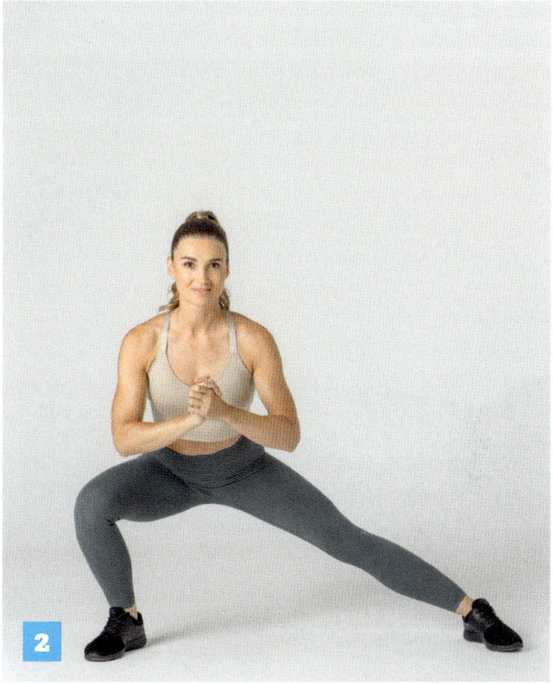

Seitliche Ausfallschritte verbessern auf Dauer deine Beweglichkeit und wärmen Gesäß, Schenkel und Adduktoren auf.

1. Nimm einen aufrechten, hüftbreiten Stand ein und verschränke die Hände vor der Brust.
2. Führe mit dem rechten Bein einen großen Ausfallschritt nach rechts aus, setze es weit zur Seite und beuge dabei das rechte Knie. Das linke Bein bleibt gestreckt und der Fuß auf dem Boden. Du solltest ein leichtes Ziehen in der Leiste spüren. Drücke dich wieder hoch in die Ausgangsposition und wiederhole das Ganze auf der anderen Seite. Mache so im Wechsel für **30 bis 60 Sekunden** weiter und achte dabei stets auf einen geraden Rücken.

ÜBUNGEN FÜR DIE OBERE BAUCHMUSKULATUR

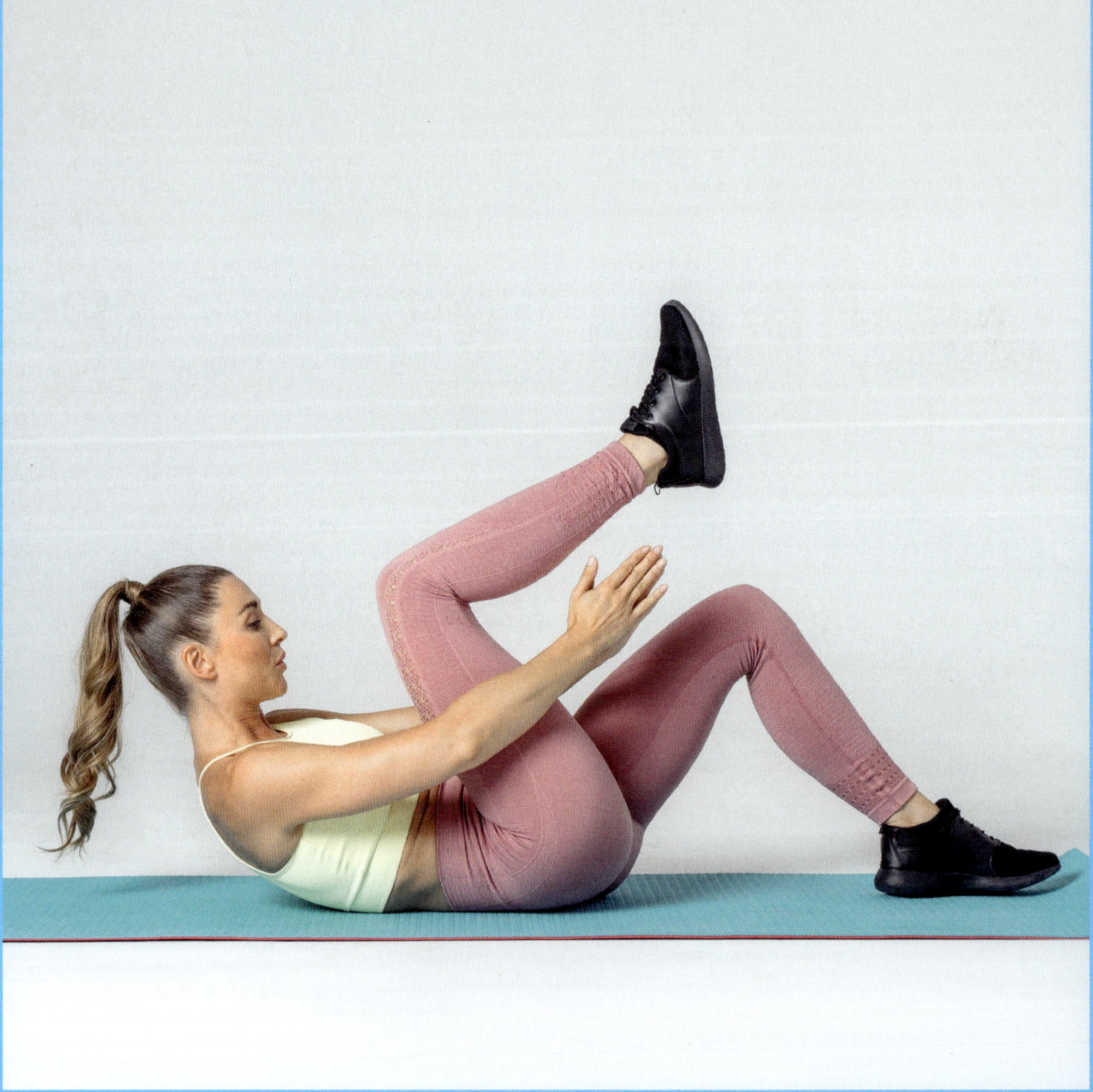

Toe Touch

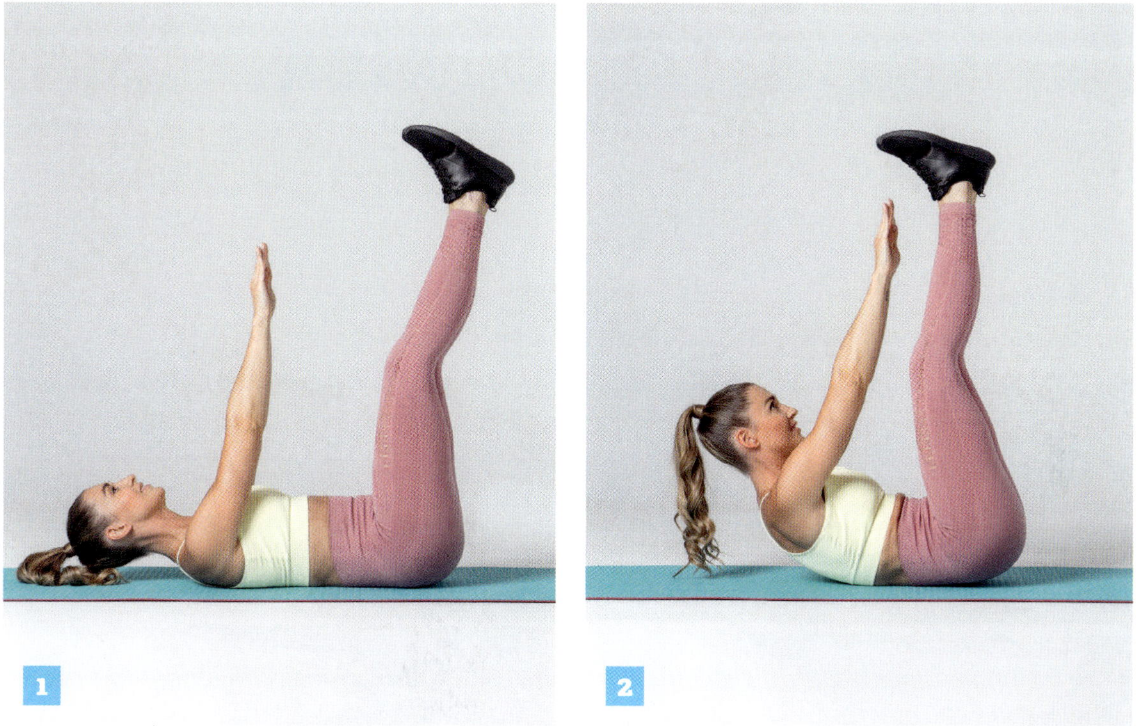

1. Lege dich auf den Rücken und strecke deine Arme und Beine nach oben, die Knie sind dabei ganz leicht gebeugt. Fixiere mit deinem Blick die Zehen und entspanne deinen Nacken.
2. Hebe langsam deine Schultern vom Boden ab, indem du die Bauchmuskeln anspannst, und führe deine Finger in Richtung der Zehen. Beuge den Rumpf nur so weit es geht – wenn du deine Zehen nicht berührst, ist das nicht schlimm, auch wenn die Übung »Toe Touch« heißt. Versuche auf keinen Fall, mit Schwung nachzuhelfen! Halte die Endposition einen Augenblick lang mit angespannter Bauchmuskulatur und lasse dich anschließend langsam und kontrolliert wieder herab.

Crunch

Crunches und Sit-ups werden häufig verwechselt oder für ein- und dieselbe Übung gehalten. Tatsächlich ähnelt sich die Bewegung, bei Crunches ist die Bauchmuskulatur allerdings konstant unter Spannung, da du deinen Oberkörper nicht komplett aufrichtest und beim Absenken nicht ganz ablegst. Zudem sind bei dieser Variante deine Füße nicht fixiert, wodurch die Übung ein wenig anspruchsvoller wird.

1. Beginne in Rückenlage und beuge die Knie. Stelle die Füße in hüftbreitem Abstand auf den Boden und halte die Arme gestreckt an den Seiten deines Körpers.
2. Spanne die Bauchmuskulatur an und hebe deine Schultern vom Boden ab. Krümme dabei deinen Oberkörper, so als wolltest du die Brust in Richtung deiner Knie schieben. Führe die gestreckten Arme an deinen Schenkeln entlang nach vorn. Sobald der obere Teil deines Rückens den Boden verlassen hat, halte die Position kurz und lasse dich langsam wieder sinken – deine Schultern bleiben jedoch stets in der Luft. Erst nach der letzten Wiederholung darfst du dich komplett ablegen.

Hinweis: Wundere dich nicht darüber, dass der Bewegungsumfang von Crunches recht gering ist. Er reicht dennoch für ein gutes Training aus, weil deine Rumpfmuskulatur dauerhaft angespannt ist.

Variante: Lege die Fingerspitzen an den Seiten des Kopfs an.

KATJAS LIEBLINGSÜBUNG

»Crunches sind einfach und effektiv. Außerdem spüre ich sie sehr gut in den oberen Bauchmuskeln.«

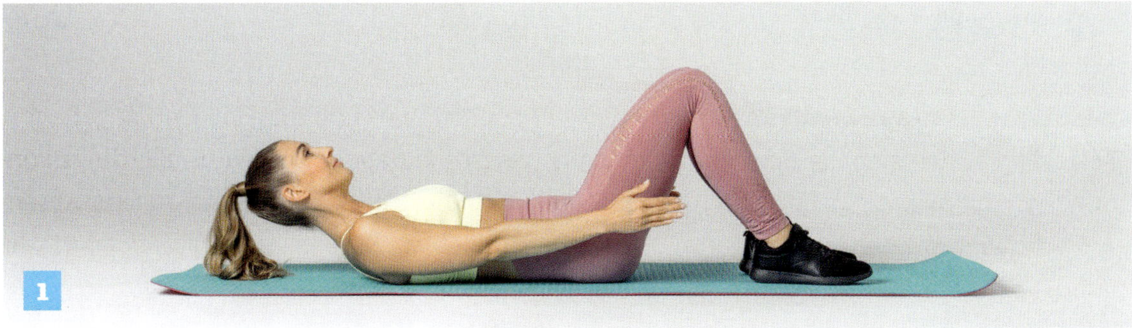
1

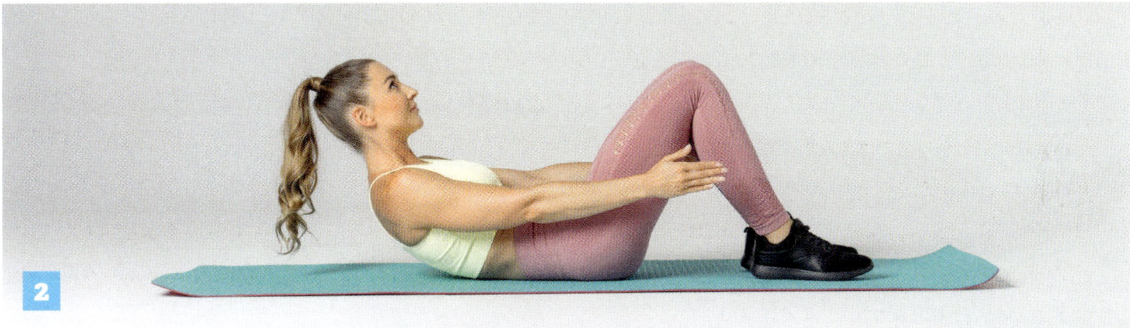
2

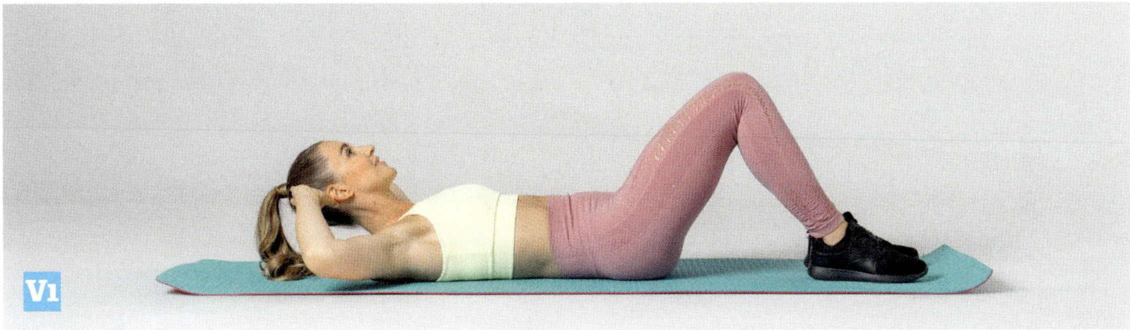
V1

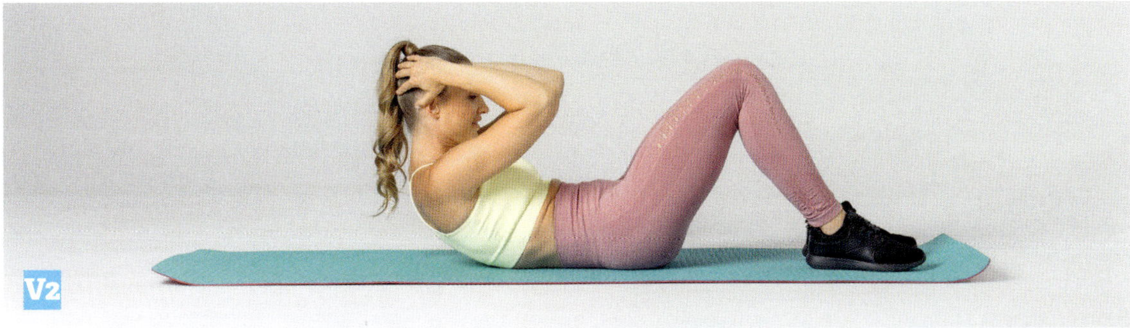
V2

Sit-up mit fixierten Füßen

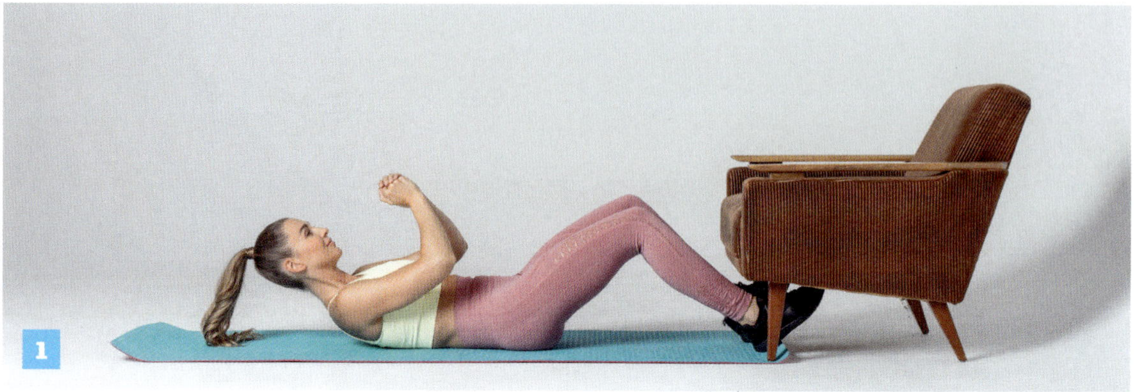
1

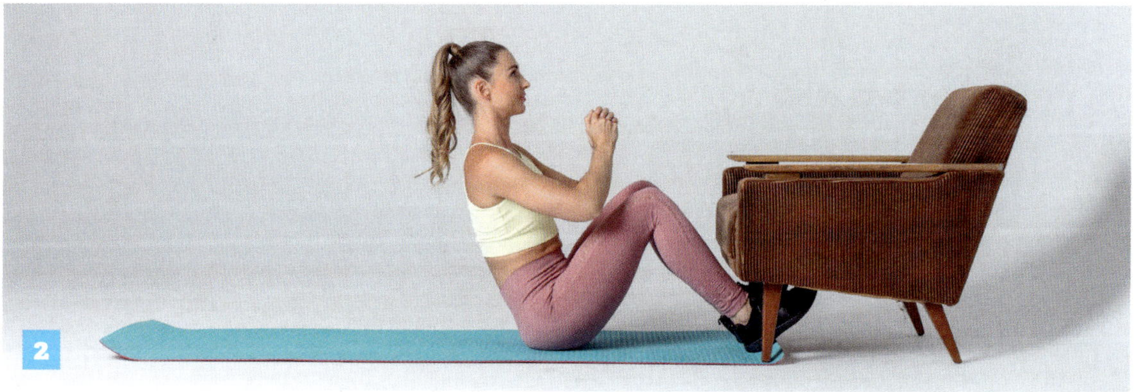
2

1. Lege dich auf den Rücken und fixiere deine Füße, indem du sie unter einen Sessel oder ein Sofa schiebst oder von jemandem festhalten lässt. Deine Knie sind etwa um 90 Grad gebeugt. Bringe deine Hände vor dem Körper zusammen.
2. Hebe deine Schultern vom Boden ab, indem du die Bauchmuskeln anspannst. Bewege erst deine Brust in Richtung der Knie und dann deinen Bauch in Richtung der Oberschenkel, bis dein Oberkörper vollständig aufgerichtet ist. Arbeite kontrolliert und ohne Schwung. Deine Arme hältst du weiterhin vor dem Körper. Senke den Oberkörper anschließend langsam wieder in die Ausgangsposition ab.

Tipp: Alternativ kannst du die Hände während der Übung auch mit gekreuzten Armen auf deiner Brust ablegen.

Hand Clap

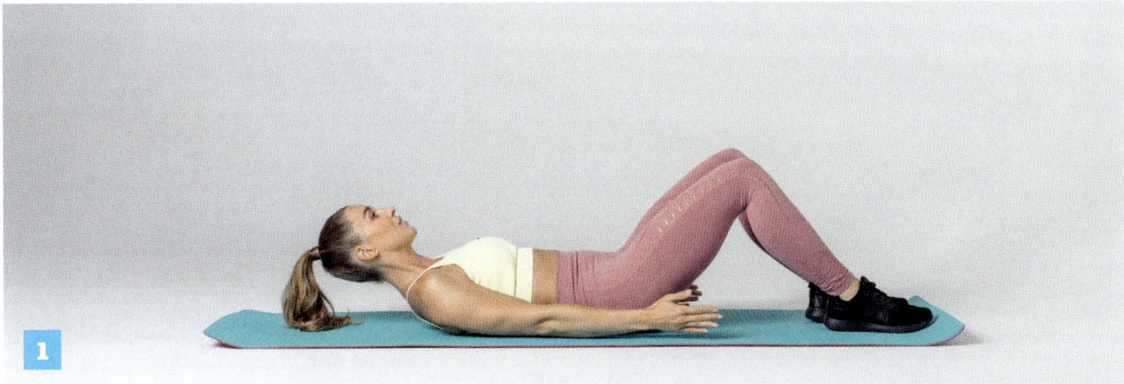

1

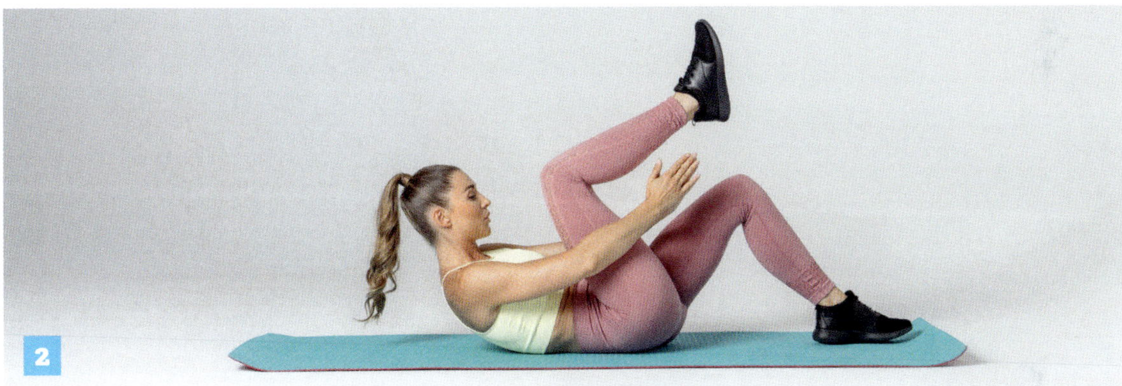

2

1. Lege dich auf den Rücken und beuge die Knie. Die Beine stehen eng beisammen auf dem Boden. Halte die Arme gestreckt an deinen Seiten, die Handflächen sind leicht nach oben geöffnet. Hebe den Kopf vom Boden ab.
2. Atme ein und hebe das gebeugte rechte Bein so weit an, wie du kannst. Hebe gleichzeitig die Schultern vom Boden ab, schiebe dein Kinn in Richtung Brust und klatsche unter deinem rechten Oberschenkel einmal in die Hände. Atme aus und lasse das Bein wieder absinken. Wiederhole das Ganze anschließend mit dem linken Bein und mache so im Wechsel weiter. Deine Beine sollten beim Anheben gebeugt bleiben.

Tipp: Um die Übung schwieriger zu gestalten, kannst du die Beine während der Übungsausführung gestreckt halten.

Klappmesser

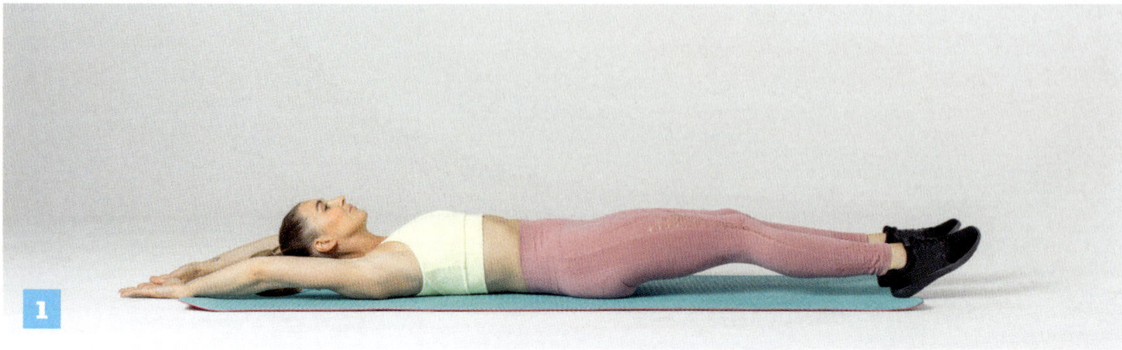

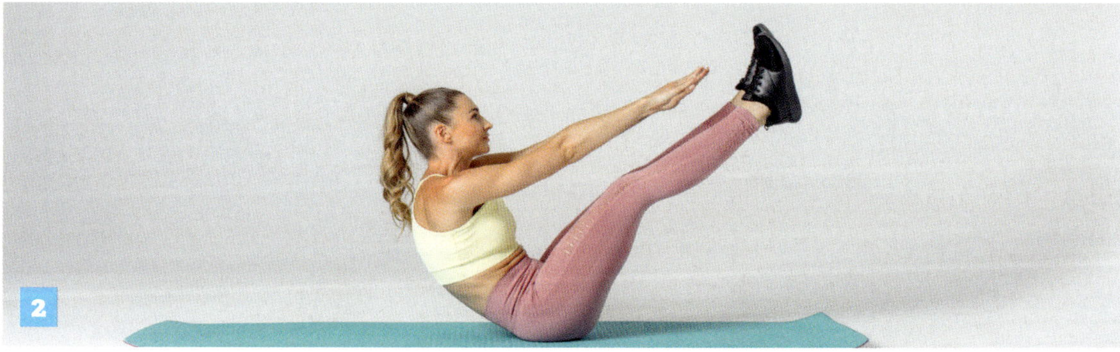

Diese auch »V-Up« genannte Übung ist gewissermaßen die Fortgeschrittenenvariante des Toe Touch.

1. Lege dich auf den Rücken und strecke die Beine nach vorn und die Arme hinter dem Kopf.
2. Hebe gleichzeitig Beine und Rumpf an und bewege die Hände in Richtung deiner Zehen. Beine und Arme bleiben dabei gestreckt. Im Idealfall schaffst du es, deine Füße zu berühren – ein Muss ist das aber nicht. Kehre anschließend langsam und kontrolliert in die Ausgangsposition zurück, lege Hände und Füße aber erst wieder auf dem Boden ab, wenn du die letzte Wiederholung beendet hast. So bleibt deine Bauchmuskulatur die gesamte Zeit über angespannt.

KATJAS LIEBLINGSÜBUNG

»Klappmesser sind anstrengend, aber eine enorm effektive Übung!«

Crunch mit Kurzhantel

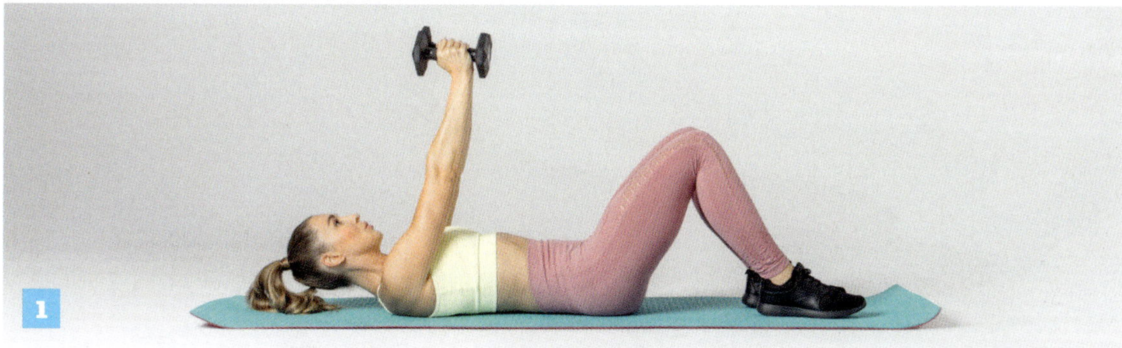

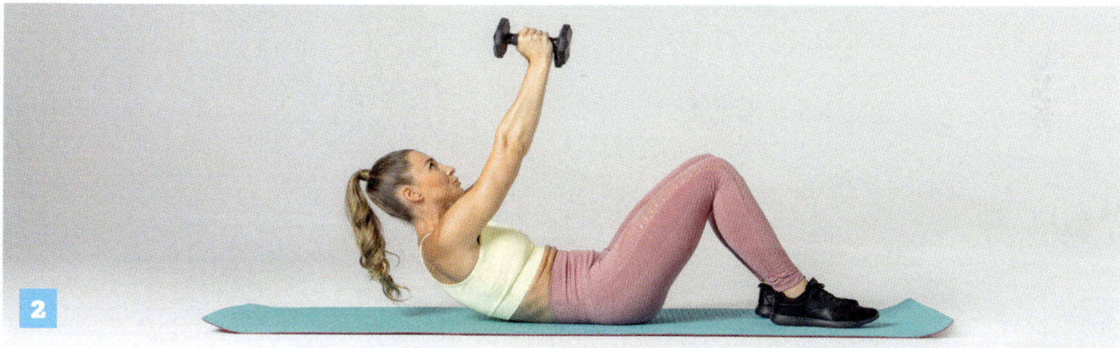

Dies ist die Fortgeschrittenenvariante des regulären Crunch. Sie ist aus zweierlei Gründen anspruchsvoller: Du streckst deine Arme dabei nach oben statt nach vorn und hältst als Zusatzgewicht eine Kurzhantel in den Händen.

1. Beginne in Rückenlage, beuge die Knie, stelle die Füße in hüftbreitem Abstand auf den Boden und strecke die Arme gerade nach oben. Halte mit beiden Händen eine Kurzhantel über der Brust. Hebe den Kopf leicht vom Boden ab.
2. Hebe Schultern und oberen Rücken vom Boden ab, indem du deine Bauchmuskulatur anspannst. Die Arme bleiben über deinem Kopf gestreckt. Halte die Endposition kurz und lasse dich langsam wieder absinken, ohne die Schultern abzulegen.

Tipp: Beginne zunächst mit einer leichten Hantel (2 bis 3 Kilo) und steigere das Gewicht mit der Zeit kontinuierlich.

Crunch mit seitlich ausgestreckten Armen

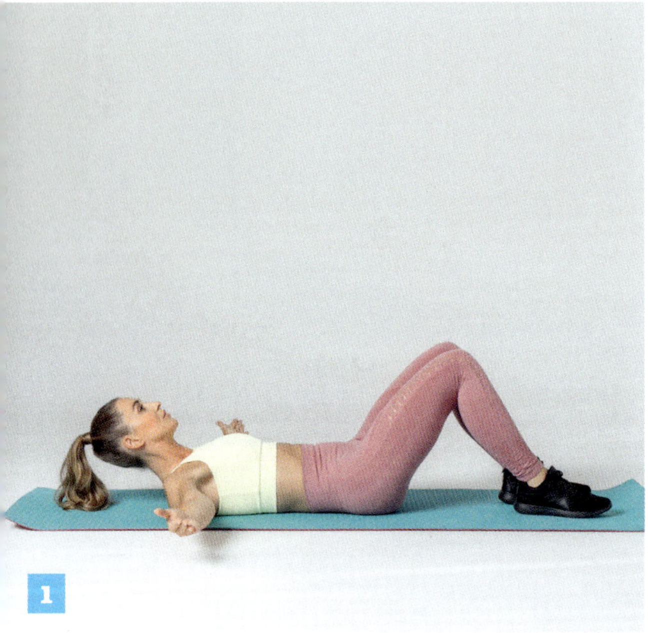

1

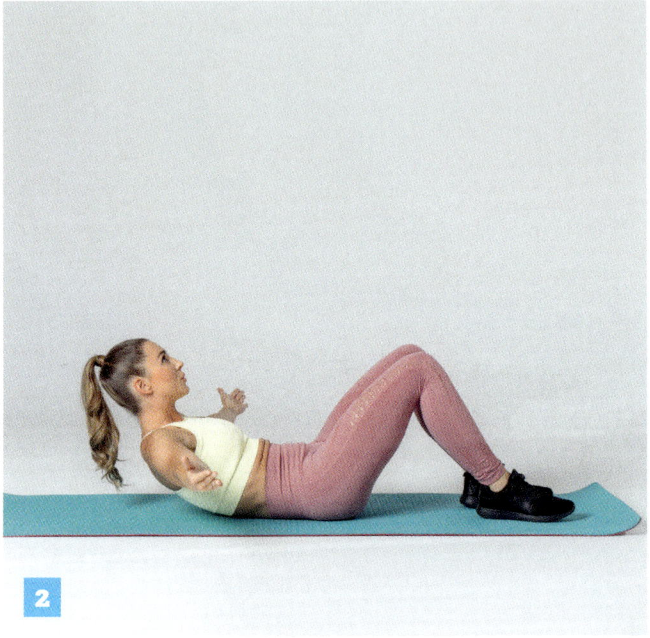

2

Auch diese Übungsvariante ist eine Steigerungsform des regulären Crunch. Du verwendest dabei kein Zusatzgewicht, streckst die Arme aber zur Seite aus wie Flügel, was die Bewegung deutlich erschwert.

1. Beginne in Rückenlage. Die Knie sind gebeugt, die Füße in hüftbreitem Abstand auf dem Boden aufgestellt und die Arme auf Schulterhöhe zur Seite ausgebreitet.
2. Hebe die Schultern vom Boden ab, indem du deine Bauchmuskeln anspannst, und bewege dein Kinn in Richtung Brust. Deine Arme bleiben dabei wie Flügel gerade zu den Seiten ausgestreckt. Halte die Endposition einen Augenblick und lasse dich langsam und kontrolliert wieder absinken, ohne dich vollständig abzulegen.

Sit-up mit Kurzhantel

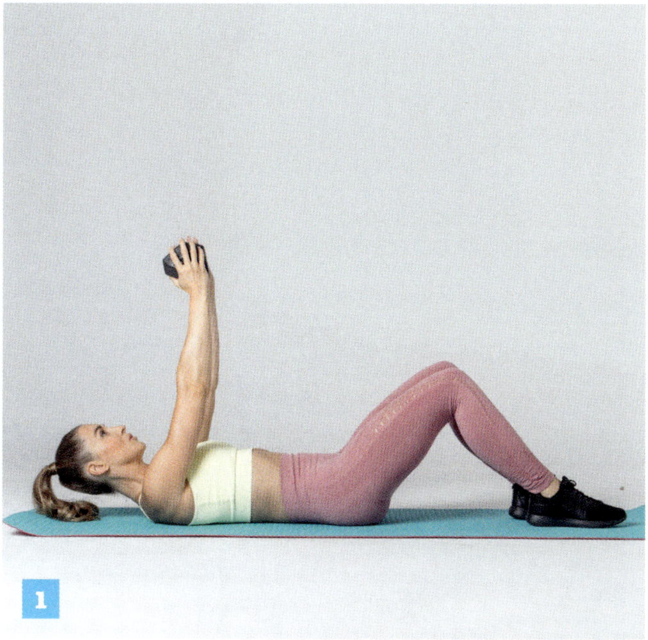

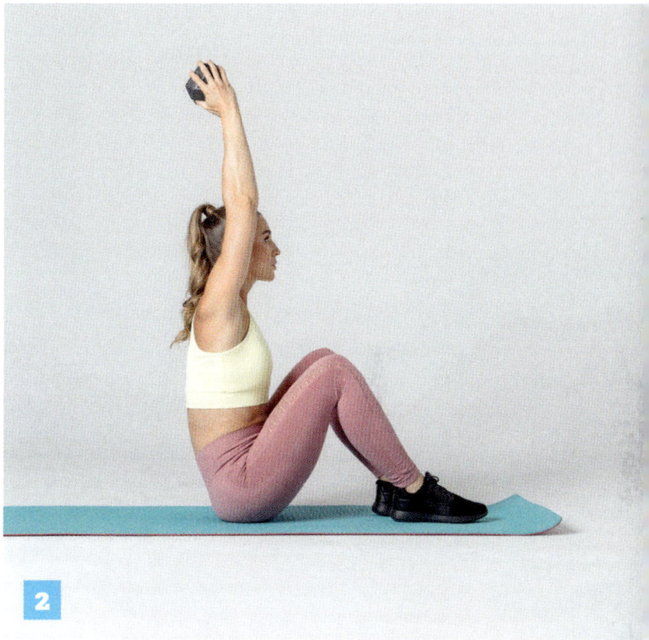

1. Beginne bei dieser Übung wie beim Crunch mit Kurzhantel (Seite 73): Lege dich auf den Rücken, strecke die Arme nach oben und halte eine Kurzhantel mit beiden Händen über der Brust. Hebe den Kopf leicht vom Boden ab.
2. Spanne die Bauchmuskeln an und beuge deinen Rumpf, bis dein Oberkörper komplett aufgerichtet ist. Strecke an der höchsten Position die Arme gerade nach oben Richtung Decke. Lasse dich anschließend langsam und kontrolliert wieder absinken.

Tipp: Alternativ kannst du statt einer Hantel auch je eine kleinere Hantel in beide Hände nehmen oder eine Hantel mit beiden Händen vor der Brust fixieren. Nutze diese verschiedenen Variationen, um Abwechslung in dein Training zu bringen.

Plank Crunch

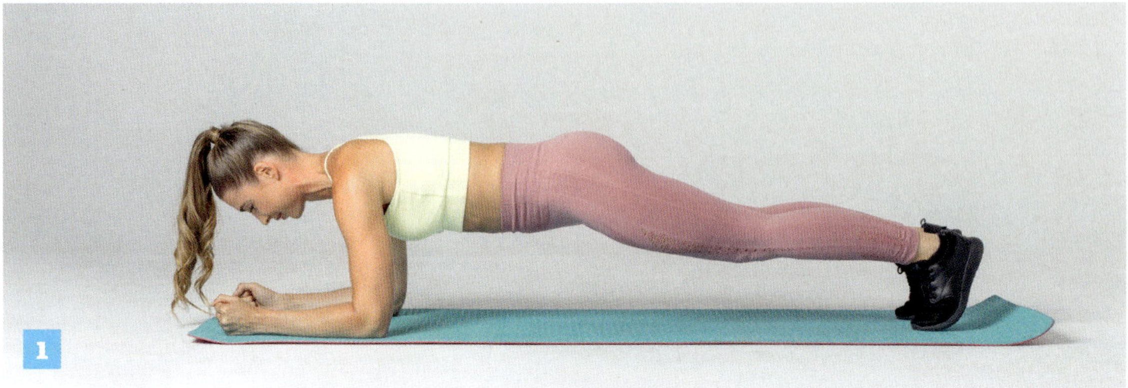

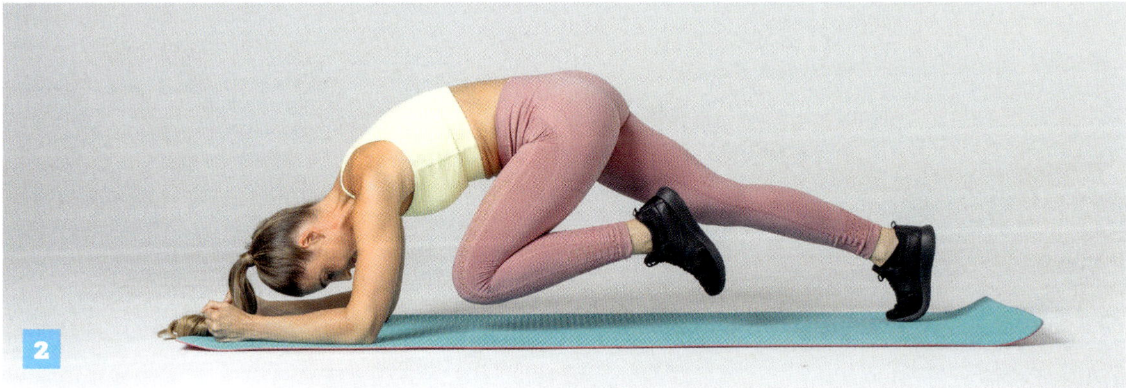

1. Begib dich in die Plank- oder Unterarmstützposition, indem du dich mit gestrecktem Körper auf die Ellenbogen und Fußballen stützt. Halte dabei deine Körperspannung, um von Kopf bis Fuß eine gerade Linie zu bilden. Dein Blick ist nach unten gerichtet.
2. Spanne den Bauch an und ziehe das linke Knie zur Brust oder in Richtung des Ellenbogens auf der linken Seite. Schiebe dabei gleichzeitig dein Kinn in Richtung Brust wie bei einer Crunchbewegung. Der Bewegungsumfang ist gering. Halte die Endposition kurz, dann strecke das Bein wieder und setze es ab. Wiederhole das Ganze anschließend mit dem rechten Bein und mache im Wechsel weiter.

ÜBUNGEN FÜR DIE UNTERE BAUCHMUSKULATUR

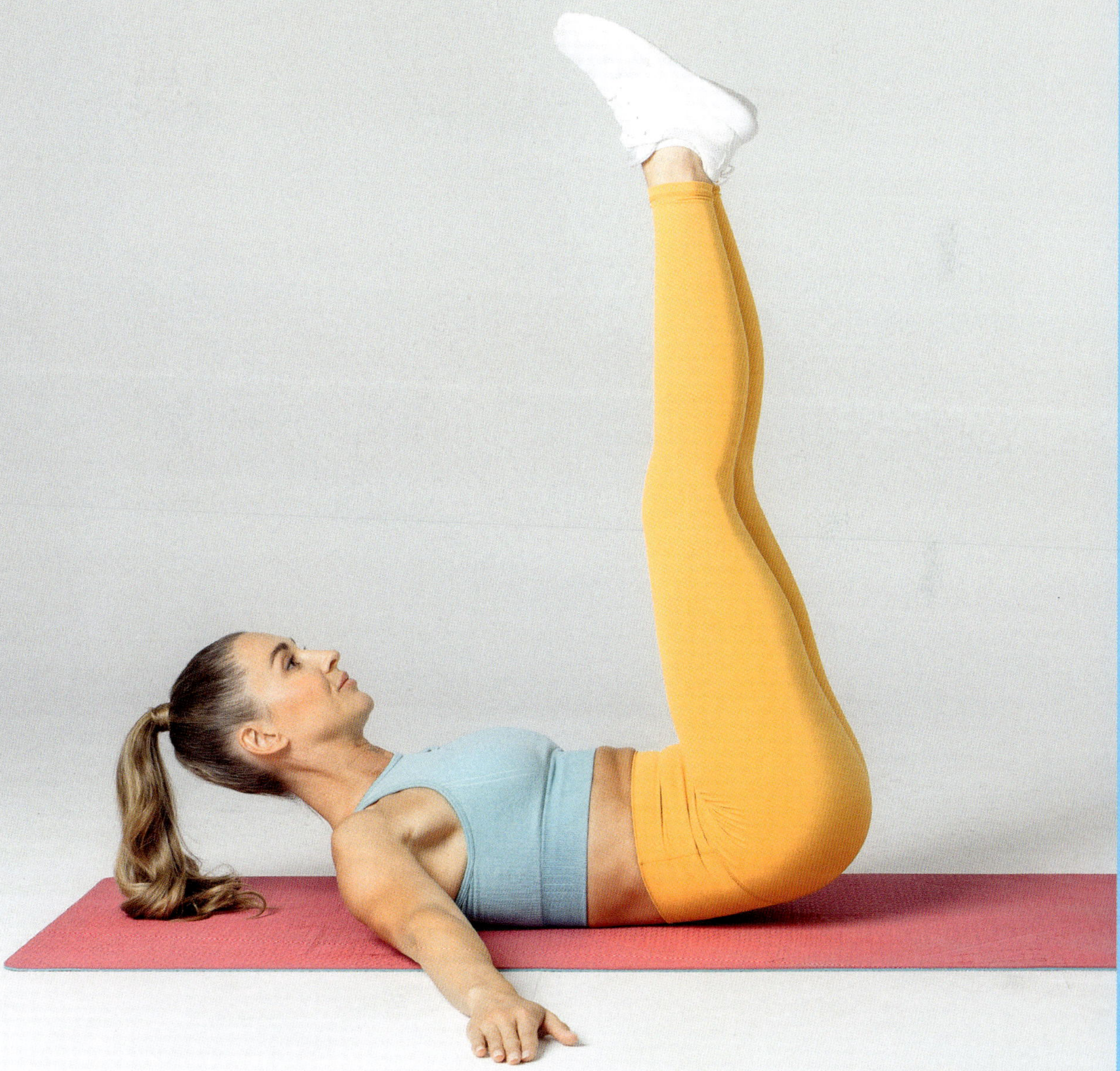

Reverse Crunch mit Ablegen

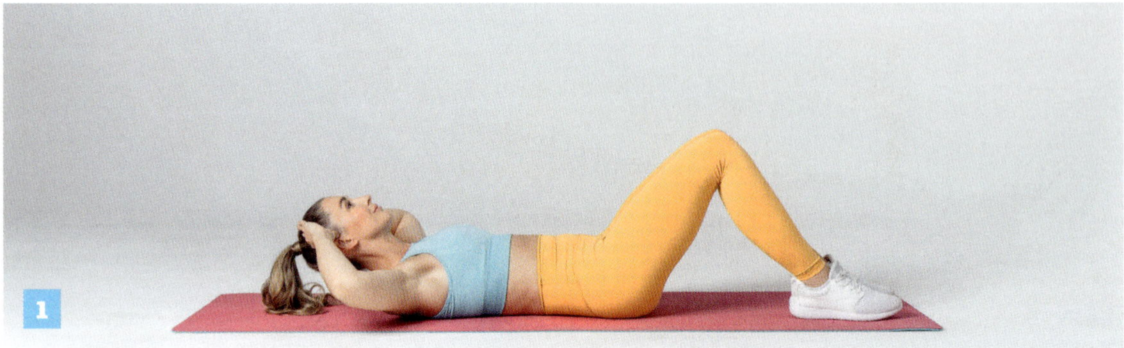

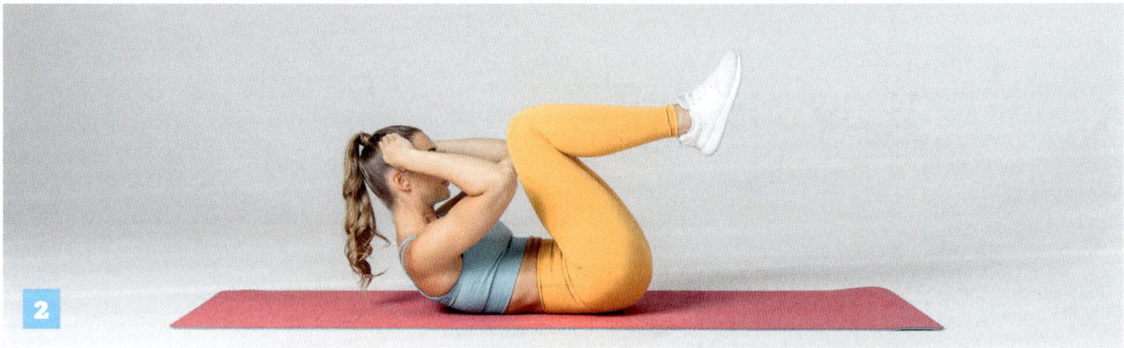

1. Lege dich mit leicht angewinkelten Beinen auf den Rücken, die Füße sind aufgestellt, und berühre mit Zeige- und Mittelfinger beider Hände deine Schläfen. Löse den Kopf leicht vom Boden.
2. Spanne die Bauchmuskeln an, um wie beim regulären Curl deinen Rumpf nach oben zu krümmen und so Schultern und oberen Rücken vom Boden abzuheben. Zusätzlich hebst du auch die angewinkelten Beine und bewegst deine Knie so weit es geht in Richtung Brust. Der Bewegungsumfang ist nicht besonders groß. Halte die Endposition einen Augenblick und kehre anschließend langsam in die Ausgangsposition zurück. Die Füße darfst du dort ablegen, bevor du zur nächsten Wiederholung ansetzt.

KATJAS LIEBLINGSÜBUNG

»Mit Reverse Crunches kannst du super deinen gesamten Bauch trainieren – und sie brennen richtig gut!«

Mountain Climber

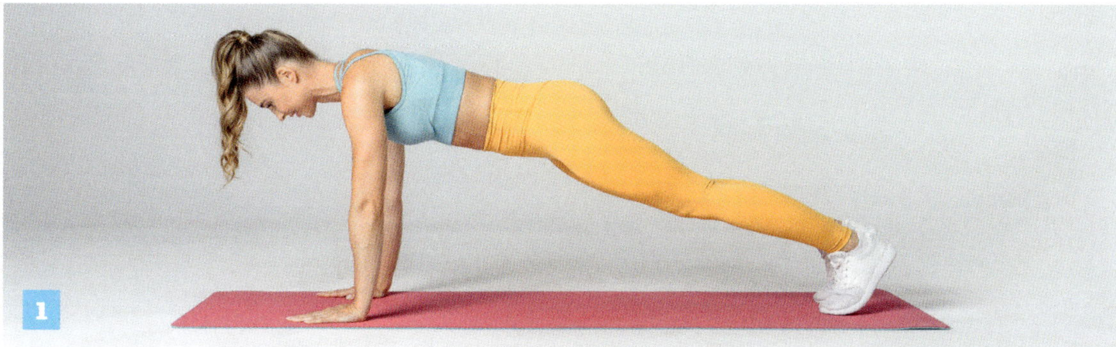

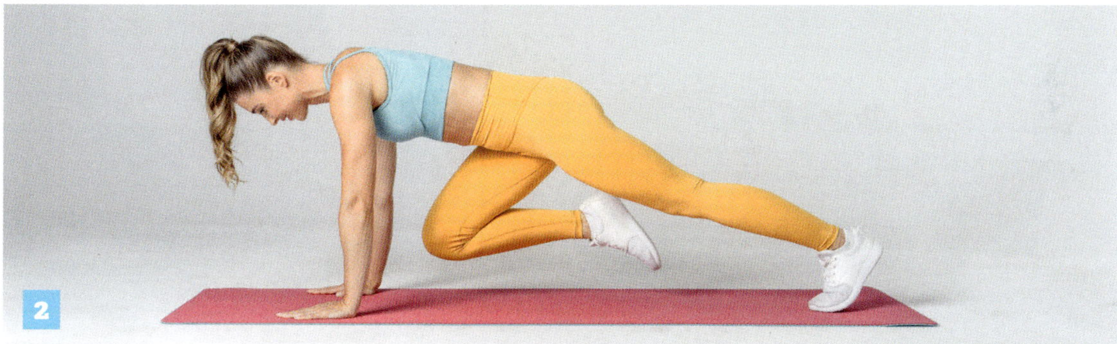

Diese Übung ähnelt dem Plank Crunch (Seite 76). Sie wird aber dynamischer und in der Liegestützposition ausgeführt.

1. Stütze dich mit gestreckten Beinen und Armen auf beide Hände und die Fußballen und halte deine Körperspannung, sodass Gesäß und Hüfte nicht durchhängen. Dein Blick ist nach unten gerichtet.
2. Ziehe mit gleichbleibendem Rhythmus abwechselnd ein Knie in Richtung Brust. Wichtig: Im Gegensatz zum Plank Crunch, bei dem du die Beine nacheinander anziehst, erfolgt die Bewegung beim Mountain Climber gleichzeitig. Das heißt, dass du, während du das eine Bein wieder nach hinten führst, das Knie des anderen Beins bereits hochziehst. Achte darauf, dass dein Rücken dabei gerade bleibt.

Plank Jump

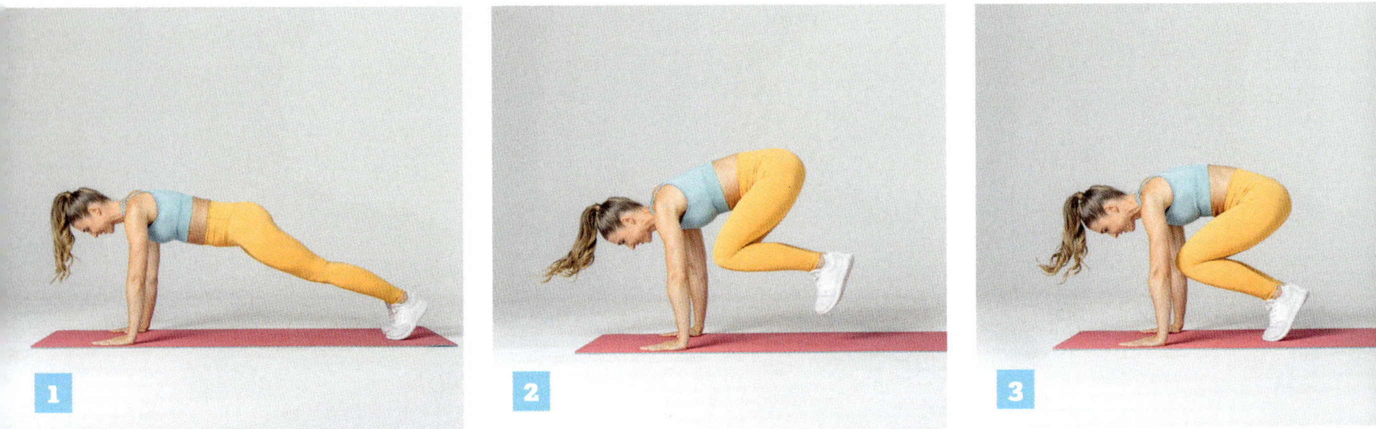

Die Bewegung bei dieser Übung ist eine ähnliche wie beim Mountain Climber (Seite 79), nur dass du beide Knie gleichzeitig anziehst.

1. Beginne im Liegestütz mit gestreckten Armen und Beinen. Die Hände stehen unter den Schultern, die Zehen sind aufgestellt. Halte deine Körperspannung.
2. Springe mit beiden Beinen ab und ziehe die Knie so nah wie möglich zur Brust.
3. Springe nach der Landung direkt wieder ab und zurück in die Ausgangsposition. Führe die Übung schnell und rhythmisch aus.

Criss Cross Toe Touch

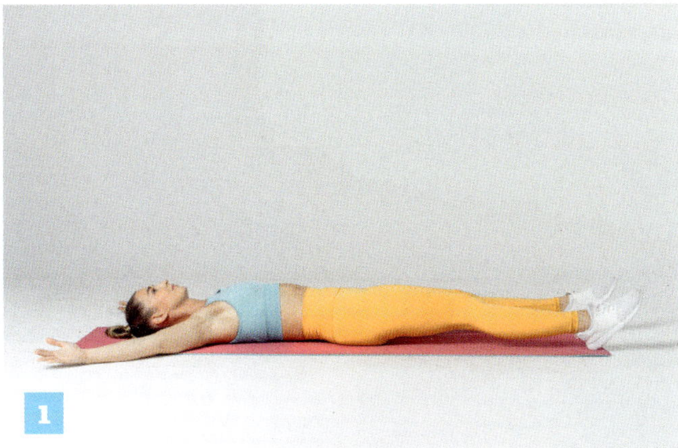

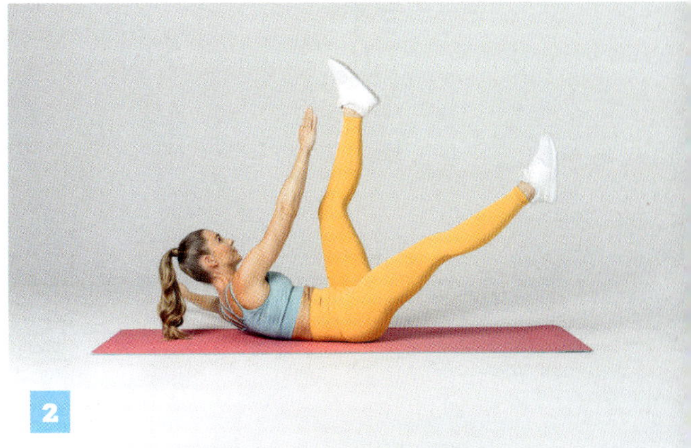

1. Lege dich mit gestreckten Beinen und hinter dem Kopf ausgestreckten Armen auf den Rücken. Dein Blick ist nach oben gerichtet.
2. Spanne die Bauchmuskeln an und hebe gleichzeitig das linke Bein und den rechten Arm. Führe Hand und Fuß so weit wie möglich zueinander und hebe dabei deinen Rumpf vom Boden ab. Wenn Hand und Fuß sich in der Endposition berühren, ist das prima! Ein Muss ist es allerdings nicht. Lasse Arm und Bein wieder absinken und lege sie ab. Wiederhole den Übungsablauf mit dem rechten Bein und dem linken Arm. Mache so im Wechsel weiter und führe die Übung rhythmisch, aber ohne Schwung aus.

Tipp: Wenn du die Übung anspruchsvoller gestalten möchtest, lege die Füße nicht ab, sondern halte sie nach dem Absenken des Beins knapp über dem Boden.

Leg Raise mit Ablegen

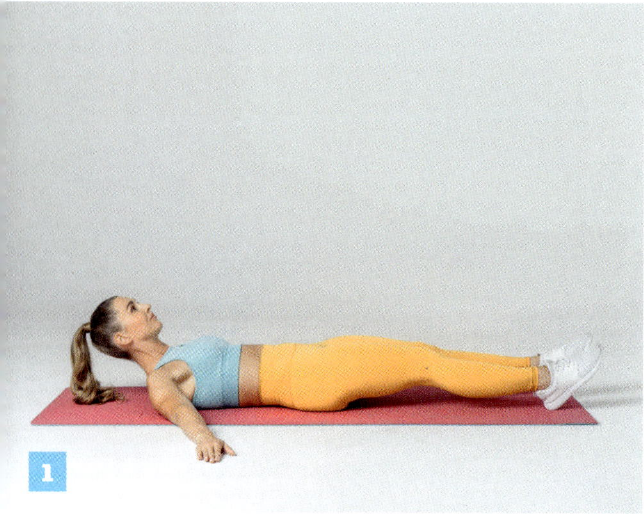
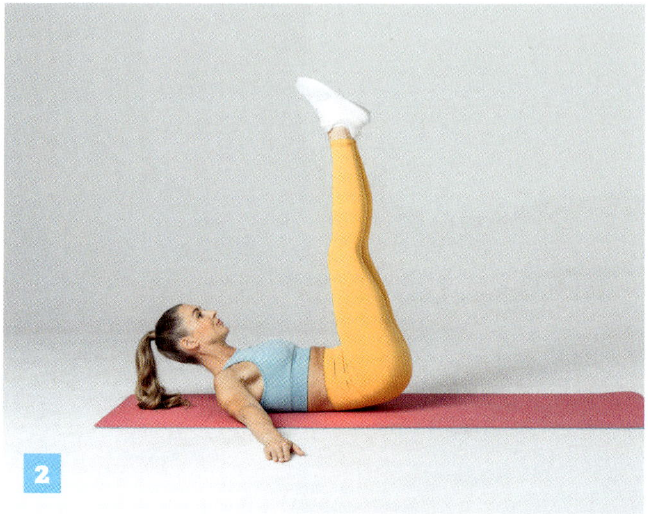

1. Lege dich auf den Rücken. Deine Beine sind gestreckt und befinden sich eng beieinander, die Arme liegen auf Schulterhöhe gestreckt neben deinem Körper auf dem Boden und dein Blick ist nach oben gerichtet. Löse den Kopf vom Boden.
2. Spanne die Bauchmuskeln an, beuge die Beine minimal und hebe beide gleichzeitig nach oben, bis sie komplett vertikal ausgestreckt sind. Halte diese Endposition kurz und lasse die Beine langsam wieder absinken. Wichtig: Lasse die Beine nicht kraftlos herunterfallen, sondern senke sie kontrolliert ab! Lege die Beine kurz ab und gehe zur nächsten Wiederholung über.

Stepping Plank

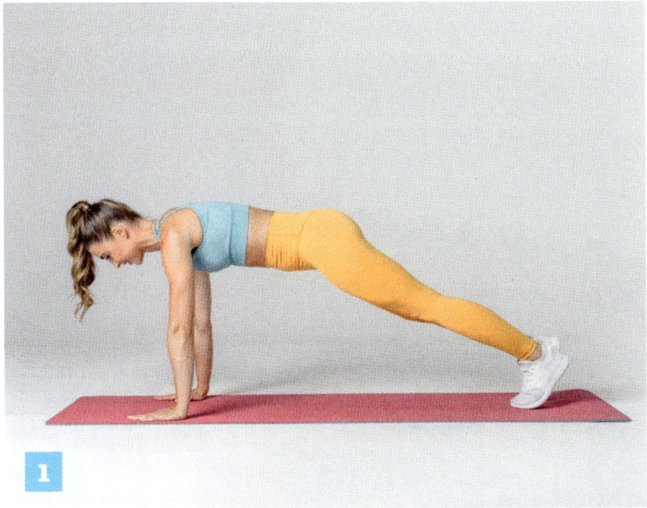

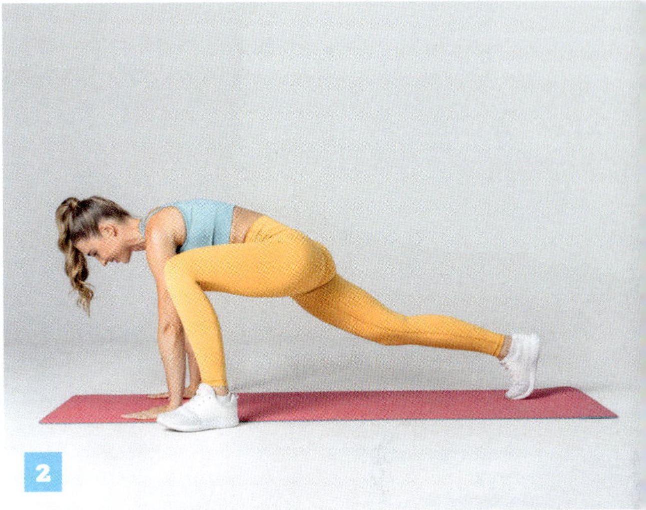

Auch diese Übung erinnert an den Mountain Climber (Seite 79), sie wird aber langsamer ausgeführt und die »Schritte«, die du dabei machst, sind größer.

1. Begib dich in die Liegestützposition. Stütze dich auf beide Hände und Fußballen, Arme und Beine sind gestreckt, der Blick ist nach unten gerichtet. Halte die Körperspannung, damit du von Kopf bis Fuß eine gerade Linie bildest.
2. Setze nun den linken Fuß so weit wie möglich nach vorn und stelle ihn außen neben deiner linken Hand ab. Halte die Position kurz und setze den Fuß anschließend wieder nach hinten. Wiederhole die Bewegung mit dem rechten Fuß und mache so im Wechsel weiter.

Reverse Crunch ohne Ablegen

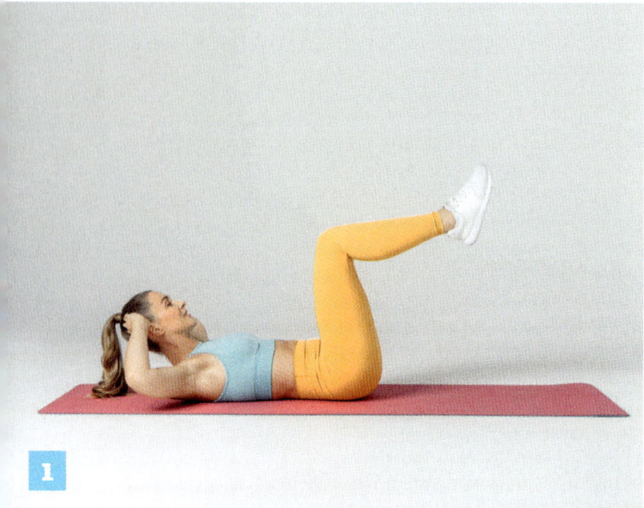

1

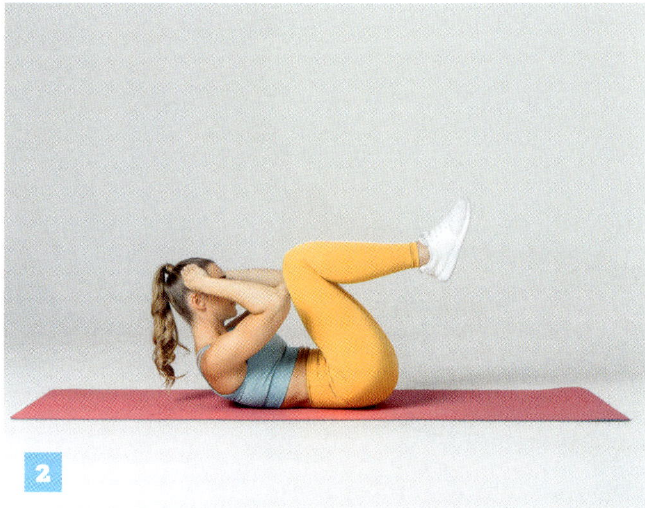

2

Der Bewegungsablauf dieser Übung ist derselbe wie beim Reverse Crunch mit Ablegen (Seite 78), nur dass du deine Füße die gesamte Zeit über in der Luft hältst. Dies fordert deine Bauchmuskeln viel stärker.

1. Lege dich auf den Rücken, beuge die Hüfte und die Knie jeweils im rechten Winkel und berühre mit Zeige- und Mittelfinger beider Hände deine Schläfen. Die Ellbogen zeigen zur Seite. Hebe den Kopf leicht vom Boden ab.
2. Spanne die Bauchmuskeln an, um deinen Rumpf vom Boden zu heben, und ziehe gleichzeitig auch die angewinkelten Beine zum Körper heran. Bringe deine Knie, so weit es geht, in Richtung Brust. Halte die Endposition einen Augenblick und kehre anschließend langsam in die Ausgangsposition zurück, lege die Füße aber nicht ab, sondern stoppe die Abwärtsbewegung kurz über dem Boden.

KATJAS LIEBLINGSÜBUNG

»Diese Variante ist die Steigerungsform des regulären Reverse Crunch. Dein ganzer Bauch wird dabei brennen!«

Tuck-in

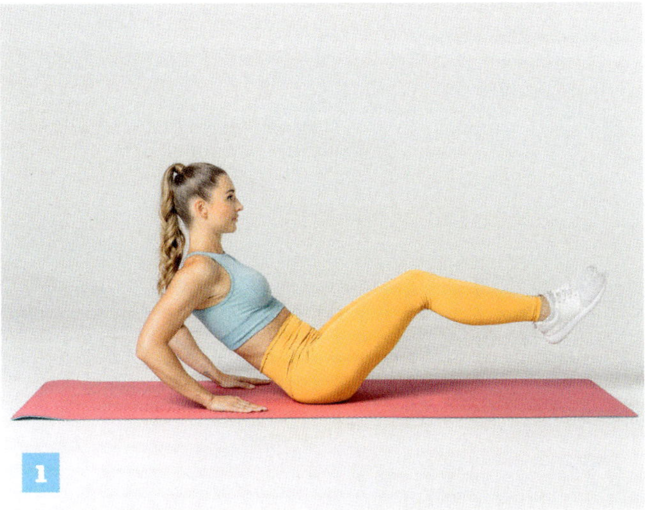

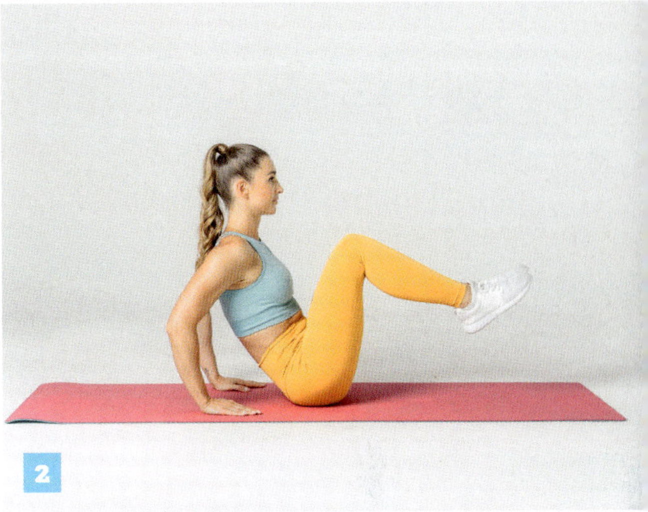

1. Setze dich auf den Boden, stütze die Hände hinter dem Po auf und lehne dich nach hinten. Hebe die Beine leicht angewinkelt vom Boden ab.
2. Spanne die Bauchmuskeln an und bringe den Oberkörper nach vorn. Ziehe gleichzeitig die Knie möglichst weit zur Brust. Komme anschließend wieder in die Ausgangsposition zurück, ohne die Beine abzusetzen.

Flutter Kick

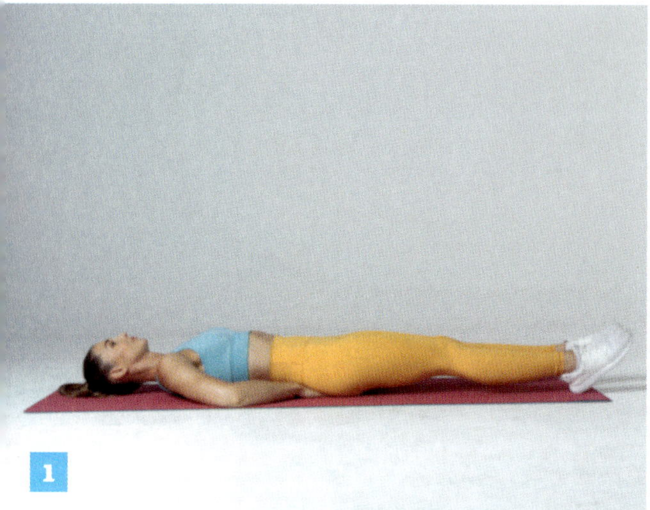

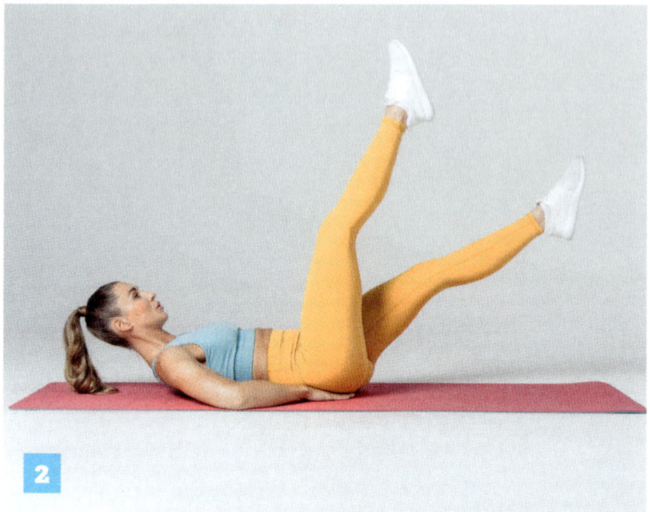

1. Lege dich mit gestreckten Beinen auf den Rücken. Deine Arme liegen seitlich am Körper an, schiebe zudem zur Stabilisation des unteren Rückens deine Hände unter deinen Po.
2. Löse den Kopf, die Schultern und die Füße vom Boden. Hebe dann abwechselnd das linke und das rechte Bein gestreckt an und lasse sie wieder sinken, lege die Füße dabei aber nie ab. Wie weit du die Beine anhebst, bleibt dir überlassen. Du solltest sie allerdings nur so weit anheben, dass es dir möglich ist, die Übung schnell auszuführen, so als würdest du mit den Füßen im Wasser strampeln, und du gleichzeitig den unteren Rücken auf dem Boden halten kannst. Deine Bauchmuskeln bleiben konstant unter Spannung.

Beckenheben

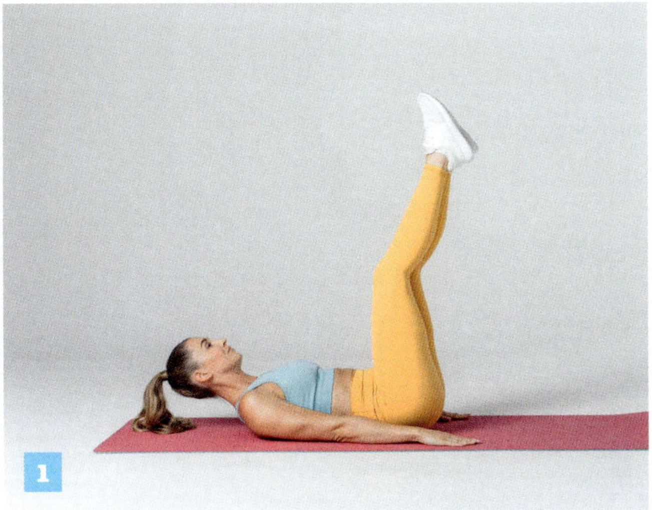

1

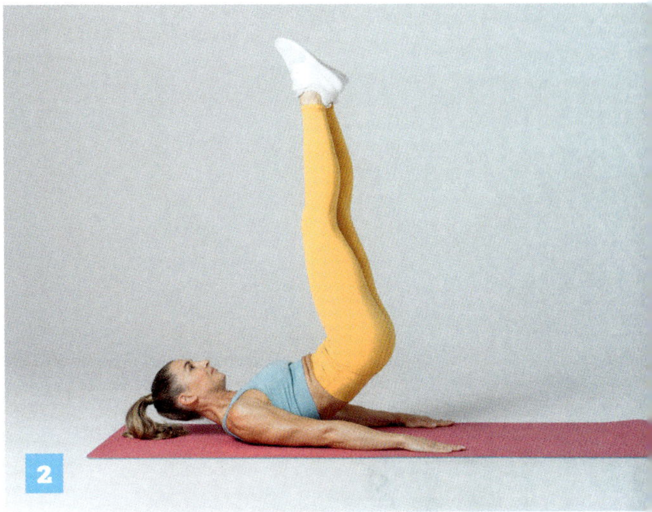

2

1. Lege dich auf den Rücken und strecke beide Beine gerade nach oben. Deine Arme liegen an den Seiten deines Körpers auf dem Boden. Löse den Kopf leicht vom Boden, dein Blick geht nach oben zu den Zehen.
2. Hebe nun dein Gesäß so weit wie möglich vom Boden ab, indem du deine Bauchmuskeln anspannst. Der Bewegungsumfang dieser Übung ist sehr klein. Halte die Position kurz und lasse den Po wieder absinken. Zwischen den Wiederholungen kannst du den Po kurz am Boden ablegen.

Hinweis: Wichtig ist, dass du die Aufwärtsbewegung ohne Schwung ausführst und auch während der Abwärtsbewegung die Bauchmuskeln anspannst.

Leg Raise ohne Ablegen

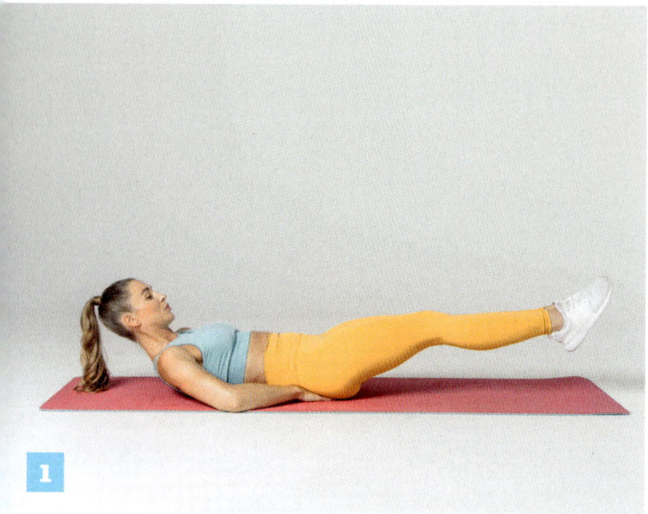

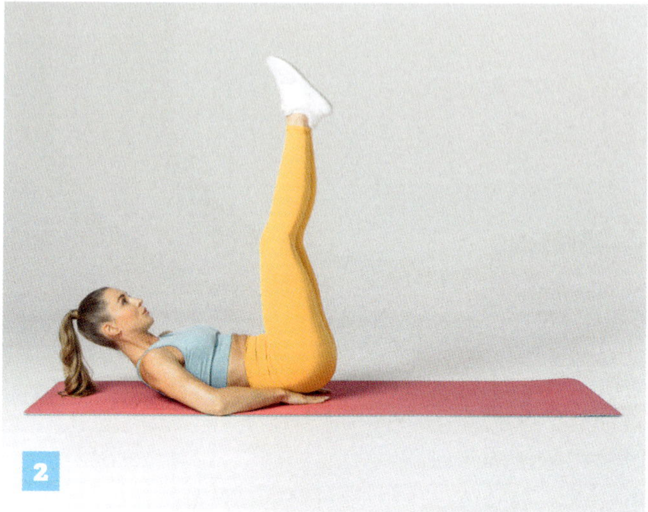

Der Bewegungsablauf dieser Übung ist derselbe wie beim Leg Raise mit Ablegen (Seite 82), nur dass du deine Füße während der gesamten Ausführung in der Luft hältst.

1. Lege dich auf den Rücken. Strecke deine Beine und halte sie eng beieinander. Deine Arme liegen an den Seiten deines Körpers auf dem Boden, schiebe zudem zur Stabilisation des unteren Rückens deine Hände unter deinen Po. Löse Kopf und Schultern leicht vom Boden, dein Blick ist nach oben gerichtet. Spanne die Bauchmuskeln an und hebe deine Füße ein wenig vom Boden ab.
2. Hebe beide Beine gleichzeitig nach oben an, bis sie komplett vertikal ausgestreckt sind. Halte diese Endposition kurz und lasse die Beine langsam und kontrolliert wieder absinken, ohne sie abzulegen.

ÜBUNGEN FÜR DIE SCHRÄGE BAUCHMUSKULATUR

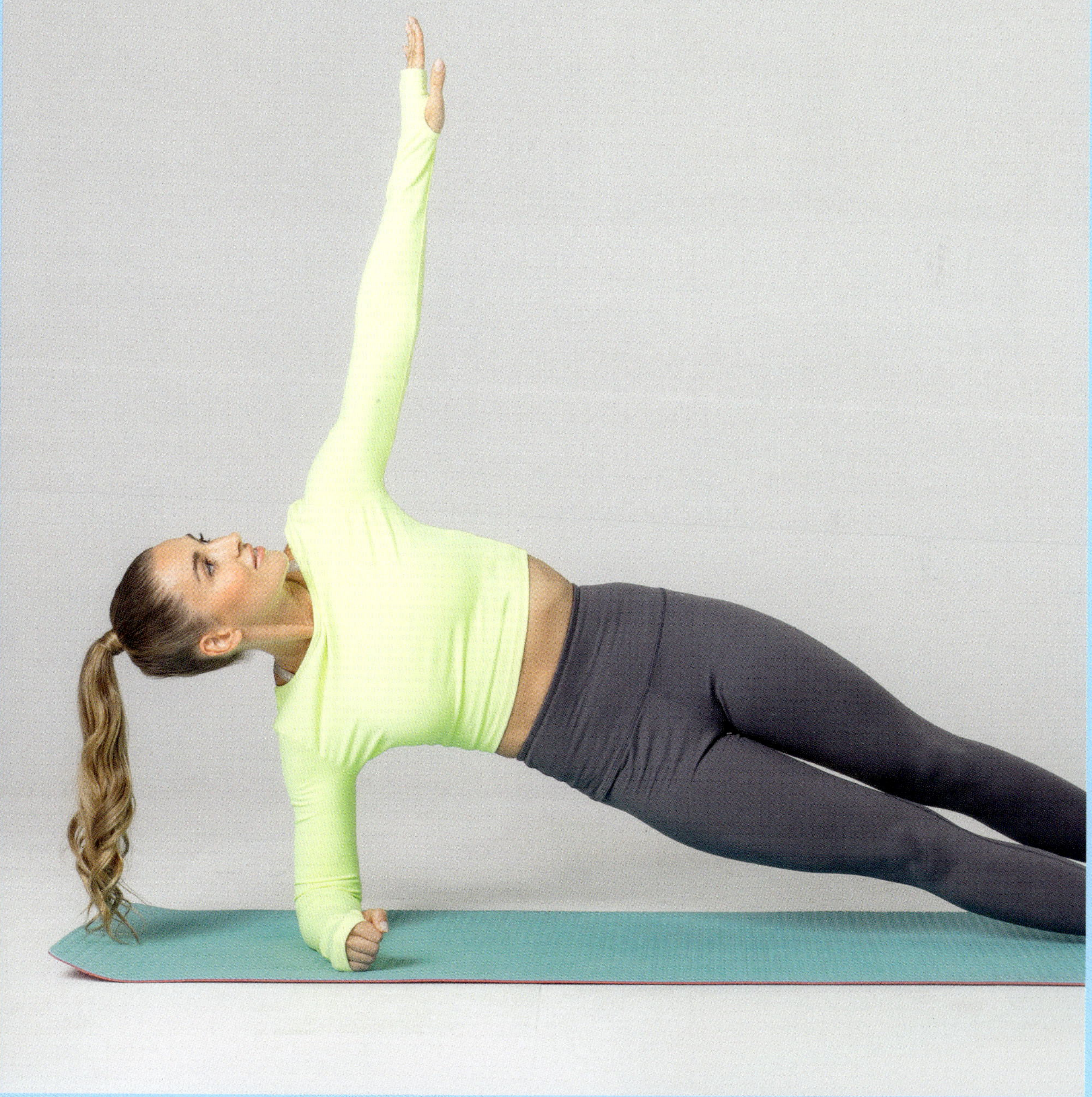

Bicycle Crunch

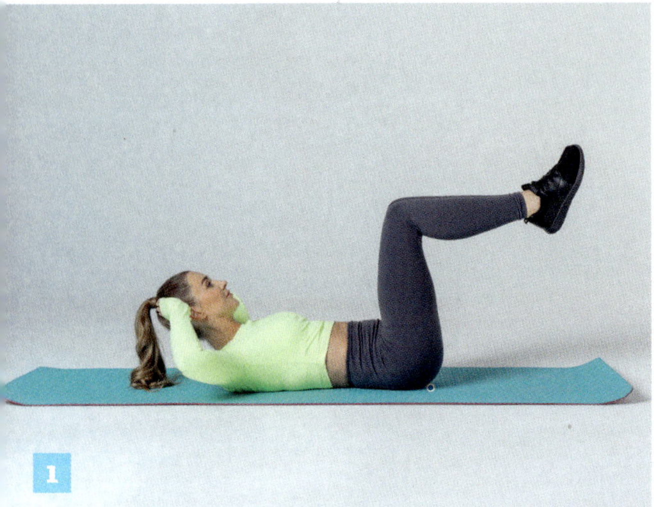

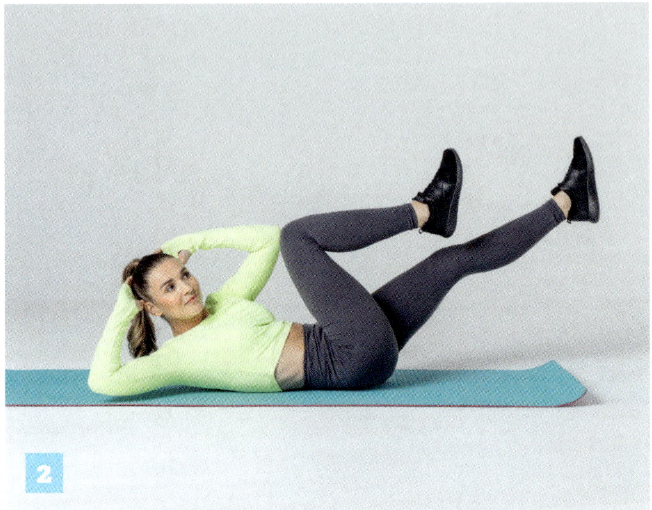

1. Lege dich auf den Rücken und strecke deine angewinkelten Beine nach oben. Berühre mit Zeige- und Mittelfinger deine Schläfen und hebe Kopf und Schultern leicht vom Boden ab.
2. Strecke nun das linke Bein aus, während du das rechte Knie in Richtung Brust ziehst und deinen linken Ellenbogen darauf zubewegst. Strecke das rechte Bein anschließend direkt wieder aus und ziehe das linke Knie zur Brust, während du den Oberkörper nach links eindrehst und den rechten Ellenbogen auf das linke Knie zubewegst. Fahre flüssig und zügig im Wechsel fort und lege Beine, Schultern und Kopf erst ab, wenn du mit der Übung fertig bist.

KATJAS LIEBLINGSÜBUNG

»Bicycle Crunches lassen sich einfach ausführen, trotzdem spürt man sie gut in den schrägen Bauchmuskeln.«

Russian Twist

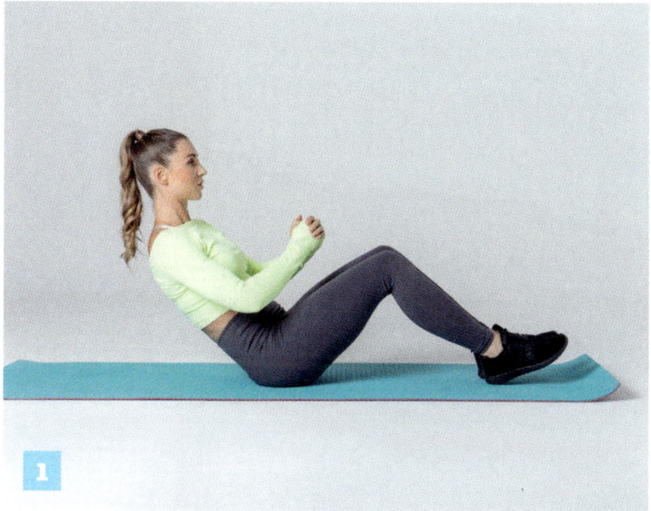

1

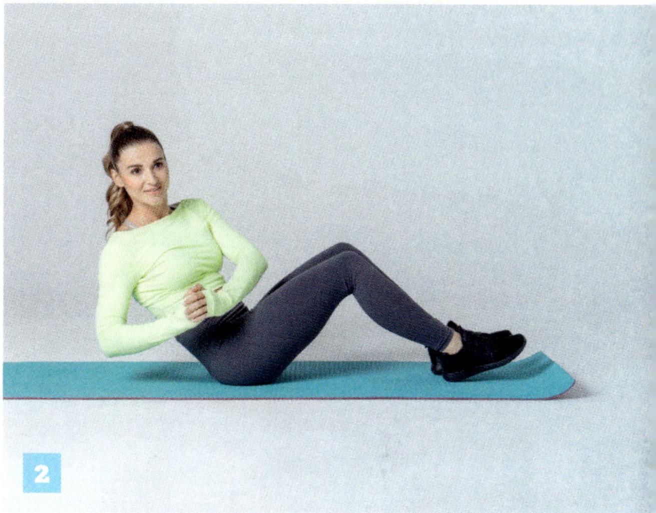

2

1. Setze dich auf den Boden und stelle die Fersen auf. Die Beine sind etwas angewinkelt. Lehne deinen aufgerichteten Oberkörper ein wenig zurück und verschränke die Hände vor der Brust.
2. Drehe den Oberkörper so weit es geht nach rechts und anschließend so weit es geht nach links. Die Position deiner Arme und Beine bleibt dabei unverändert. Führe die Rotationen langsam, kontrolliert und flüssig aus.

Side Plank auf den Knien

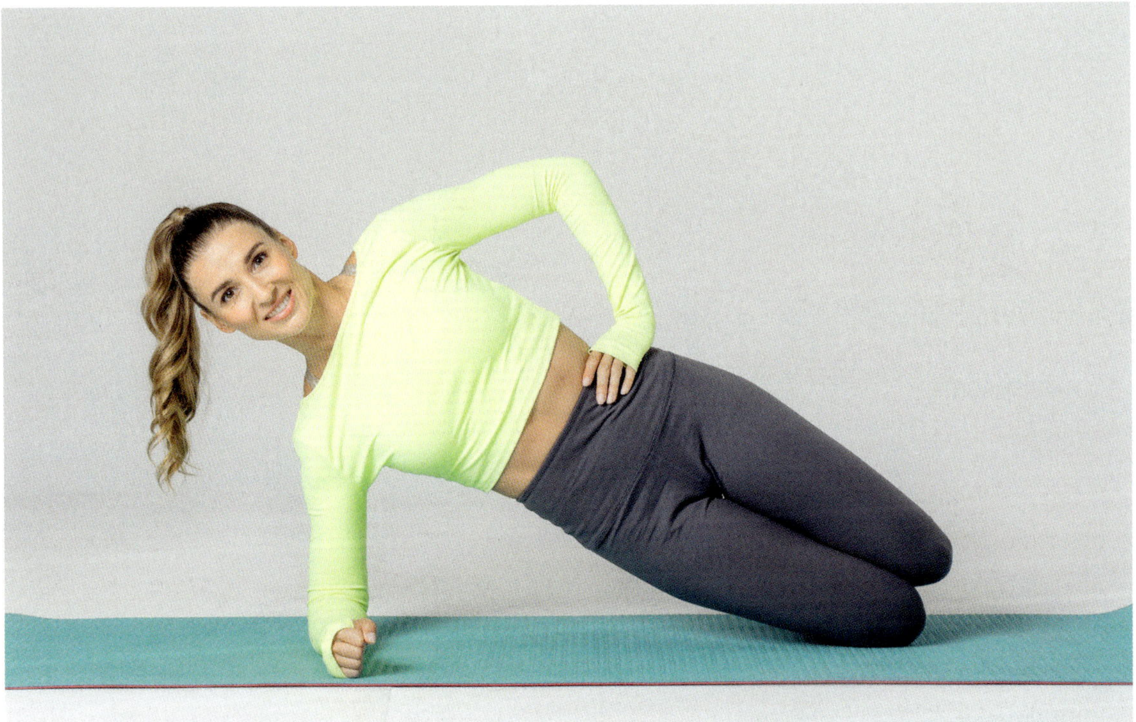

Lege dich in Seitlage auf den Boden und winkle die Unterschenkel an. Stütze dich auf den unteren Ellenbogen und das Knie. Hebe dein Becken vom Boden ab und setze die freie obere Hand auf der Hüfte ab. Halte deine Körperspannung, sodass du von Kopf bis Fuß eine gerade Linie bildest. Halte die Position, so lange du kannst. Wechsle anschließend die Seiten.

Heel Touch

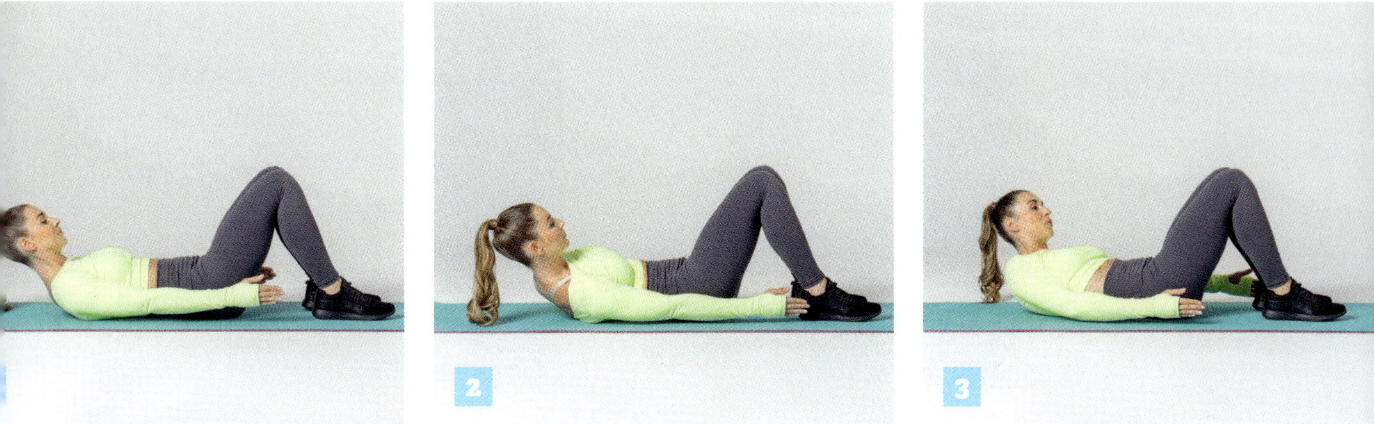

1. Lege dich auf den Rücken und winkle die Beine ein wenig an. Die Arme befinden sich gestreckt an den Seiten deines Körpers. Hebe Kopf und Schultern etwas vom Boden ab.
2. Bewege deinen Rumpf nach rechts, bis du mit der rechten Hand die rechte Ferse berührst.
3. Kehre anschließend in die Ausgangsposition zurück und bewege den Rumpf nach links, um mit der linken Hand die linke Ferse zu berühren. Führe die wechselseitige Bewegung langsam, aber flüssig aus und lege Kopf und Schultern erst wieder ab, wenn du alle Wiederholungen geschafft hast.

Plank Hip Rotation

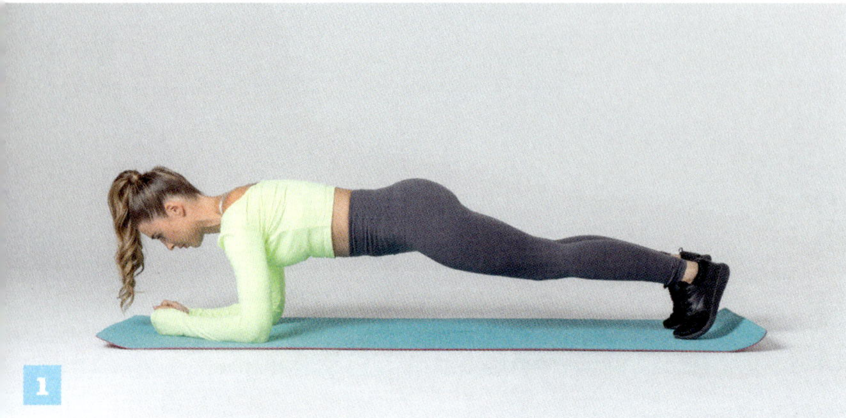

1

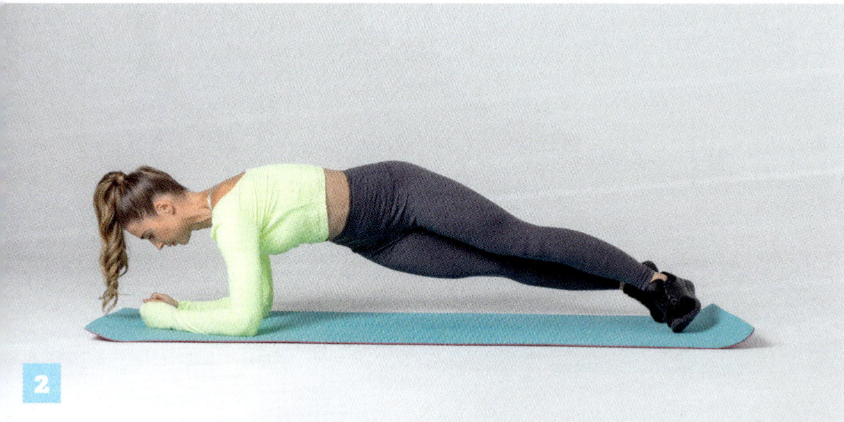

2

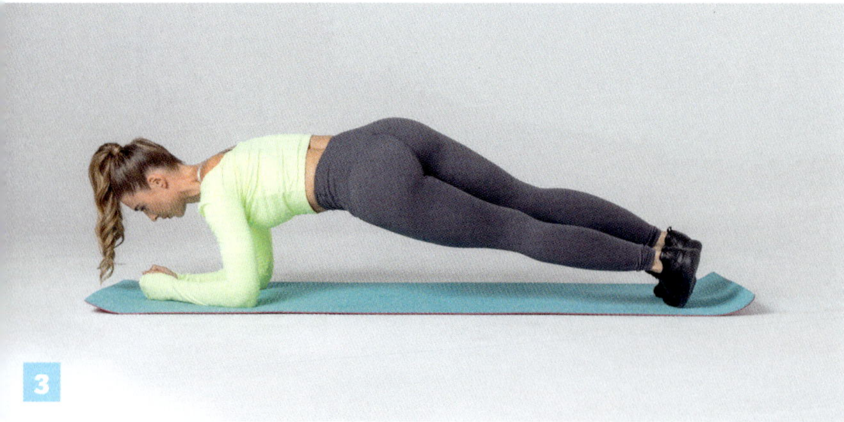

3

1. Begib dich in die Plank-Position, stütze dich also auf beide Unterarme und die Fußballen, spanne die Bauchmuskeln an und strecke die Beine. Dein Körper bildet von Kopf bis Fuß eine gerade Linie, ohne dass die Hüfte durchhängt oder nach oben geschoben ist.
2. Drehe deine Hüfte nun so weit wie möglich nach links auf.
3. Kehre zurück zur Ausgangsposition und rotiere sie so weit wie möglich nach rechts. Führe die Bewegung langsam, aber flüssig aus.

Iron Cross mit angewinkelten Beinen

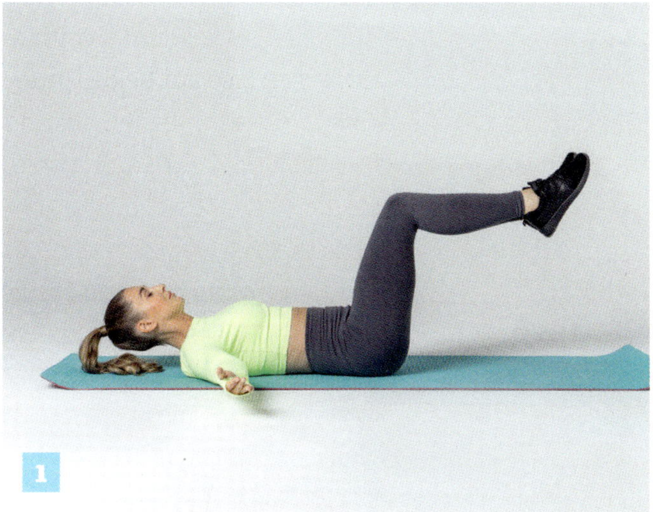

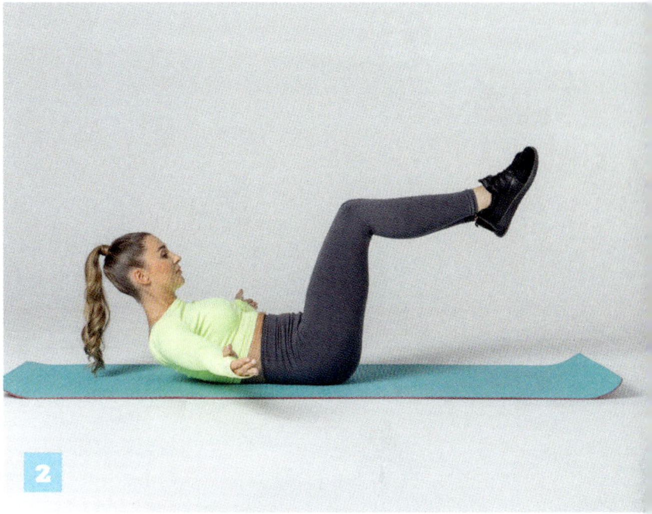

1. Lege dich auf den Rücken, löse die Füße vom Boden und beuge die Hüfte und die Knie jeweils etwa im 90-Grad-Winkel. Strecke die Arme auf Schulterhöhe zur Seite und hebe den Kopf leicht vom Boden ab.
2. Hebe nun auch deinen Rumpf und die Arme komplett vom Boden ab. Spanne die Bauchmuskeln an, um die Position, so lange du kannst, zu halten.

Russian Twist mit Zusatzgewicht

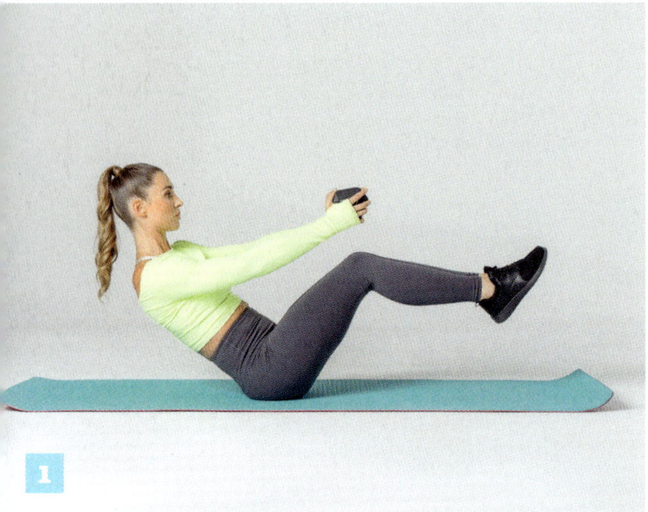

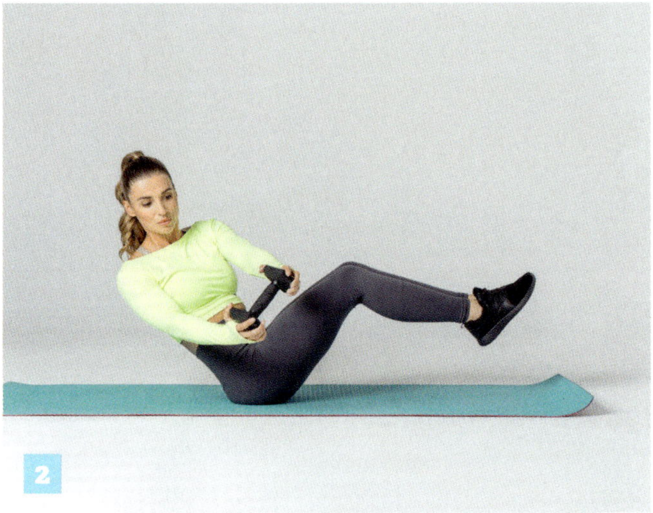

1. Setze dich mit angewinkelten Beinen auf den Boden und stelle die Fersen auf. Greife mit beiden Händen eine 4 bis 5 Kilo schwere Kurzhantel, lehne den aufgerichteten Oberkörper zurück und strecke die Arme vor deiner Brust aus. Die Ellenbogen sind nur minimal gebeugt. Löse nun die Fersen vom Boden und hebe die Beine etwas an.
2. Drehe den Oberkörper so weit wie möglich nach rechts und danach so weit wie möglich nach links. Die Arme bleiben dabei gestreckt. Führe die Drehungen langsam, kontrolliert und flüssig aus.

Variante: Um die Übung etwas einfacher zu gestalten, kannst du die Arme anwinkeln.

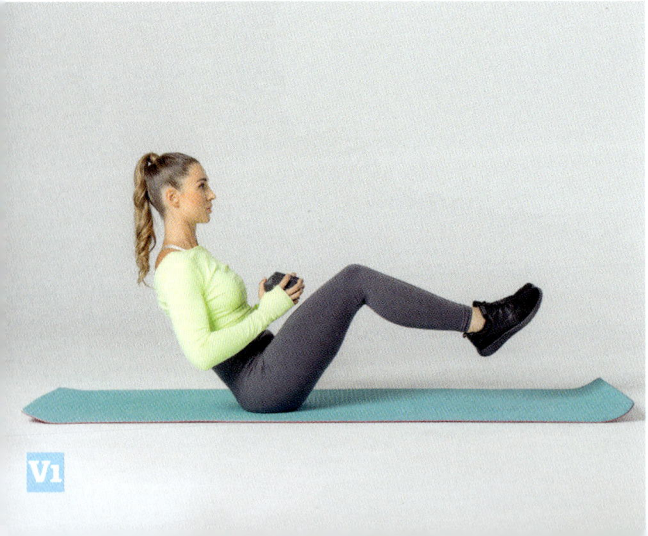

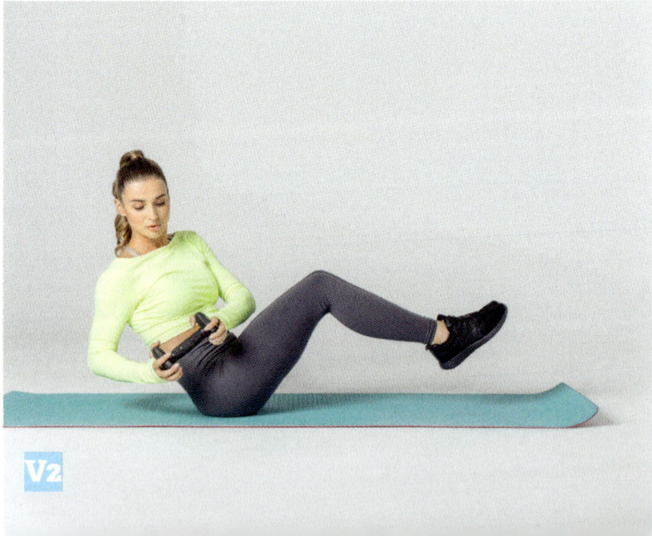

Side Plank Rotation

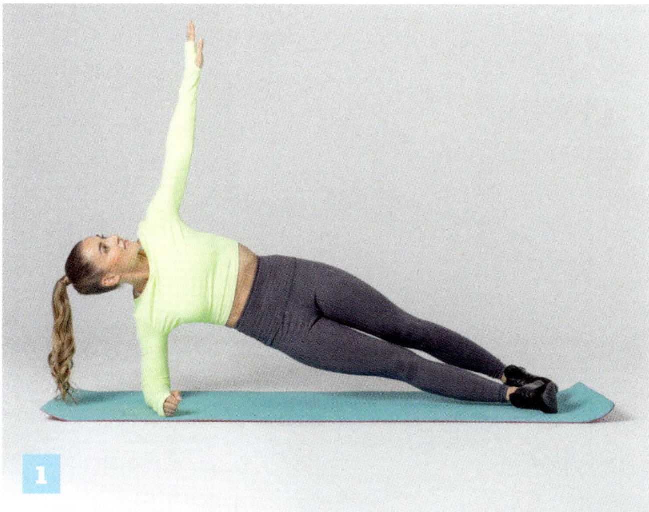

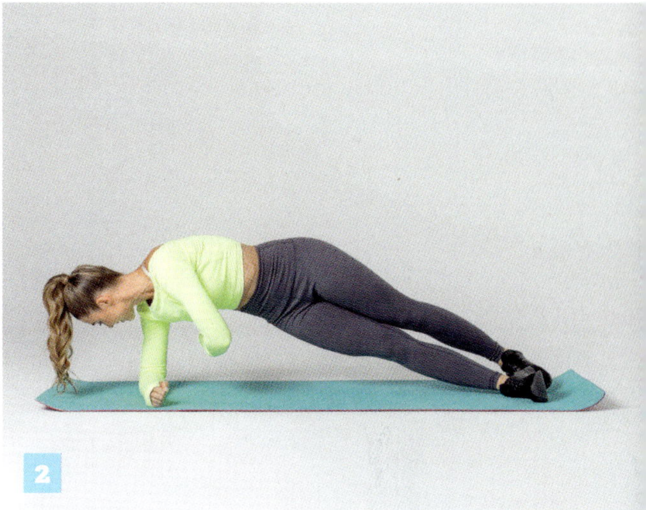

1. Begib dich in die Side-Plank-Position, indem du dich aus der Seitlage heraus auf einen Unterarm und die voreinander aufgestellte Fußaußen- beziehungsweise Fußinnenkante stützt. Den freien Arm streckst du gerade nach oben. Halte deine Körperspannung, damit deine Hüfte nicht durchhängt und dein Körper von Kopf bis Fuß eine gerade Linie bildet.
2. Bewege deinen freien Arm in einer Halbkreisbewegung über vorn nach unten und führe die Hand so weit wie möglich unter deinem Körper hindurch. Drehe dabei Oberkörper und Hüfte ein. Kehre anschließend wieder in die Ausgangsposition zurück. Wenn du alle Wiederholungen geschafft hast, führe die Übung auf der anderen Seite aus.

KATJAS LIEBLINGSÜBUNG

»Die Rotation in der Side Plank spüre ich richtig gut in den Seiten. Um die Übung intensiver zu gestalten, verwende ich dabei eine Kurzhantel.«

Spider Plank

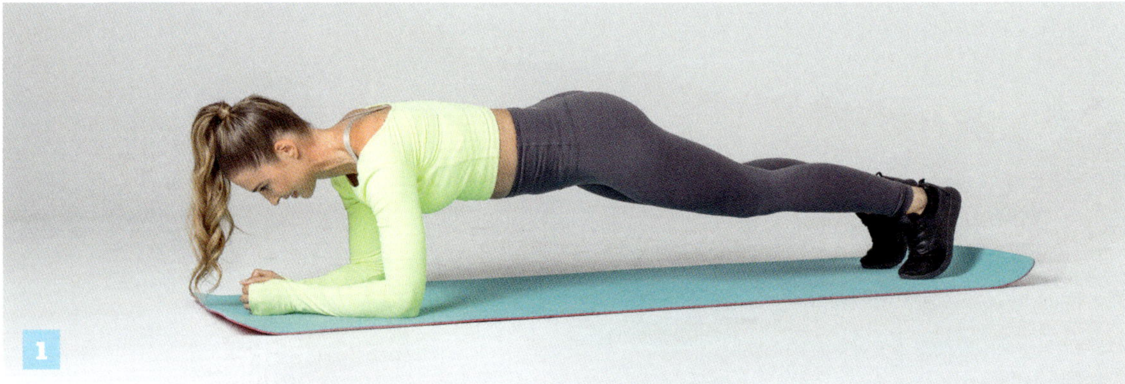

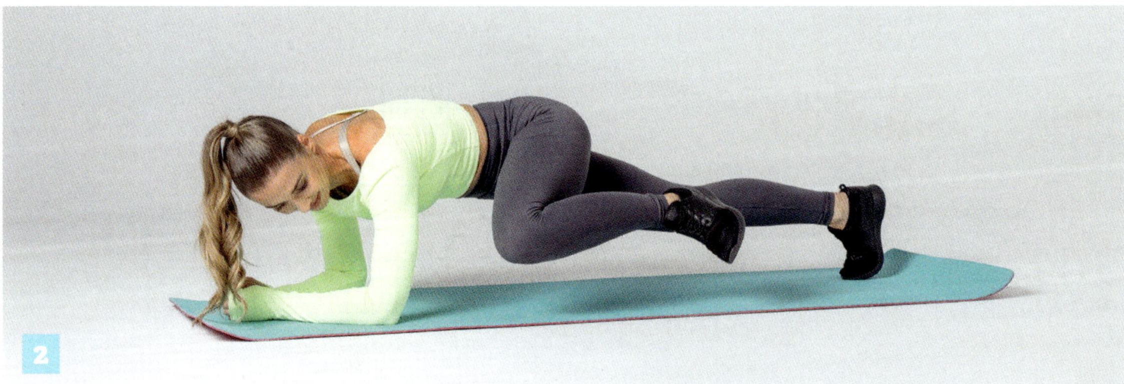

Diese Übung erinnert an den Plank Crunch für die geraden Bauchmuskeln (Seite 76), spricht aber stärker die schrägen Bauchmuskeln an.

1. Begib dich in die Plank-Position, indem du dich aus der Bauchlage heraus auf deine Unterarme und die Fußballen stützt und den Körper anspannst, damit er von Kopf bis Fuß eine gerade Linie bildet und die Hüfte nicht durchhängt.
2. Ziehe das linke Knie so weit wie möglich in einem weiten, seitlichen Bogen nach vorn in Richtung deines linken Oberarms. Führe es anschließend wieder zurück und setze es ab. Wiederhole das Ganze mit dem rechten Bein und mache so im Wechsel weiter.

Iron Cross mit gestreckten Beinen

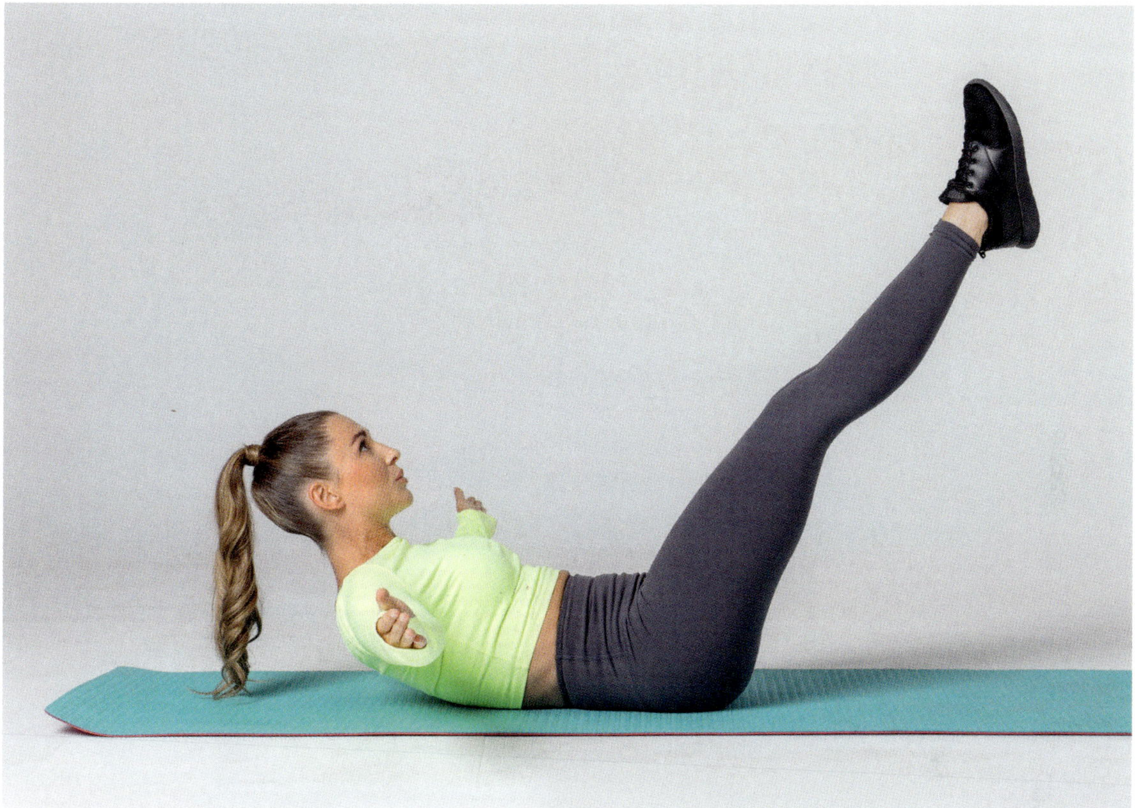

Dies ist die intensivere Variante der regulären Iron-Cross-Übung mit angewinkelten Beinen (Seite 95). Durch das Strecken der Beine ist deine Bauchmuskulatur ständig angespannt und wird deshalb stärker gefordert.

Lege dich auf den Rücken, deine Beine sind mit einer minimalen Beugung in den Knien gestreckt. Hebe die Beine, den Kopf und den Oberkörper vom Boden ab und strecke die Arme auf Schulterhöhe zu den Seiten aus, sodass nur noch dein Po und dein unterer Rücken auf dem Boden aufliegen. Halte die Position, so lange du kannst.

Kick-through

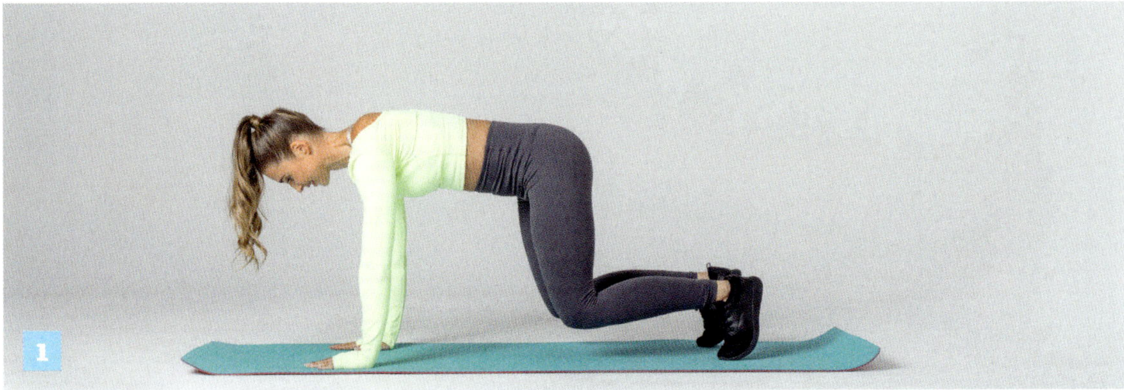

1

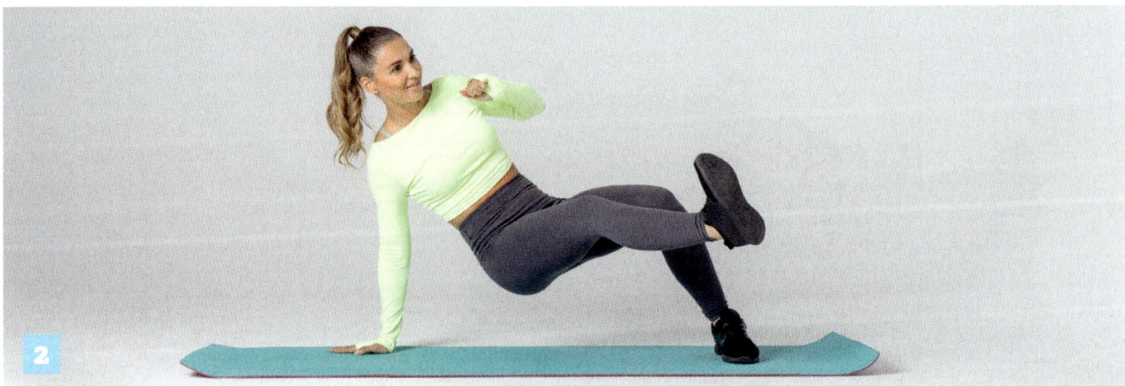

2

Der Kick-through ist quasi eine Erweiterung der Stepping Plank (Seite 83) und beansprucht vor allem die seitliche Bauchmuskulatur.

1. Beginne in der Vierfüßlerposition. Deine Hände sind unter den Schultern auf dem Boden aufgestützt, die Knie stehen unter den Hüften. Der Blick ist nach unten gerichtet. Baue Körperspannung auf und hebe die Knie leicht vom Boden ab.
2. Löse nun den linken Arm vom Boden und drehe den Körper nach links auf. Führe gleichzeitig das rechte Bein unter dem Körper hindurch und strecke es nach links. Den Boden darf es dabei nicht berühren. Halte die Position kurz und komme dann in die Ausgangsposition zurück. Wiederhole die Bewegung zur anderen Seite und mache so im Wechsel weiter.

ÜBUNGEN FÜR DEN UNTEREN RÜCKEN

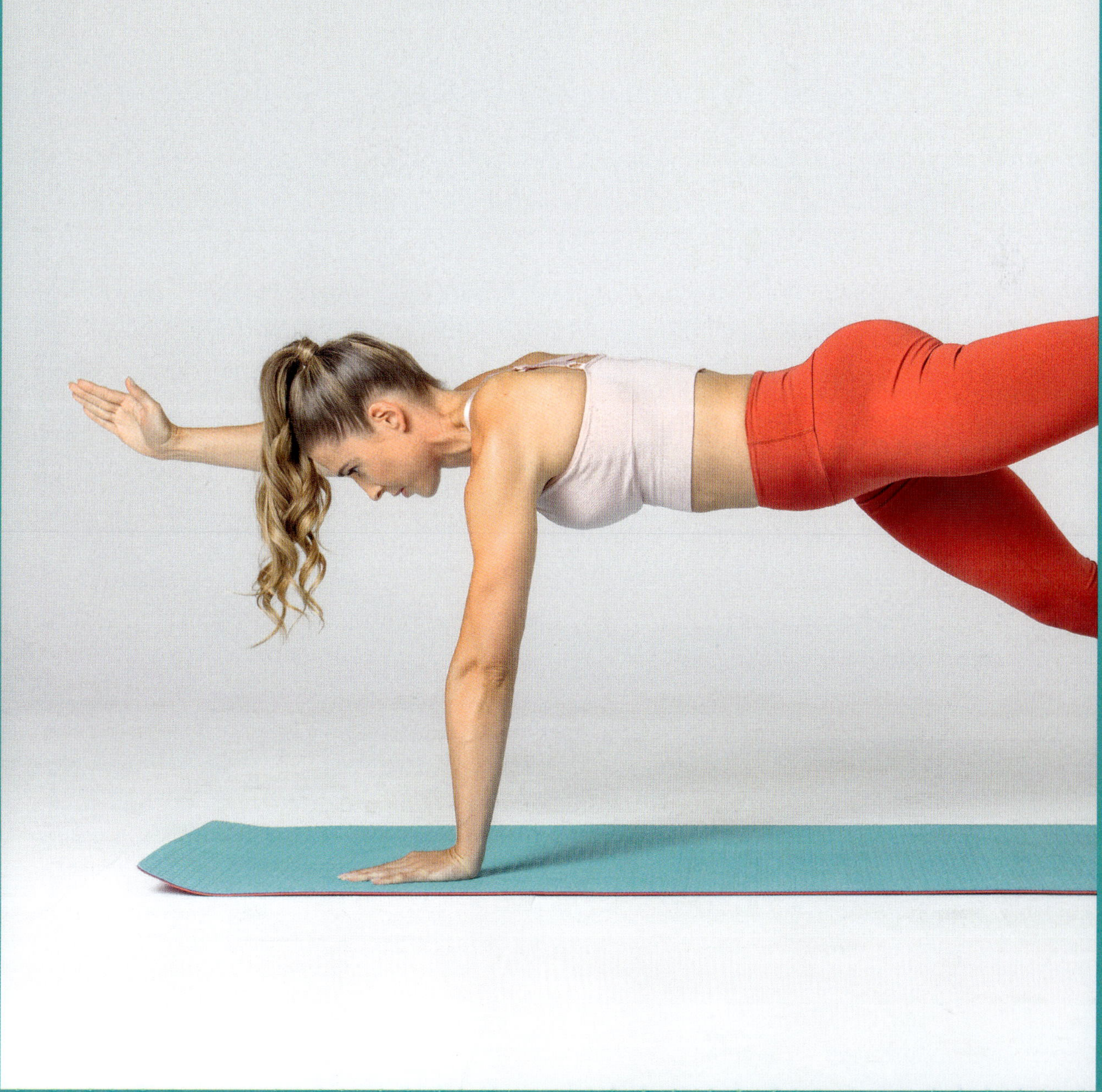

Plank

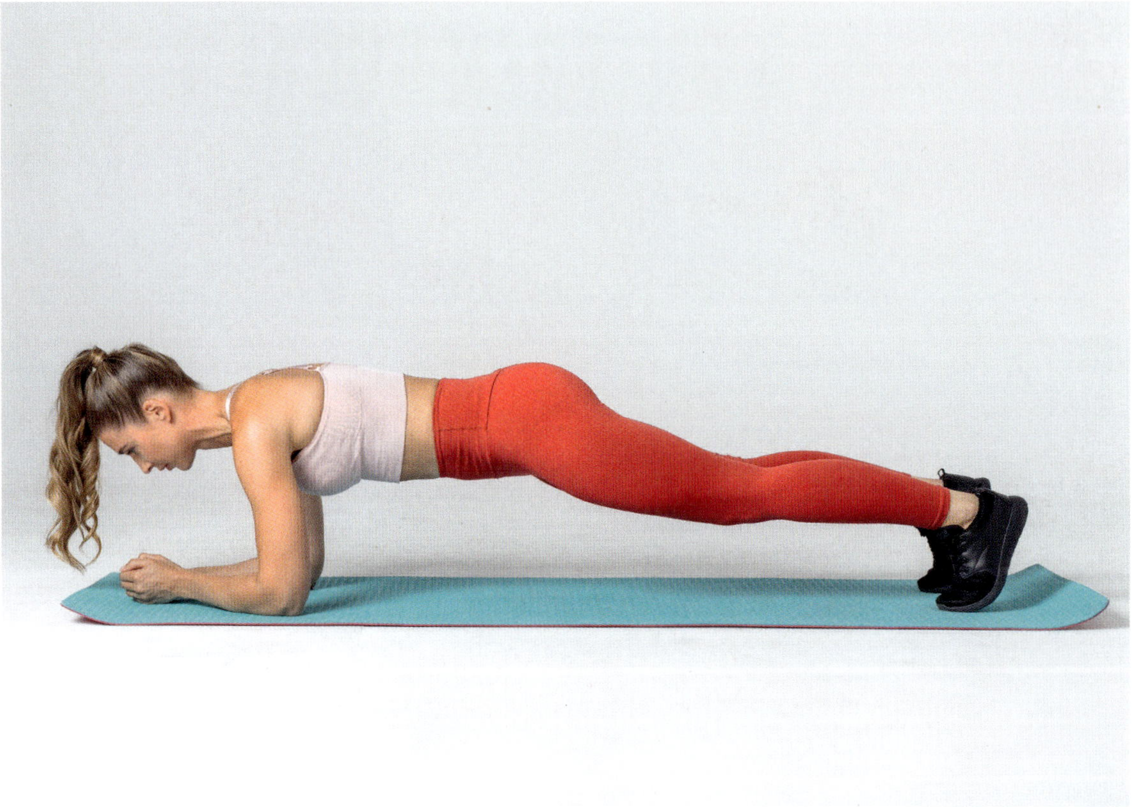

Genau genommen trainierst du mit Planks Bauch und Rücken zusammen. Die Übung ist simpel, aber anstrengend. Du bewegst dich dabei nicht, sondern hältst »nur« statisch einen Unterarmstütz. Das Tolle daran ist: Planks werden schwerer, je länger du sie hältst. Sie eignen sich daher für Einsteigerinnen und Fortgeschrittene gleichermaßen.

Stütze dich aus der Bauchlage heraus auf deine Unterarme und deine Fußballen und spanne die Muskulatur im gesamten Körper an. Lasse deine Hüfte nicht durchhängen und strecke deinen Po nicht nach oben.

Abwechselnder Superman

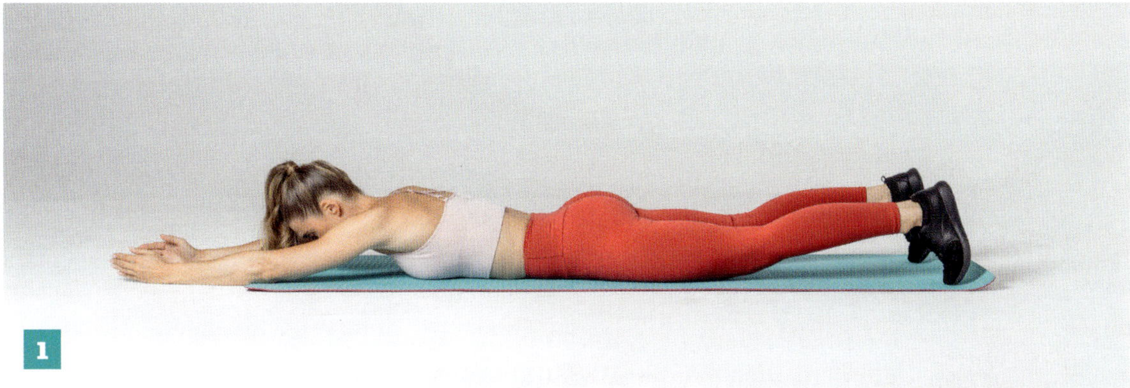

1

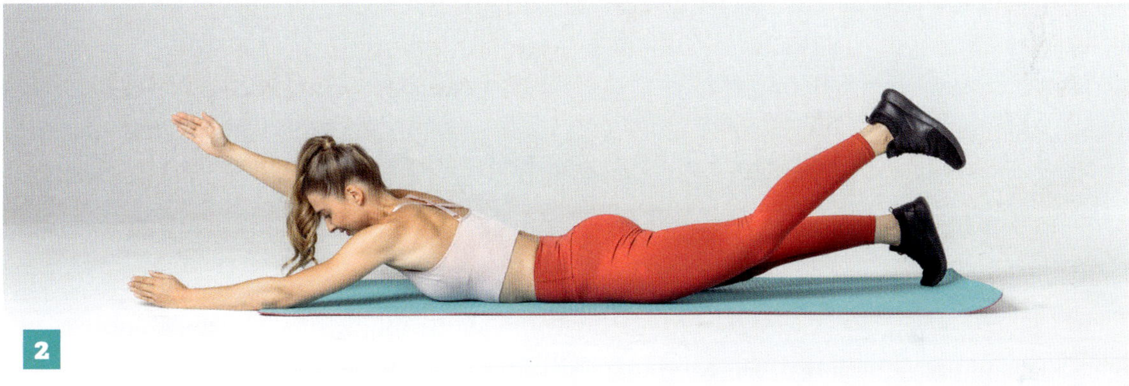

2

1. Lege dich auf den Bauch und strecke die Arme über Kopf aus. Dein Blick ist nach unten gerichtet, Hände und Füße liegen auf dem Boden, die Zehen sind aufgestellt.
2. Hebe gleichzeitig den gestreckten rechten Arm und das gestreckte linke Bein so weit wie möglich an und lasse sie anschließend wieder sinken. Hebe dann den linken Arm und das rechte Bein an und mache so im Wechsel weiter.

Pointer auf den Knien

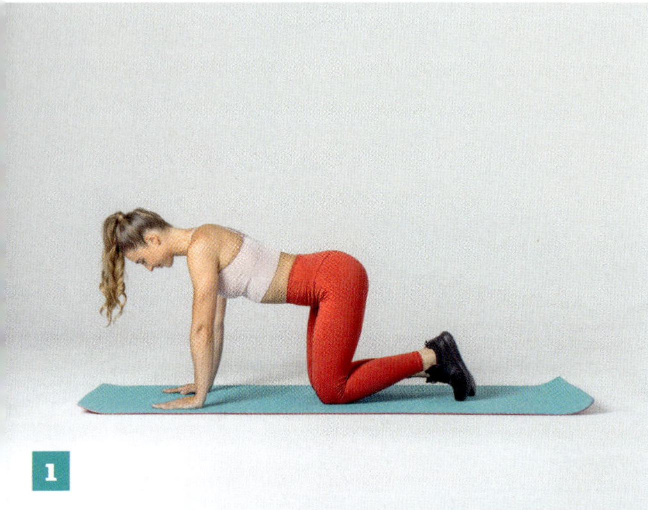

1

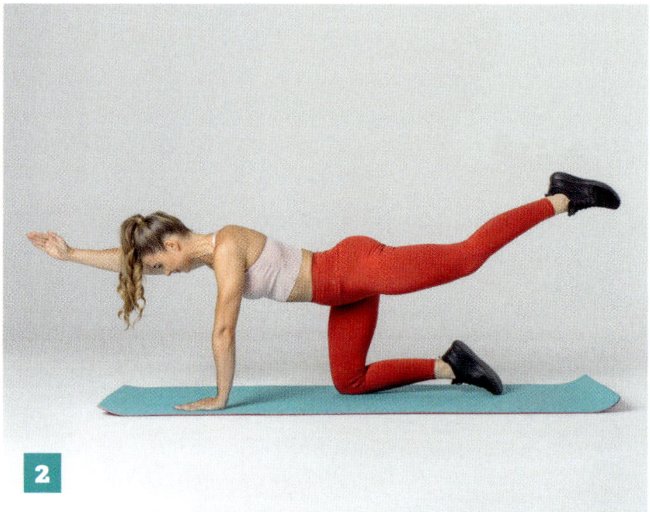

2

1. Knie dich im Vierfüßlerstand auf den Boden und stütze dich auf beide Hände und deine Knie. Dein Blick ist nach unten gerichtet. Achte darauf, dass dein Rücken gerade ist und du weder ein Hohlkreuz noch einen Rundrücken einnimmst.
2. Hebe den rechten Arm gestreckt bis auf Kopfhöhe an und strecke gleichzeitig das rechte Bein so hoch wie möglich nach hinten und oben. Halte die Position kurz und kehre in die Ausgangshaltung zurück. Wiederhole das Ganze mit dem linken Arm und dem rechten Bein.

KATJAS LIEBLINGSÜBUNG

»Pointer sind einfach auszuführen und effektiv. Gleichzeitig trainierst du damit dein Gleichgewicht.«

Plank mit Leg Lift

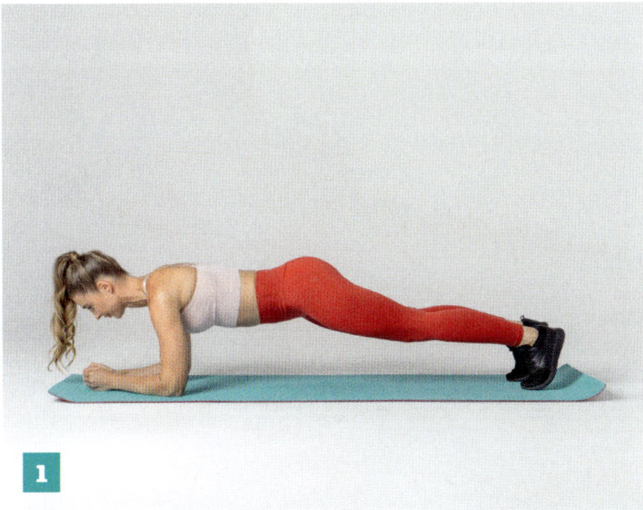

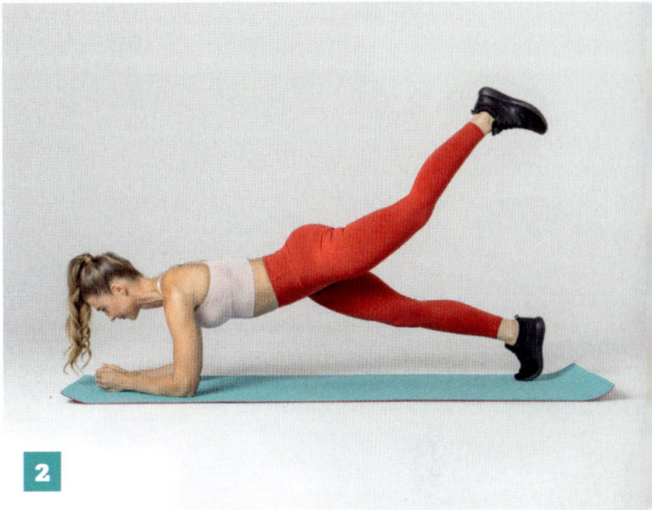

1. Begib dich in die Plank-Position, indem du dich in Bauchlage auf deine Unterarme und Fußballen stützt und deinen Körper anspannst, sodass deine Hüfte nicht durchhängt.
2. Spanne die Gesäßmuskulatur an und hebe ein Bein gestreckt so weit wie möglich nach oben. Halte die Endposition kurz und setze das Bein langsam wieder ab. Hebe anschließend das andere Bein und mache so im Wechsel weiter.

Superman

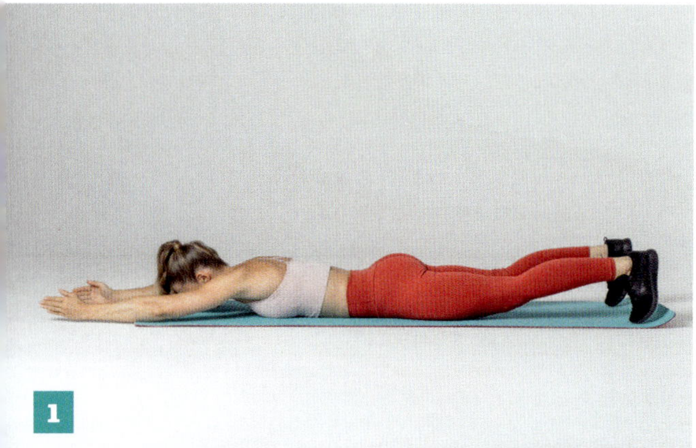

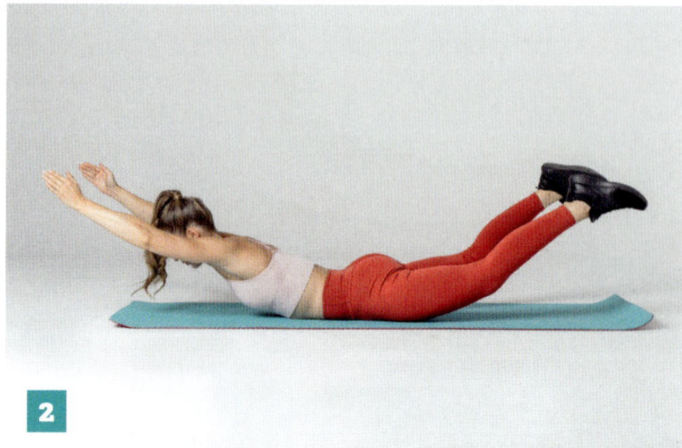

1. Lege dich auf den Bauch und strecke die Arme über Kopf aus. Dein Blick ist nach unten gerichtet, Hände und Füße liegen auf dem Boden, die Zehen sind aufgestellt und die Handflächen zeigen zueinander.
2. Spanne die Gesäßmuskulatur an und hebe gleichzeitig beide Arme und Beine gestreckt so weit wie möglich vom Boden ab. Lasse Arme und Beine wieder sinken, ohne sie abzulegen, und gehe nahtlos zur nächsten Wiederholung über. Führe die Übung ohne Schwung aus, sonst drohen Rückenverletzungen!

Glute Bridge

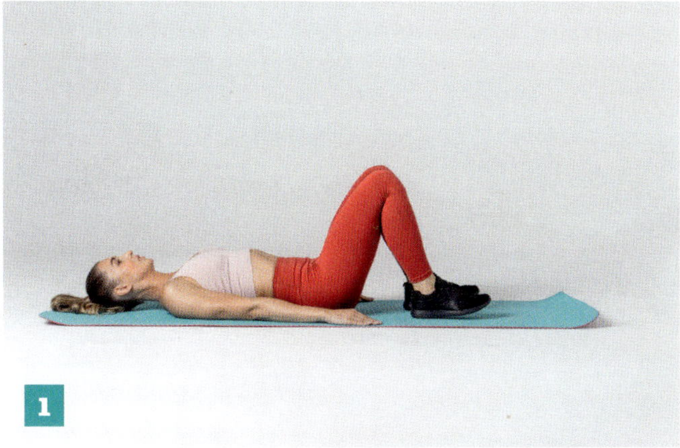

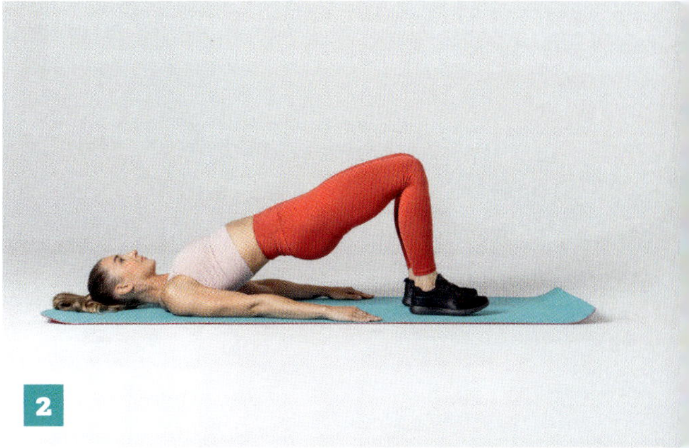

1. Lege dich auf den Rücken, winkle die Beine an und stelle die Füße flach auf dem Boden auf. Deine Arme liegen an den Seiten deines Körpers auf dem Boden, dein Blick ist nach oben gerichtet.
2. Spanne deine Gesäßmuskeln an und schiebe die Hüfte so weit es geht nach oben. Halte die Position kurz und kehre anschließend in die Ausgangsposition zurück. Lege den Po nicht ab, sondern schließe direkt die nächste Wiederholung an.

Variante: Um die Übung intensiver zu gestalten, kannst du die Arme nach oben strecken oder als Zusatzgewicht eine Kurzhantel auf deiner Hüfte platzieren.

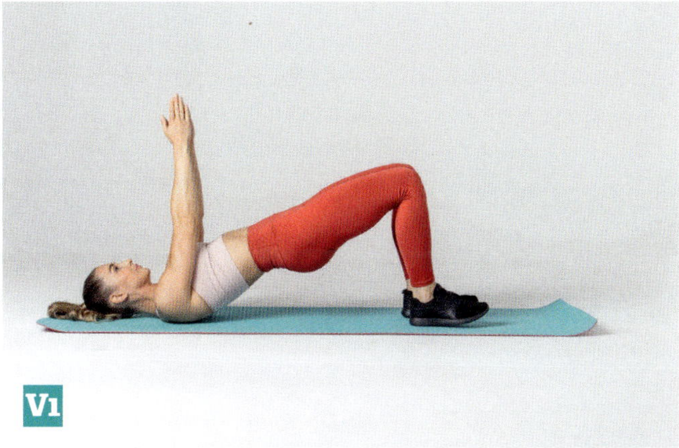

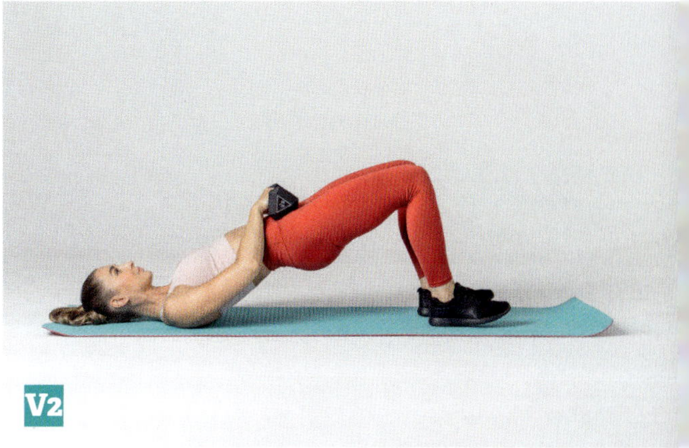

Reverse Snow Angel

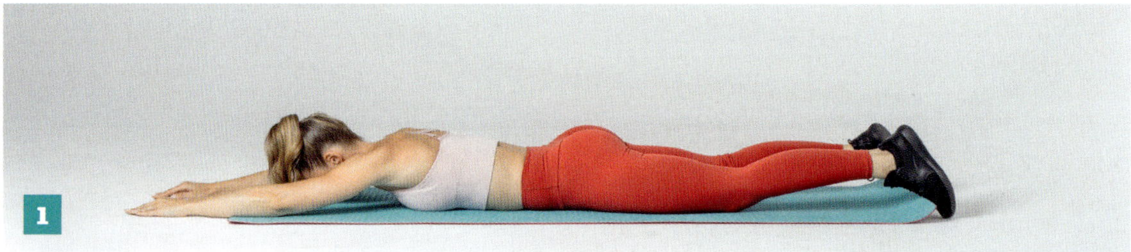

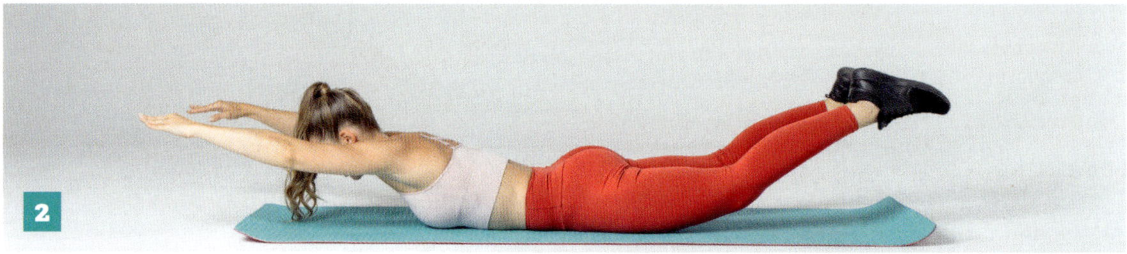

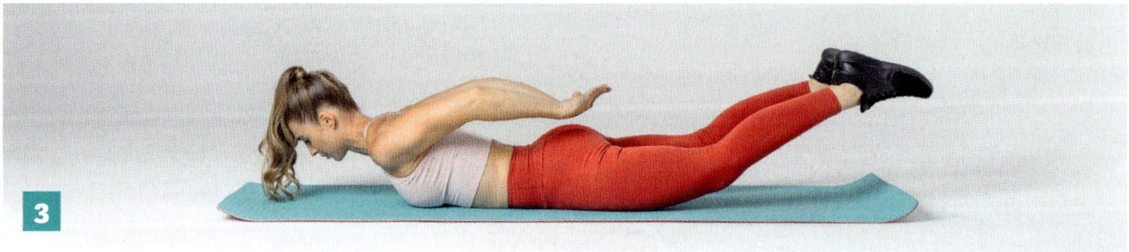

Dies ist quasi eine Steigerungsform der Übung Superman (Seite 106).

1. Lege dich auf den Bauch und strecke die Arme über Kopf aus. Dein Blick ist nach unten gerichtet, Hände und Füße liegen auf dem Boden. Die Füße sind aufgestellt und die Handflächen zeigen Richtung Boden.
2. Hebe Arme und Beine gleichzeitig an und bewege die Arme in einem weiten Bogen zur Seite.
3. Führe die Arme weiter bis nach hinten. Anschließend bewegst du die Arme wieder zurück zur Ausgangsposition und legst sie ab, bevor du mit der nächsten Wiederholung beginnst.

Tipp: Um die Übung anspruchsvoller zu gestalten, bewege gleichzeitig die Beine in einer halbkreisförmigen Bewegung mit.

Pointer im Liegestütz

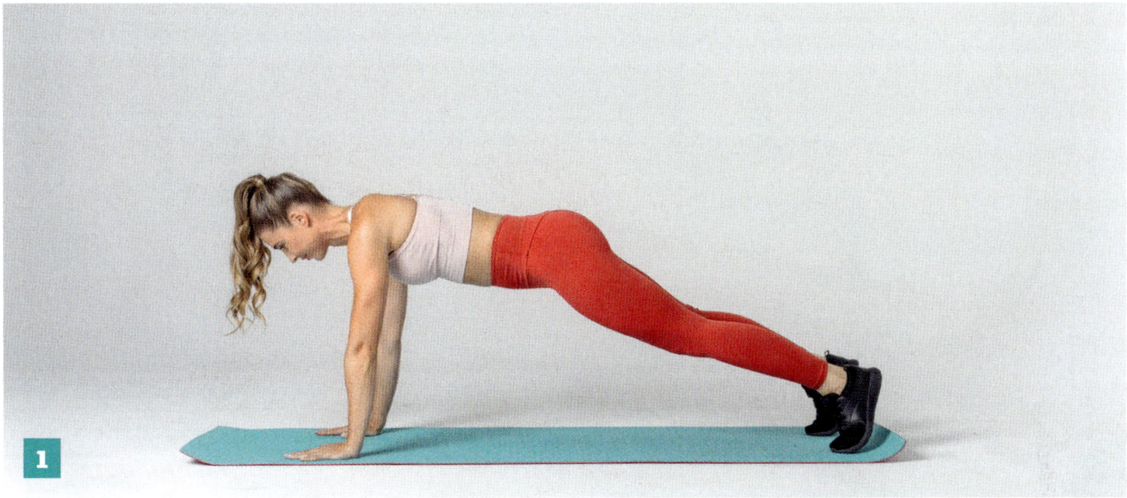

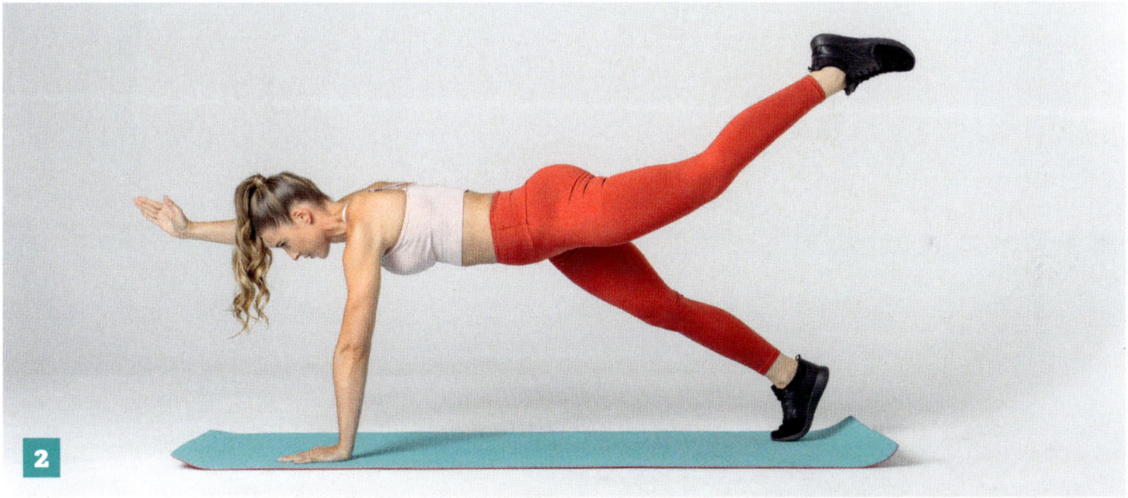

1. Begib dich in den Liegestütz, die Arme sind durchgestreckt, der Körper gerade und der Blick nach unten gerichtet.
2. Hebe den rechten Arm bis auf Kopfhöhe an und strecke gleichzeitig das linke Bein so hoch wie möglich nach hinten. Halte die Position kurz und lasse Arm und Bein wieder absinken. Hebe anschließend den linken Arm und das rechte Bein und mache so im Wechsel weiter.

Swimmer

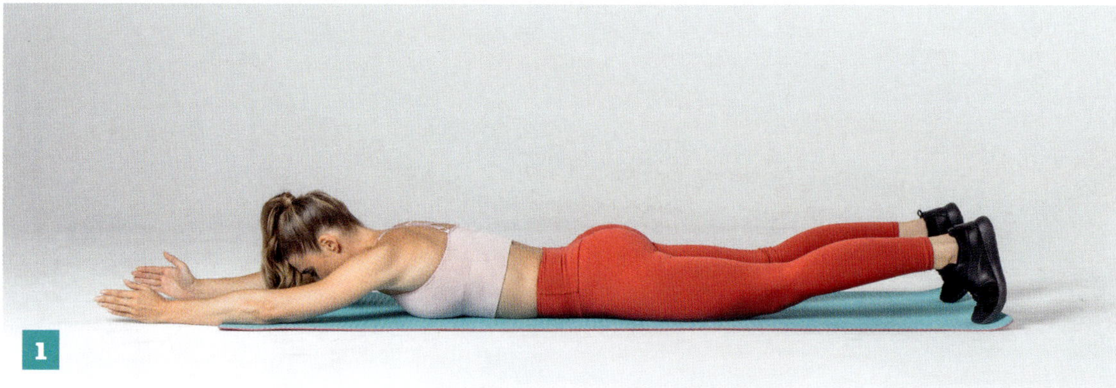

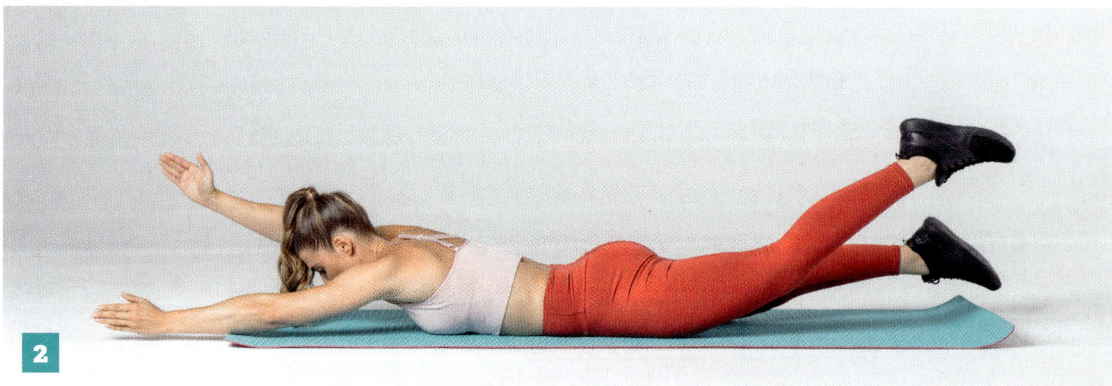

1. Lege dich flach auf den Bauch und strecke die Arme über Kopf aus. Dein Blick ist nach unten gerichtet, Hände und Füße liegen auf dem Boden, die Zehen sind aufgestellt.
2. Löse die gestreckten Arme und Beine etwas vom Boden. Hebe nun gleichzeitig den gestreckten rechten Arm und das gestreckte linke Bein noch weiter an und lasse sie anschließend wieder absinken. Hebe während des Absenkens gleichzeitig den linken Arm und das rechte Bein an und mache so im Wechsel weiter. Lege Hände und Füße nicht ab und führe die Übung flüssig und zügig aus, so als würdest du im Wasser schwimmen.

Glute Bridge mit Stuhl

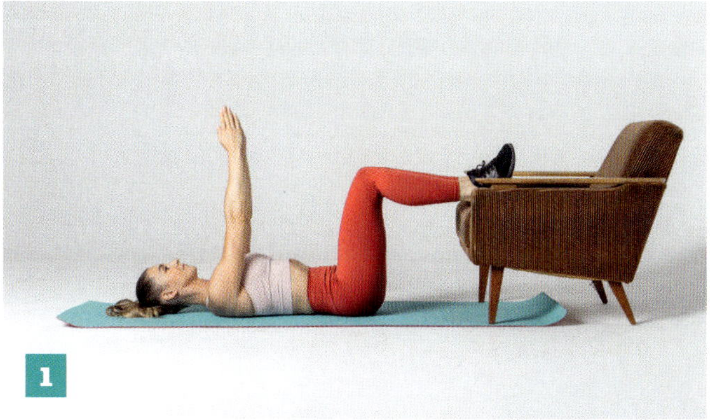

1

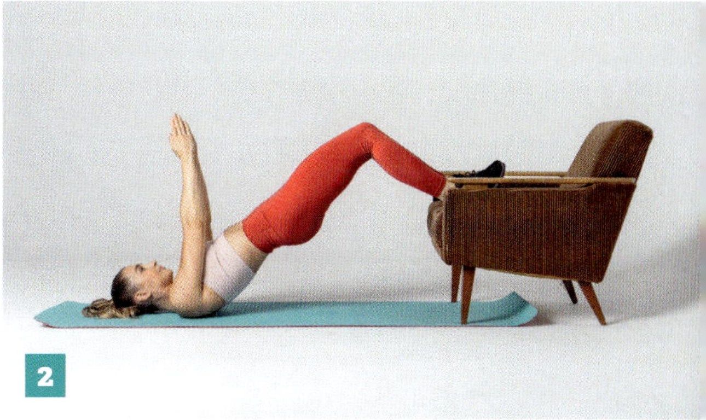

2

1. Lege dich auf den Rücken, winkle deine Hüfte und deine Knie jeweils im rechten Winkel an und lege die Füße auf einem Stuhl ab. Strecke deine Arme senkrecht nach oben aus, dein Blick geht Richtung Hände.
2. Spanne die Gesäßmuskeln an und schiebe deine Hüfte so weit es geht nach oben. Halte die Position kurz und kehre anschließend in die Ausgangsposition zurück. Lege den Po aber erst wieder ab, wenn du alle Wiederholungen geschafft hast.

Variante: Um noch einen draufzusetzen, kannst du die Übung auch einbeinig ausführen. Strecke das freie Bein dazu nach oben. Führe erst die Wiederholung auf einer Seite aus, danach ist das andere Bein an der Reihe.

»Durch die erhöhte Position der Füße wird der Bewegungsumfang größer und die Übung deutlich intensiver als normale Glute Bridges.«

KATJAS LIEBLINGSÜBUNG

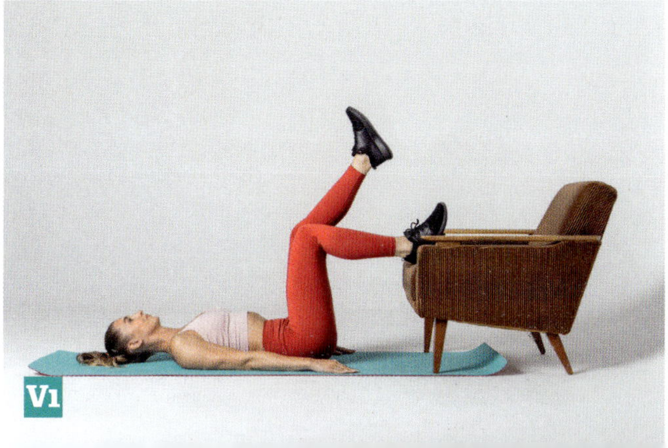

V1

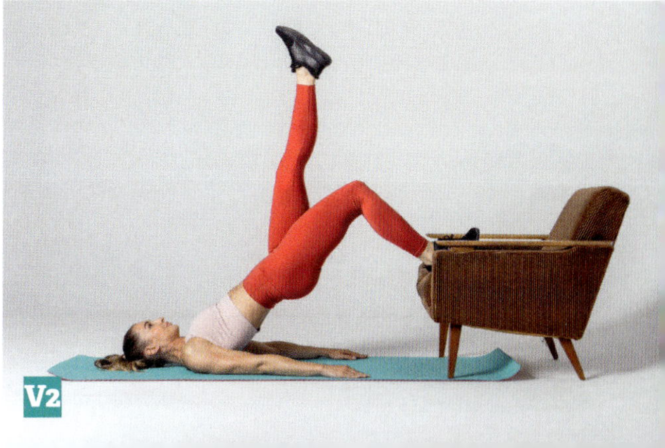

V2

HIIT-GANZKÖRPERÜBUNGEN

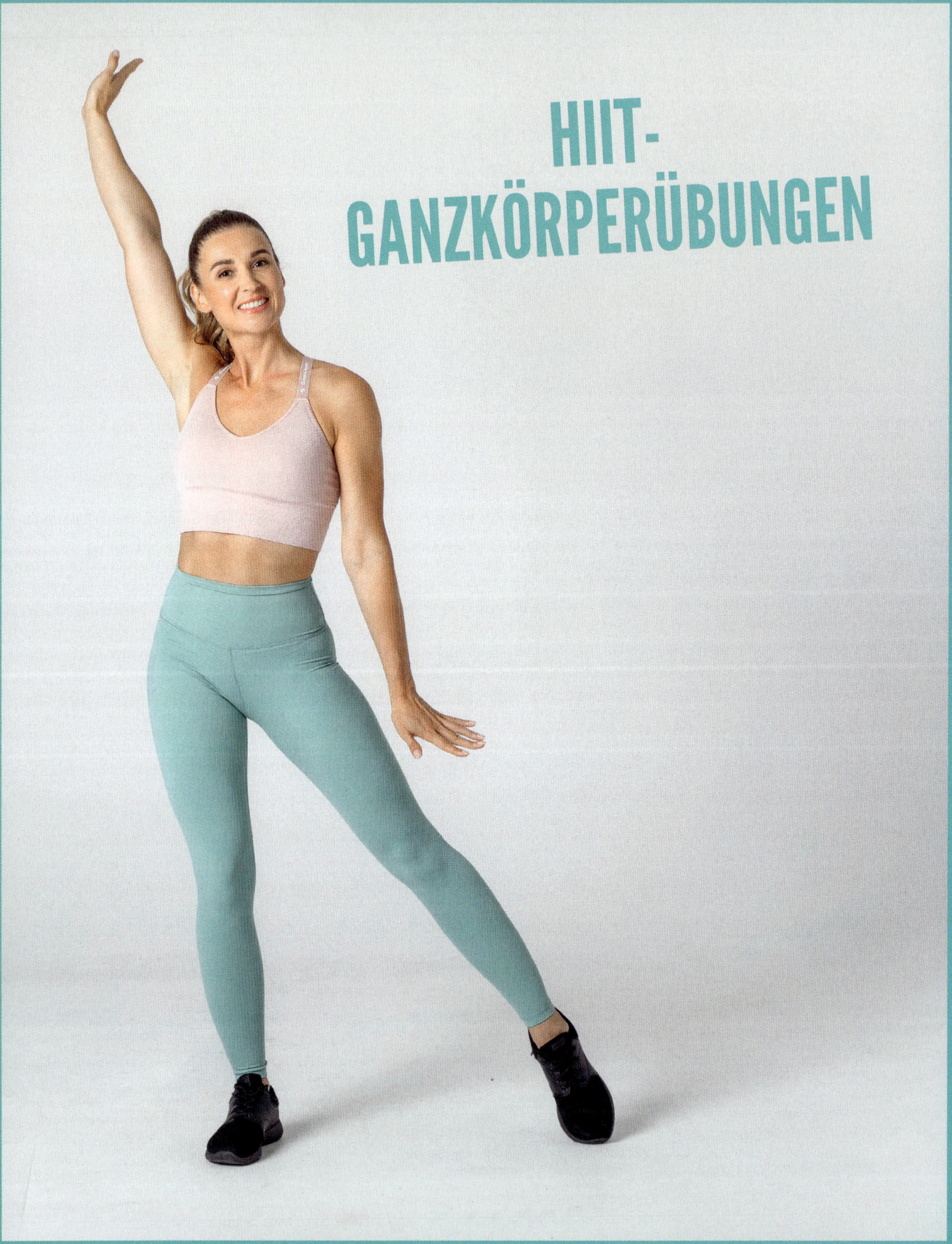

In diesem Buch stehen deine Bauchmuskeln im Fokus, allerdings ist es ratsam, nicht nur den Bauch allein, sondern auch all die anderen Muskelgruppen zu trainieren. Ein gesunder und fitter Körper basiert auf einem ausgewogenen Training, daher solltest du auch einige **Ganzkörperübungen** in deine Workouts einbauen. Dabei bleibe ich der Philosophie dieses Buchs treu und setze auf simple und vor allem schnelle Workouts, die du zu Hause und weitgehend ohne besonderes Equipment ausführen kannst. Damit schlägst du gleich zwei Fliegen mit einer Klappe, indem du Ganzkörperübungen mit **Fettverbrennungstraining** paarst im sogenannten HIIT.

So viel vorweg: Angenehm wird das nicht, dafür kombinierst du Muskelaufbau und Fettverbrennung, was extrem effizient ist – und ein Vorteil, wenn du beruflich und im Alltag stark eingespannt bist und nur wenig Zeit zum Trainieren hast. Ein weiterer Vorteil von HIIT: Aufgrund der hohen Intensität »schockst« du deinen Körper, der seinen **Energiebedarf** daraufhin extrem hochfährt und die Fettverbrennung mehrere Stunden lang stark ankurbelt. Dadurch verbrennst du noch überschüssiges Bauchfett, wenn du nach dem Training längst wieder auf der Couch sitzt.

Jumping Jack

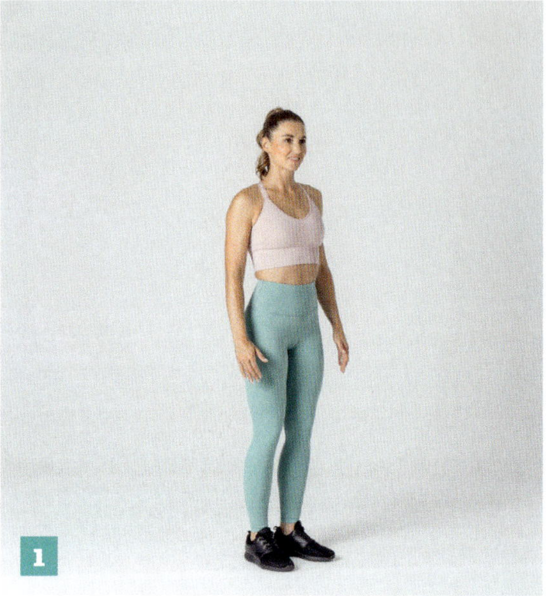

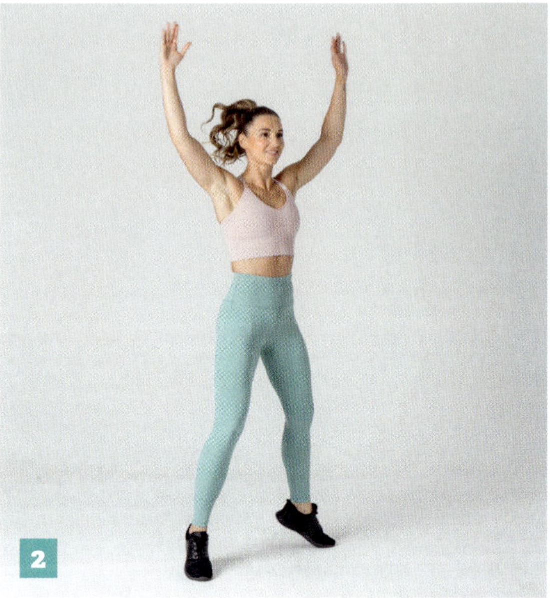

Die guten alten Hampelmänner kennst du vielleicht noch aus dem Sportunterricht (auch wenn einige vielleicht nur ungern daran zurückdenken mögen). Jumping Jacks trainieren den gesamten Körper und verbessern Ausdauer, Koordination und Kraft.

1. Stelle dich gerade hin, die Füße befinden sich in hüftbreitem Abstand zueinander und die Arme hängen locker an den Seiten herab. Springe nun in eine Grätsche, sodass du mit den Füßen in deutlich weiter als schulterbreitem Abstand landest. Führe gleichzeitig die gestreckten Arme in einer Halbkreisbewegung über die Seiten über dem Kopf zusammen.
2. Springe direkt wieder in die Ausgangsposition zurück. Springe in möglichst hohem Tempo zwischen diesen beiden Positionen hin und her, achte aber dennoch auf eine saubere Ausführung mit geradem Rücken, gestreckten Armen, einem leichten Federn in den Knien und nach vorn gerichtetem Blick.

KATJAS LIEBLINGSÜBUNG

»Ich mag Jumping Jacks, weil sie total einfach sind und mich trotzdem richtig ins Schwitzen bringen.«

High Knee

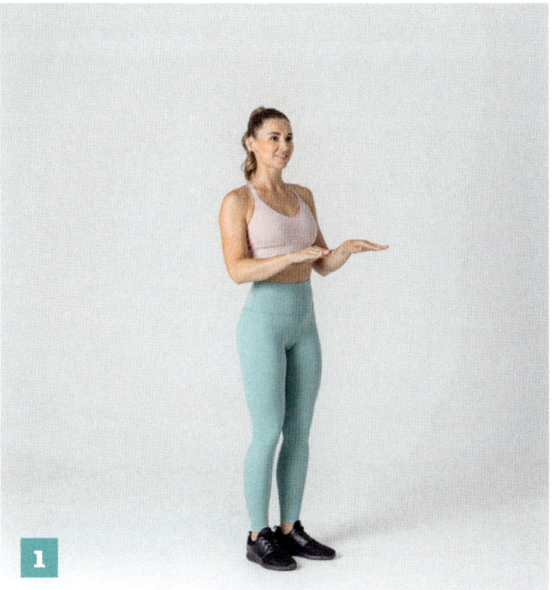

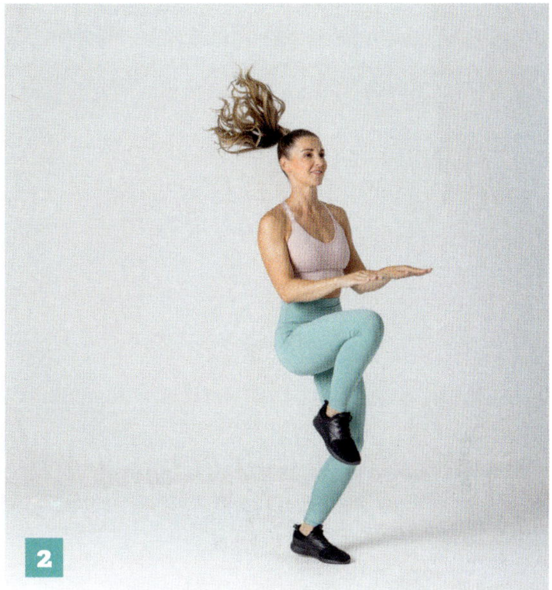

Auch den Kniehebelauf dürftest du noch aus deiner Kindheit kennen. High Knees stärken die Beine, verbessern deine Koordination, treiben den Puls hoch und kurbeln somit die Fettverbrennung an.

1. Nimm einen hüftbreiten Stand ein, der Rücken ist gerade. Halte die Oberarme eng am Körper und winkle die Ellbogen im rechten Winkel an. Die Handflächen zeigen nach unten.
2. Ziehe dein rechtes Knie so weit du kannst nach oben. Versuche, das Knie bis an deine rechte Hand zu bringen. Senke das Bein wieder in die Ausgangsposition ab und hebe gleichzeitig das linke Knie. Mache so im Wechsel weiter und führe die Übung so schnell wie möglich aus, als würdest du auf der Stelle laufen.

Step Half Burpee

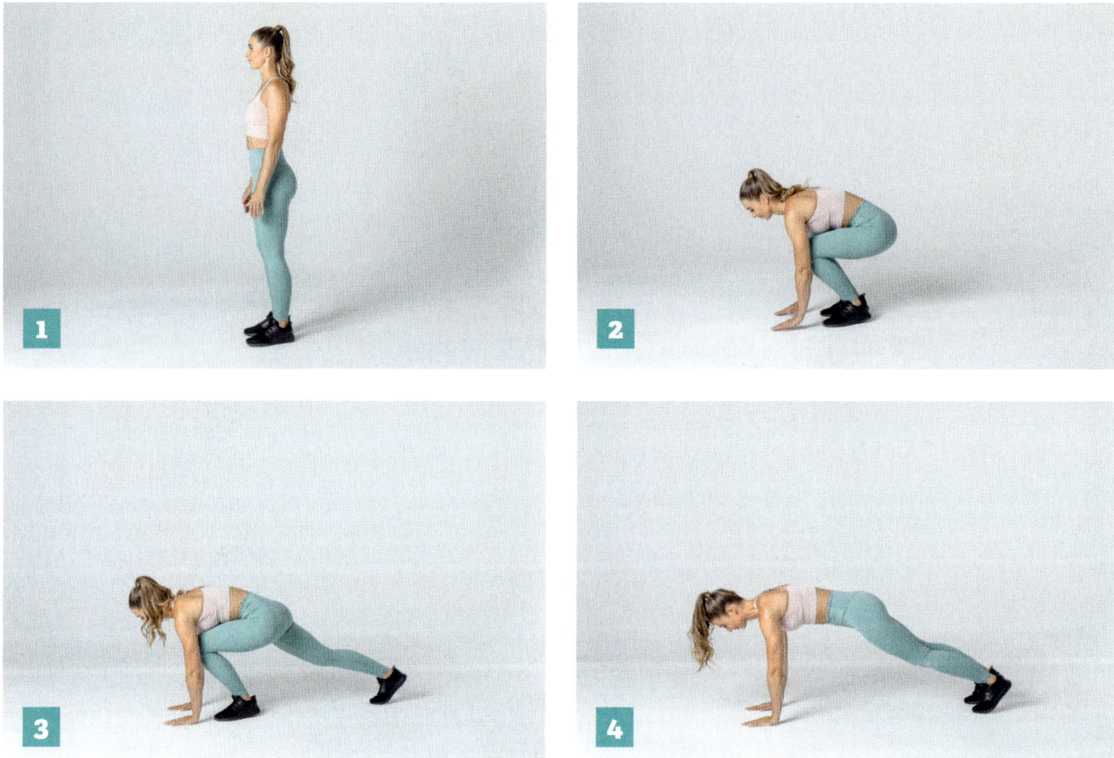

Der Burpee ist eine der beliebtesten HIIT-Übungen überhaupt, hat es aber ganz schön in sich, weshalb er im Abschnitt für Fortgeschrittene gelistet ist (Seite 120). Der Half Burpee ist etwas weniger anspruchsvoll und auch für Einsteigerinnen geeignet.

1. Nimm einen hüftbreiten, aufrechten Stand ein. Der Blick ist gerade nach vorn gerichtet.
2. Beuge die Knie, gehe in eine tiefe Kniebeuge und stütze beide Hände vor dir auf den Boden.
3. Setze nacheinander beide Füße nach hinten – erst den einen, dann den anderen.
4. In der Endposition befindest du dich im Liegestütz. Halte die Position einen Augenblick und achte auf die Körperspannung, damit deine Hüfte nicht durchhängt. Setze anschließend beide Beine nacheinander wieder nach vorn und richte dich auf, um in die Ausgangsposition zurückzukehren.

Wall Ball

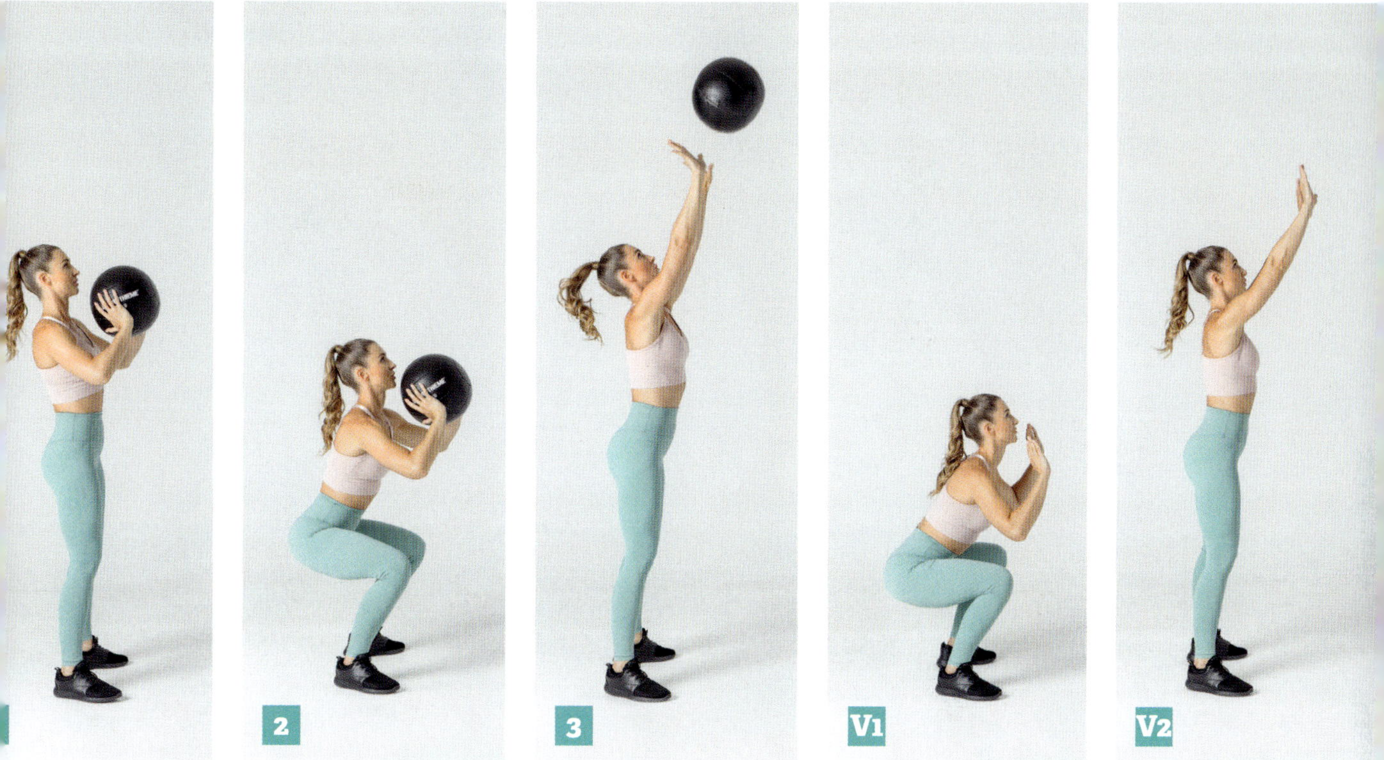

Wall Balls sind eine sehr kraftvolle und dynamische Übung, die Kniebeugen für den Unterkörper mit Presswürfen für den Oberkörper kombiniert. Sie strafft Beine und Po und kräftigt Schultern und Arme. Du benötigst dafür einen Medizinball.

1. Nimm einen schulterbreiten, aufrechten Stand ein und halte einen Medizinball in beiden Händen vor deiner Brust oder deinem Kinn.
2. Beuge die Knie, schiebe die Hüfte nach hinten und senke deinen Po so tief wie möglich ab.
3. Drücke dich explosiv wieder in den aufrechten Stand zurück und stoße den Medizinball dabei kraftvoll schräg nach oben gegen die Wand. Fange den zurückprallenden Ball wieder auf und gehe nahtlos zur nächsten Wiederholung über.

Variante: Wenn du keinen Medizinball hast, kannst du die Übung auch ohne Ball ausführen.

Squat Jump

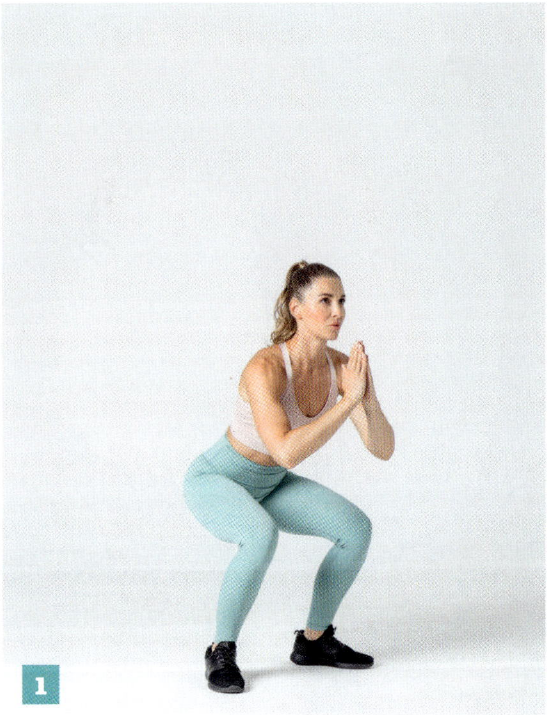

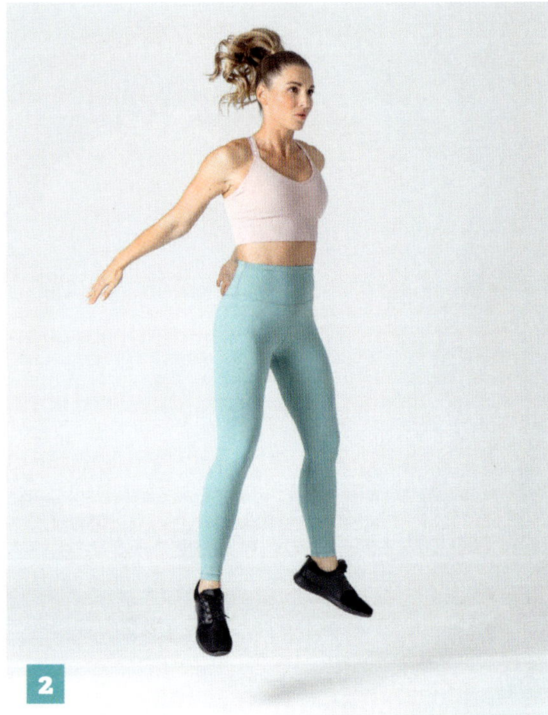

Diese Übung kombiniert die klassische Kniebeuge mit einem Sprungelement, wodurch sie dynamischer und explosiver wird. Du straffst damit Beine und Po und treibst deinen Puls nach oben.

1. Nimm einen schulterbreiten, aufrechten Stand ein und lege die Handflächen vor deiner Brust aufeinander. Alternativ kannst du die Arme auch vor dir ausstrecken. Beuge die Knie, schiebe die Hüfte nach hinten und senke den Po so tief wie möglich ab. Wichtig ist, dass dein Rücken dabei stets gerade bleibt.
2. Drücke dich explosiv ab und springe aus der Hocke so hoch du kannst. Schwinge dabei beide Arme nach unten und hinten, um dir zusätzlich Auftrieb zu geben. Federe deine Landung mit den Knien ab und gehe nahtlos zur nächsten Wiederholung über.

Tipp: Mit je einer Kurzhantel in den Händen kannst du die Übung noch intensiver gestalten.

Leg Kick

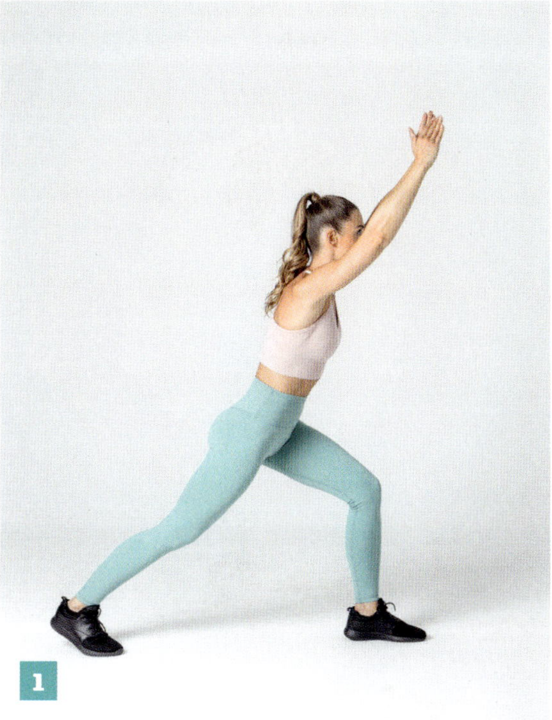

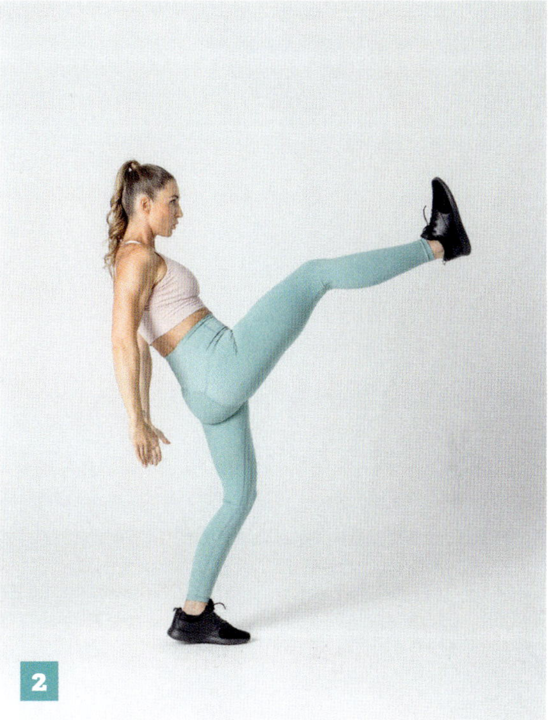

Diese Übung sieht einfach aus, hat es aber in sich. Der Tritt nach vorn erfordert eine Menge Energie, du kannst mit Leg Kicks deshalb deine Fettverbrennung ankurbeln und Po und Beine straffen.

1. Nimm einen aufrechten Stand ein und setze das rechte Bein nach hinten. Das Knie des vorderen Beins ist leicht gebeugt. Strecke beide Arme in Verlängerung des Körpers nach oben über deinen Kopf.
2. Hebe das Knie des hinteren Beins etwa bis auf Brusthöhe an und strecke es dynamisch nach vorn aus. Gleichzeitig streckst du auch dein linkes Bein, schiebst die Hüfte nach vorn und schwingst die Arme dynamisch nach unten. Kehre anschließend in die Ausgangsstellung zurück und gehe nahtlos zur nächsten Wiederholung über. Wenn du alle Wiederholungen mit dem rechten Bein geschafft hast, wechsle die Seiten.

Burpee

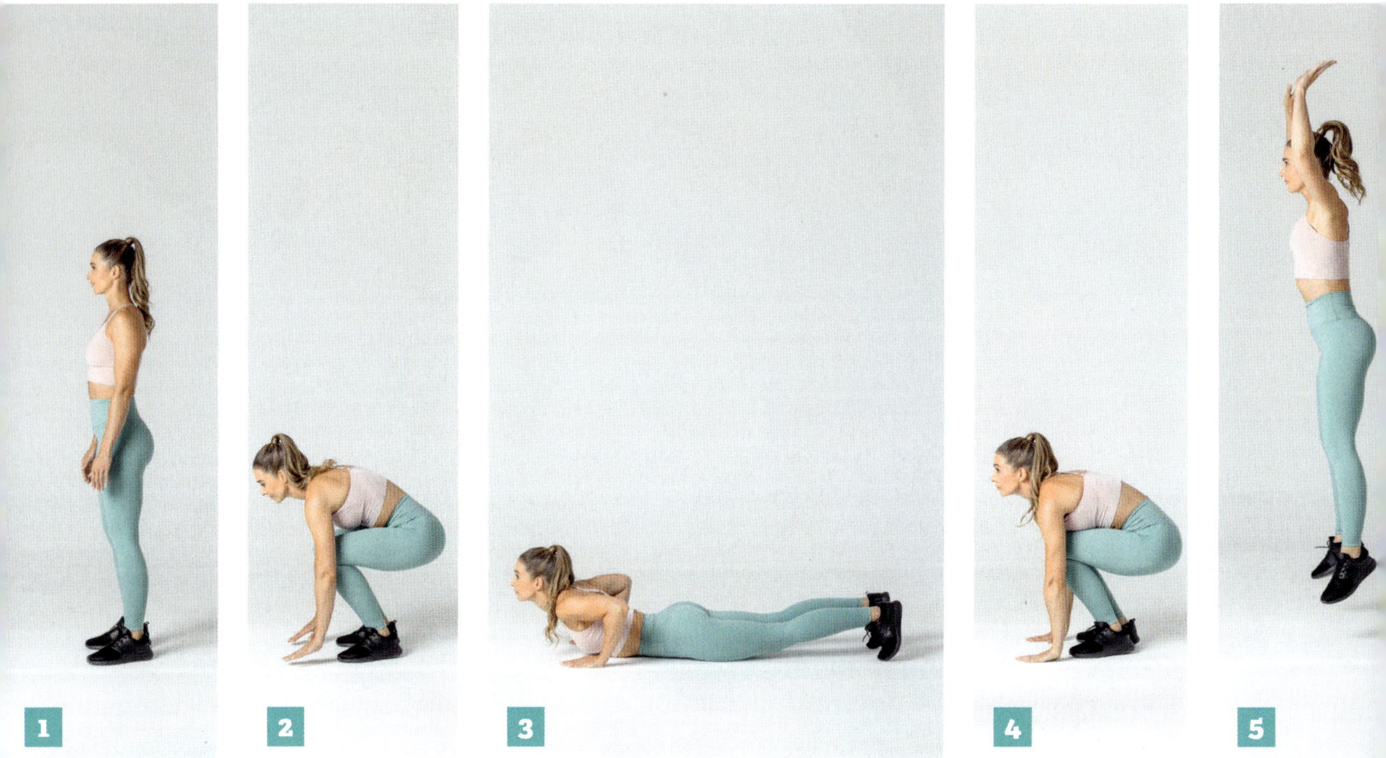

Der Burpee kombiniert Liegestütze, Kniebeuge und Strecksprünge und ist eine intensive Übung, die jeden Muskel in deinem Körper fordert und die Fettverbrennung gehörig ankurbelt.

1. Nimm einen schulterbreiten und aufrechten Stand ein.
2. Senke dich in eine tiefe Kniebeuge ab und stütze beide Hände auf den Boden.
3. Springe mit beiden Füßen nach hinten, sodass deine Beine in einer Liegestützposition gestreckt sind. Lege den Körper am Boden ab.
4. Drücke dich zurück nach oben und springe mit beiden Füßen wieder nach vorn.
5. Springe aus der Hocke so weit du kannst nach oben. Strecke dabei deine Arme über Kopf, um dir zusätzlich Auftrieb zu geben. Federe die Landung leicht mit den Knien ab und gehe nahtlos zur nächsten Wiederholung über.

Star Jump

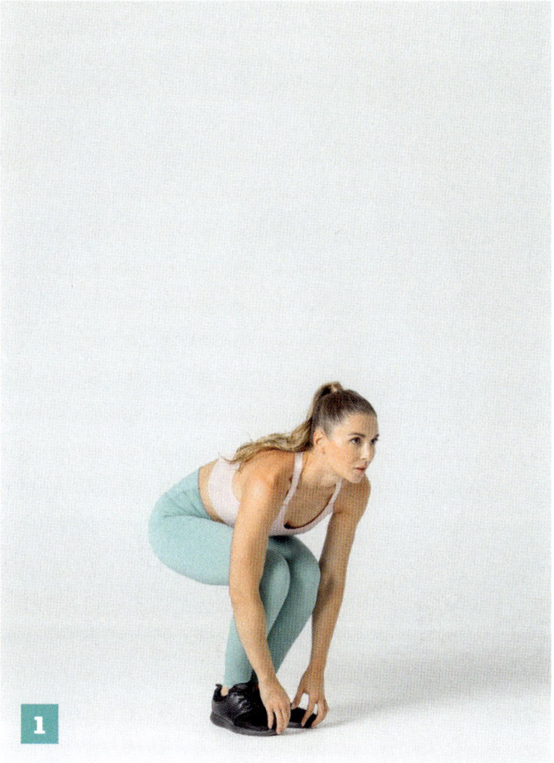

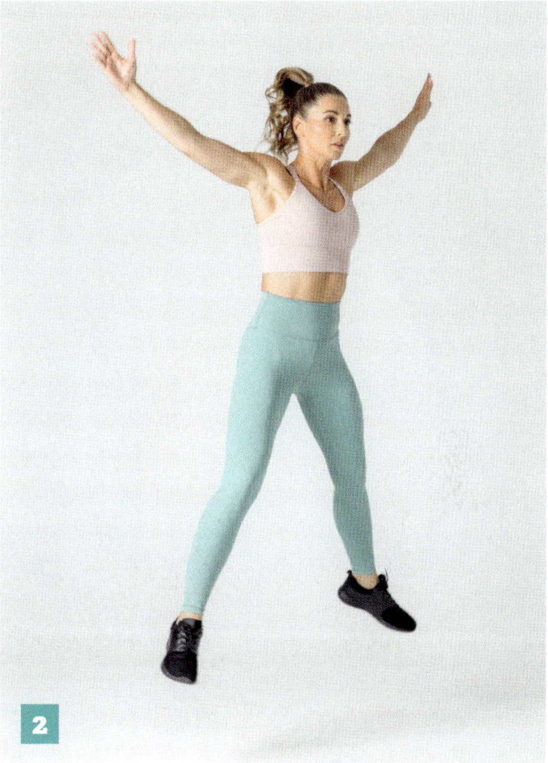

Star Jumps sind Jumping Jacks für Fortgeschrittene. Sie straffen Beine und Po und sorgen dafür, dass deine Kalorienverbrennung den Turbo einlegt.

1. Nimm einen aufrechten Stand mit geschlossenen Füßen ein, die Arme hängen locker an den Seiten herab. Beuge die Knie etwas, schiebe die Hüfte nach hinten und senke dich in eine Viertelkniebeuge ab. Dies ist deine Ausgangsposition.
2. Springe explosiv nach oben. Spreize dabei so weit wie möglich die Beine und hebe die Arme über die Seiten nach oben, bis sie in V-Form über deinem Kopf ausgestreckt sind. Bringe die Beine noch vor der Landung wieder zusammen und nimm die Arme runter, sodass du wieder die Ausgangsposition einnimmst. Gehe sofort zur nächsten Wiederholung über.

180-Degree-Jump

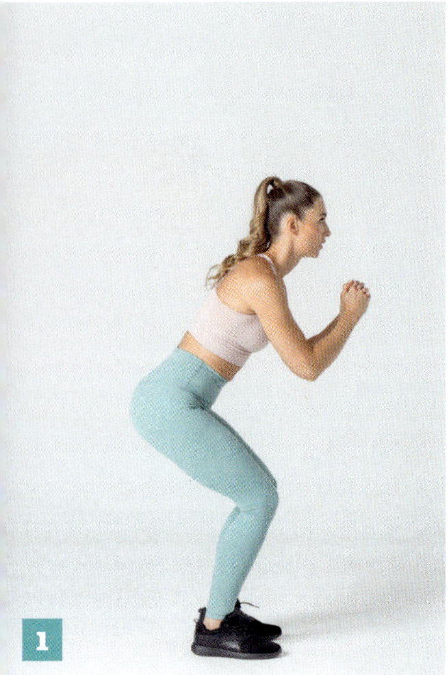

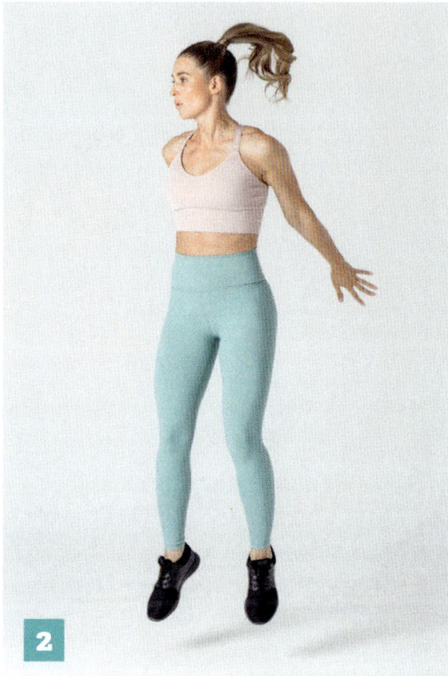

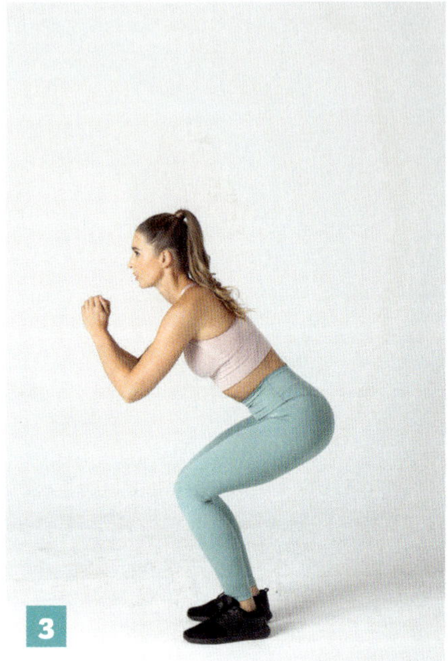

Diese Übung ist quasi eine Steigerungsform des Squat Jump (Seite 118). Sie kräftigt ebenfalls Beine und Po und verbessert deine Koordination.

1. Nimm einen hüftbreiten, aufrechten Stand ein und verschränke die Hände vor der Brust. Beuge die Knie etwas und schiebe die Hüfte zurück.
2. Springe explosiv ab und drehe dich im Springen in der Luft um 180 Grad nach rechts. Schwinge zur Unterstützung deine Arme nach unten und hinten.
3. Nach der Landung blickst du also in die andere Richtung. Schließe sofort die nächste Wiederholung an und drehe dich diesmal im Sprung nach links, sodass du wieder in der ursprünglichen Ausgangsposition angelangt bist. Mache so im Wechsel weiter.

KATJAS LIEBLINGSÜBUNG

»Der 180-Degree-Jump ist am Anfang etwas ungewohnt, verbessert aber die Koordination und Orientierung. Sobald die Übung sitzt, lassen sich mit ihr prima Po und Beine trainieren!«

Skater

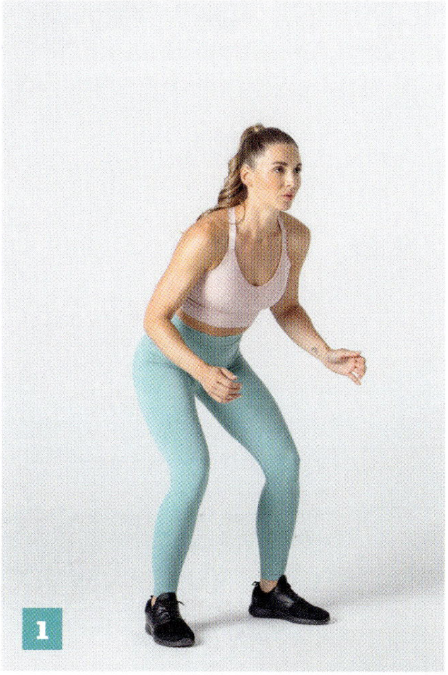

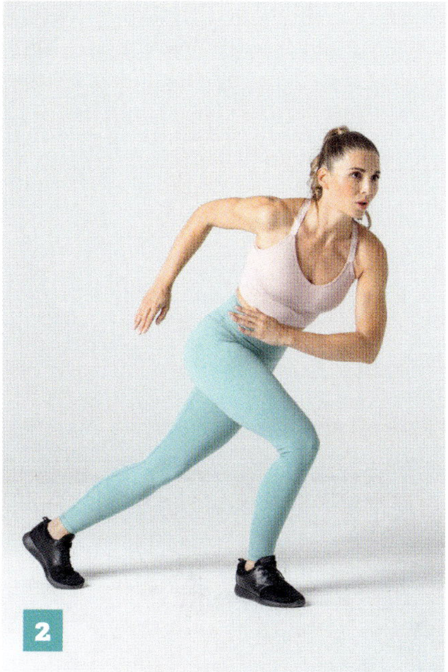

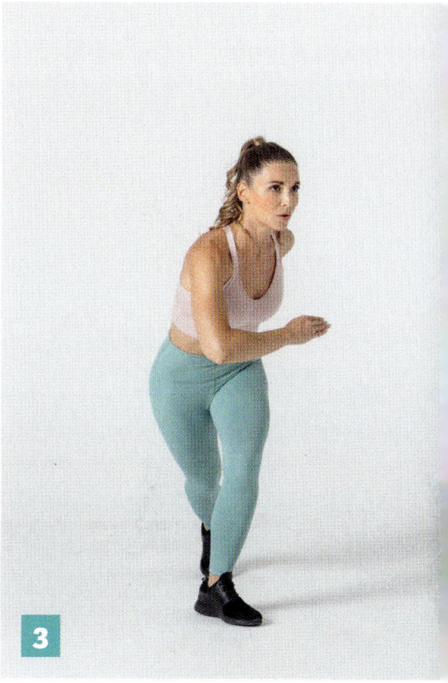

Bei dieser Übung simulierst du eine Eislaufbewegung, die Beine und Po strafft, deine Ausdauer und Koordination verbessert und Fett verbrennt.

1. Nimm einen hüftbreiten Stand ein, beuge die Knie leicht und lehne den Oberkörper etwas nach vorn. Halte die Arme angewinkelt dynamisch am Körper.
2. Springe mit dem rechten Bein nach rechts. Hebe dabei das linke Bein nach hinten an und kreuze es leicht hinter dem rechten Bein. Gleichzeitig bringst du den linken Arm nach vorn.
3. Springe nun mit dem linken Bein nach links und hebe dabei das rechte Bein nach hinten an. Gleichzeitig bringst du den rechten Arm nach vorn. Mache so im Wechsel weiter und versuche, das Tempo möglichst hochzuhalten.

Jumping Lunge

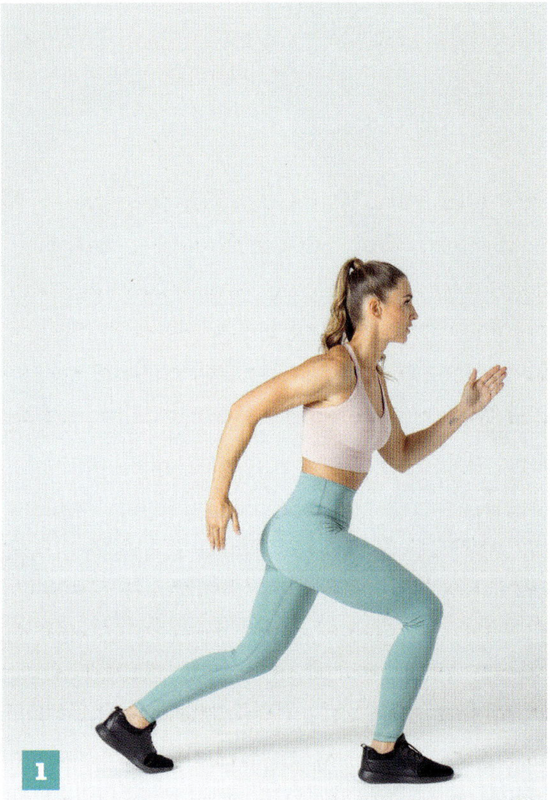

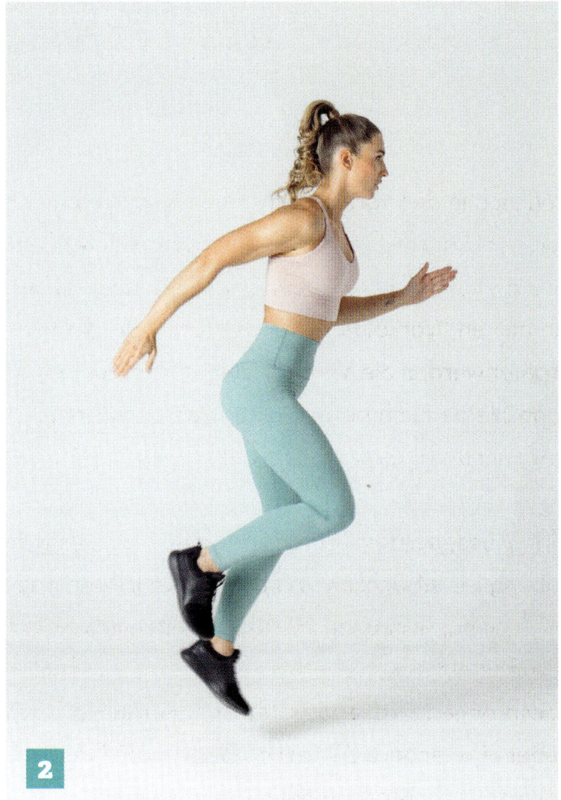

Diese Übung ähnelt dem Squat Jump (Seite 118), nur dass du nicht aus der Kniebeuge, sondern aus einem Ausfallschritt heraus abspringst. Das strafft vor allem den hinteren Teil deiner Oberschenkel und den Po.

1. Du beginnst im Ausfallschritt. Setze das linke Bein nach hinten und beuge das Knie des vorderen Beins leicht. Dein Oberkörper bleibt aufrecht und deine Bauchmuskulatur ist angespannt. Halte deine Arme gebeugt dynamisch am Körper; der dem vorderen Bein gegenüberliegende Arm ist dabei jeweils ebenfalls vorn.
2. Springe mit beiden Beinen ab und wechsle in der Luft die Beinstellung, sodass du mit dem rechten Bein hinten und dem linken Bein vorn landest. Wechsle gleichzeitig auch die Armstellung. Mache so im Wechsel weiter.

AUSDAUERTRAINING

Wie ich in den vorangegangenen Kapiteln bereits geschrieben habe, kommt dem Ausdauertraining in deiner Sixpack-Challenge eine ganz besondere Bedeutung zu. Stelle dir deinen Körper wie ein Kunstwerk vor, an dem ein Bildhauer hinter einem schweren Vorhang fleißig arbeitet. Dieser Bildhauer bist du in deinen Workouts. Anfangs machst du große Fortschritte und haust grobe Stücke aus dem Marmor, später werden die Veränderungen dann kleiner und du meißelst akribisch an den Details. Damit die fertige Statue auch bewundert werden kann, musst du den Vorhang lüften, der sie verdeckt. Das tust du, indem du mit Ausdauertraining deinen **Körperfettanteil** senkst.

Mit Ausdauertraining verbindest du vermutlich vor allem Joggen, das für viele eine ungeliebte Pflichtübung ist. Tatsächlich sind Laufen, Radfahren und Schwimmen die Ausdauerklassiker, es gibt aber auch viele andere spannende Möglichkeiten des Ausdauertrainings. Zu dieser Kategorie werden Sportarten gezählt, die dein **Herz-Kreislauf-System** fordern und stimulieren, weshalb oft auch von Kardiotraining gesprochen wird (abgeleitet vom altgriechischen Wort für Herz). Alle Disziplinen kennzeichnet, dass sie über eine längere Zeit mit moderatem Puls ausgeführt werden. Das hat zwei Vorteile, die du dir in deiner Sixpack-Challenge zunutze machen kannst: Da die Belastung im Training nur sehr gering ist, kannst du sie über längere Zeit aufrechterhalten. Dadurch verbrennst du viele Kalorien und zwingst deinen Körper, nicht nur seine Zuckerreserven, die sogenannten **Glykogenspeicher,** anzuzapfen – seine bevorzugte Energiequelle, die allerdings auch schnell erschöpft ist –, sondern sich an den lästigen Fettdepots zu bedienen. Damit das klappt, solltest du mindestens drei Einheiten pro Woche von je mindestens 20 Minuten Dauer absolvieren. Kein Muss, aber für möglichst effektives Kardiotraining von Vorteil ist außerdem ein Pulsmessgerät. Entsprechende Fitnesstracker fürs Handgelenk gibt es inzwischen für kleines Geld zu kaufen. Mit einem solchen Wearable behältst du deine Herzfrequenz während des Trainings stets im Blick, denn die spielt in Kardio-Workouts eine wichtige Rolle, vor allem wenn es dein Ziel ist, möglichst viel Fett zu verbrennen. Die Fettverbrennungszone liegt zwischen **60 und 70 Prozent deiner maximalen Herzfrequenz**. Alles darunter dient vor allem der Verbesserung deiner Gesundheit, alles darüber der Steigerung deiner sportlichen Leistungsfähigkeit. Wie hoch der Idealpuls für Fettverbrennung genau ist, hängt von deinem Alter ab.

Alter	Puls in der Fettverbrennungszone (in Schlägen pro Minute)
20	120-140
30	114-133
40	108-126
50	102-119
60	96-112

Ausdauertraining ist übrigens nicht nur gut für die Figur, sondern auch für die Gesundheit. Auf Dauer bringst du deinem Körper dadurch bein, mehr Sauerstoff aus der Atemluft aufzunehmen und deine Muskeln effizienter damit zu versorgen. Obendrein baut es Stress ab, stärkt dein Immunsystem, senkt deinen Cholesterinspiegel und kräftigt deinen Herz-Lungen-Apparat, wodurch du Gefäßkrankheiten und Herzinfarkten vorbeugst. Ein weiterer Vorteil: Für effektives Kardiotraining benötigst du kein besonderes Equipment. Ein Paar Schuhe genügen und du kannst loslaufen.

Wenn Joggen nicht dein Ding ist, gibt es eine Vielzahl anderer Sportarten, mit denen du deinen Kreislauf in Schwung und deine Fettdepots zum Schmelzen bringen kannst. Welche du für dich nutzt, bleibt völlig dir überlassen und hängt neben deinen persönlichen **Vorlieben** auch von deinem **Terminkalender** und deinen körperlichen Voraussetzungen ab. Joggen ist beispielsweise unkompliziert, aber gerade für ältere oder übergewichtige Menschen ungeeignet, weil es die Gelenke sehr stark belasten kann. In diesem Fall wäre Schwimmen eine sinnvolle Alternative, allerdings müsstest du dann den Anfahrtsweg und möglicherweise die Öffnungszeiten und Kosten für den Eintritt ins Schwimmbad einplanen. Fahrradfahren macht eine Menge Spaß, weil du dabei weite Strecken zurücklegen und große Gebiete erkunden kannst, was durchaus seinen Reiz hat. Du benötigst dafür aber natürlich ein Fahrrad. Suche dir eine Sportart (oder mehrere), die in deinen Alltag passt, die du dir leisten kannst und die dir vor allem Freude bereitet – denn du wirst in den kommenden Monaten mehrere Stunden pro Woche damit verbringen. Als Anregung findest du hier einige spannende Alternativen zu Laufband und Crosstrainer:

- Seilspringen
- Inlineskaten
- Rudergerät
- Tretrollerfahren
- Skifahren
- Aquajogging
- Tanzworkouts wie zum Beispiel Zumba
- Longboardfahren
- Trailrunning

Das Wichtigste aus diesem Kapitel auf einen Blick

Trainiere deinen ganzen Rumpf!

Dieses Kapitel enthält Übungen für alle relevanten Bauchmuskelbereiche, also die oberen und unteren geraden sowie die schrägen Bauchmuskeln, aber auch für den unteren Rücken, denn es ist wichtig, den gesamten Rumpf zu kräftigen. Auch den Rest deines Körpers darfst du nicht vernachlässigen und du solltest stets deinen Körperfettanteil im Auge behalten. Deshalb findest du darüber hinaus auch Ganzkörperübungen, die nach dem HIIT-Prinzip funktionieren – also neben der Kräftigung gleichzeitig Fett verbrennen –, sowie spannende Alternativen zum Joggen für dein Ausdauertraining.

Trainiere überall!

Für die meisten Übungen in diesem Kapitel ist keine besondere Ausrüstung nötig. Du musst dich also nicht im Fitnessstudio anmelden, sondern kannst praktisch überall trainieren. Das spart Zeit und erhöht deine Flexibilität. Suche dir einfach einen ungestörten Ort mit ausreichend Platz und du kannst loslegen!

Schätze dich richtig ein!

Egal, welchen Leistungsstand du aktuell besitzt, du wirst in diesem Kapitel geeignete Übungen für dich finden. Für jede relevante Muskelgruppe habe ich einfache und komplexere Varianten aufgelistet. Trainiert wird außerdem auf Zeit und nicht nach Wiederholungen. So kannst du selbst bestimmen, wie viele Wiederholungen du in der vorgegebenen Zeit ausführst. Schätze dich also richtig ein: Hast du bereits Erfahrung mit Fitnesstraining oder beginnst du komplett bei null? Steigere dich lieber langsam, so vermeidest du frustrierende Rückschläge.

Beachte die Grundregeln!!

Für Bauchtraining gelten dieselben Regeln wie für alle anderen Fitnessübungen: Wärme dich vorher gründlich auf und trainiere kontrolliert, ohne Schwung und mit sauberer Technik – sonst drohen Verletzungen.

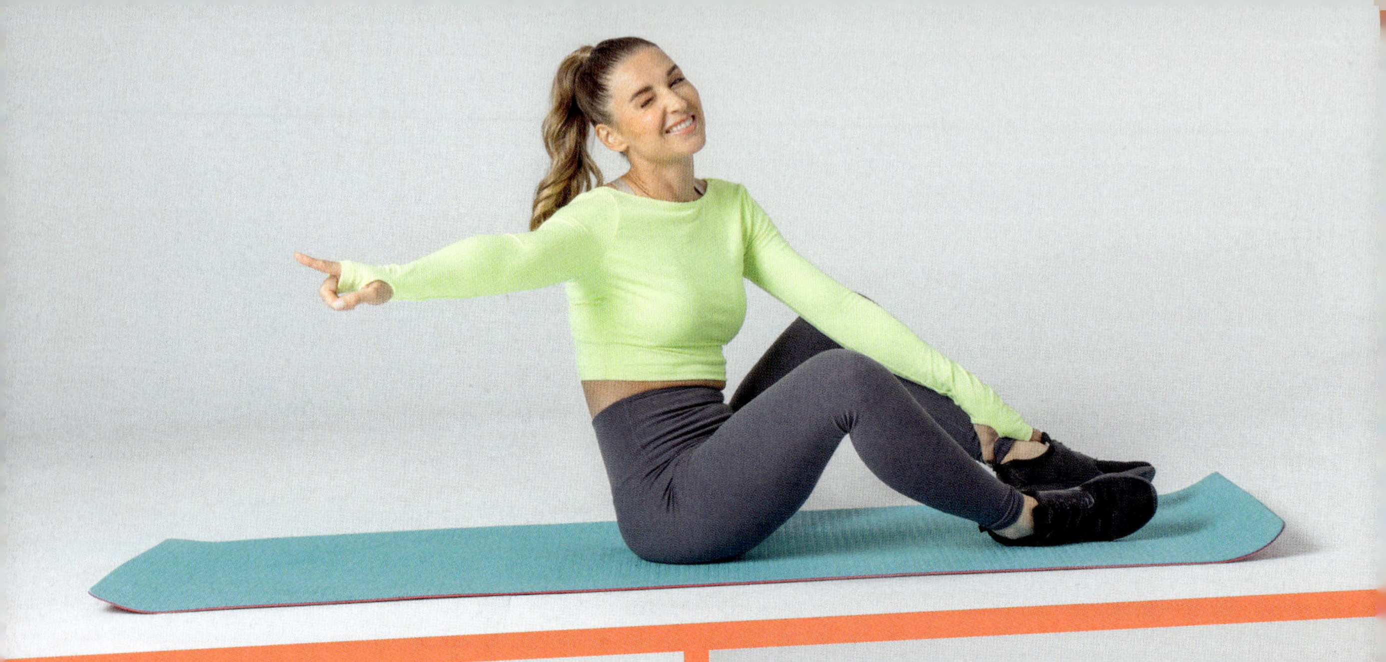

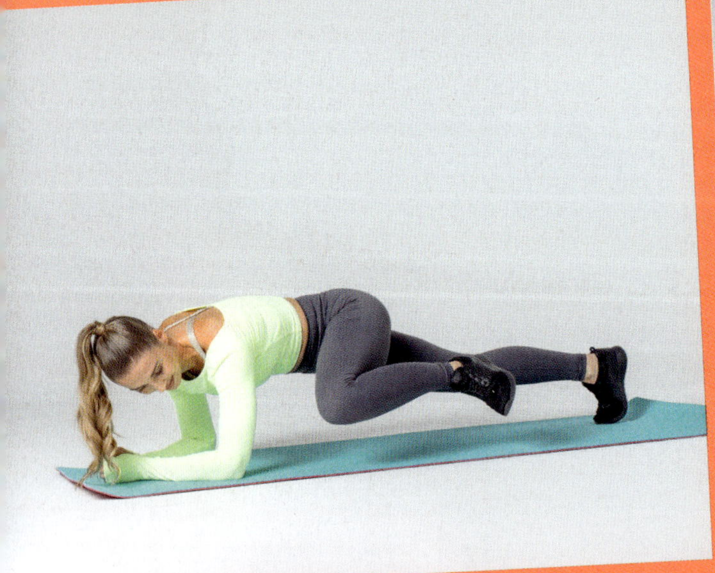

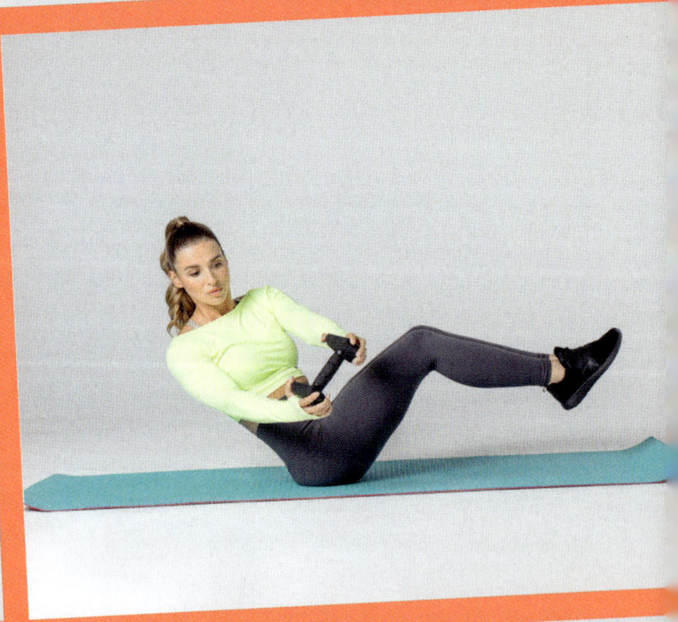

5

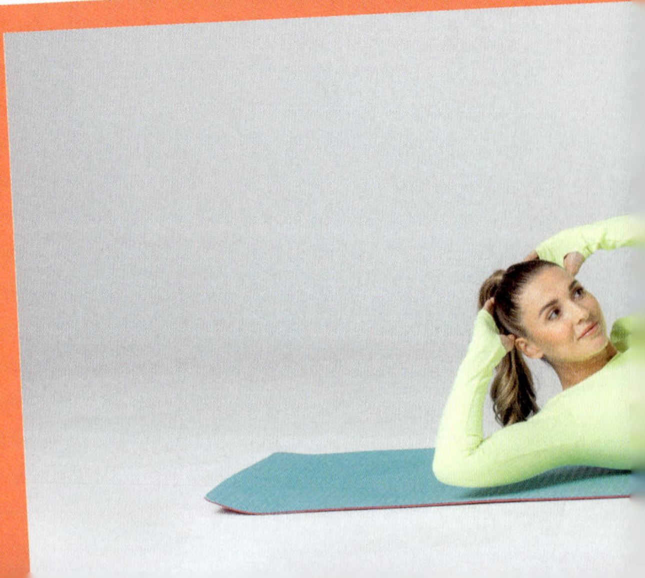

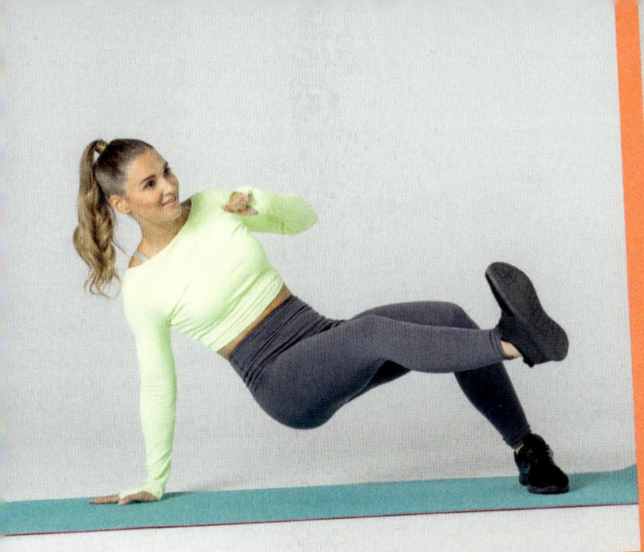
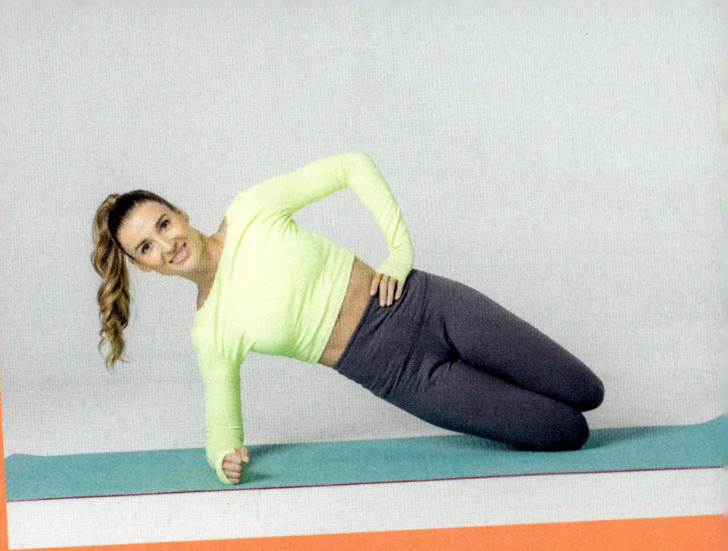

Los geht's mit deiner SIXPACK-CHALLENGE

»Ein guter Trainingsplan muss inspirieren, motivieren und dich deinem Ziel näherbringen.«

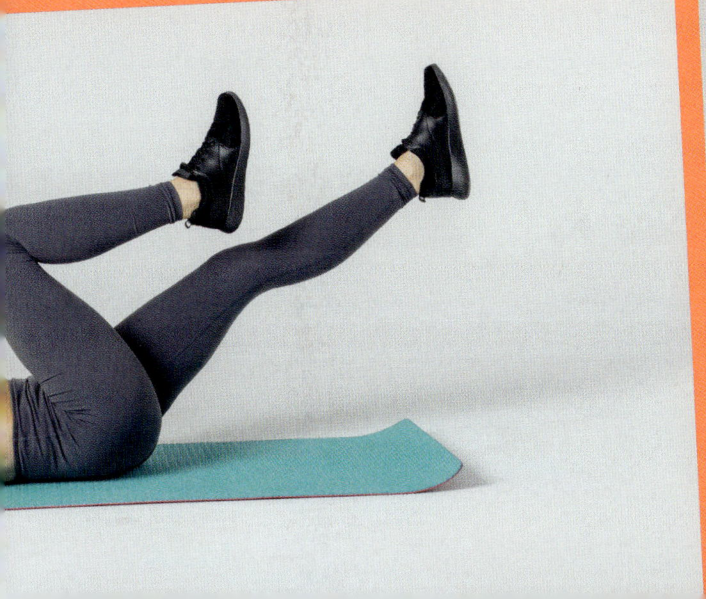
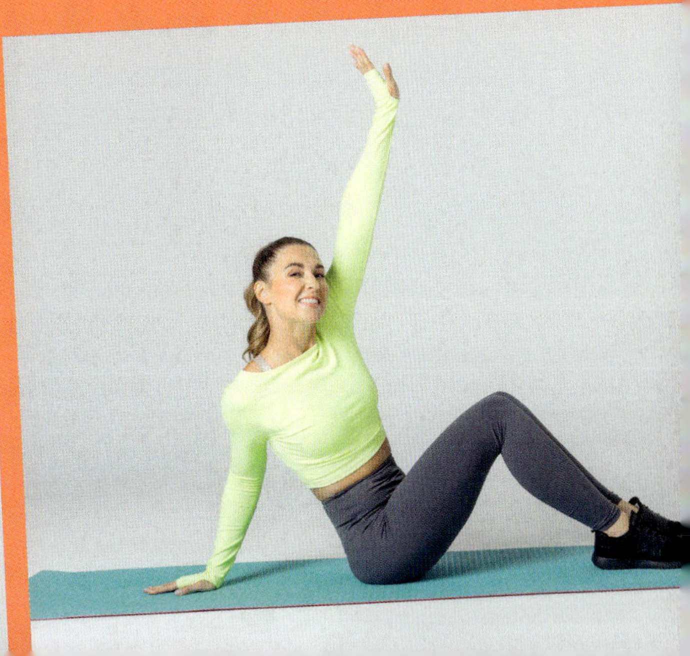

Nachdem du dich bereits ein wenig mit den verschiedenen Übungen vertraut machen konntest, beginnt nun deine Sixpack-Challenge: Sie erstreckt sich über 12 Wochen, mit jeweils fünf Trainingstagen pro Woche. Das klingt erst einmal ganz schön hart, der Trainingsplan ist aber so aufgebaut, dass du den Einstieg auch als Anfängerin prima schaffen wirst – versprochen! Die Intensität und Dauer der Workouts wird dann von Woche zu Woche gesteigert, sodass du mit deinen Aufgaben wächst. Wenn du bereits über etwas Trainingserfahrung verfügst, kannst du direkt in Woche 7 mit den Workouts für Fortgeschrittene beginnen und den Plan nach hinten hinaus um sechs Wochen verlängern, entweder mit gleichbleibender oder mit steigender Intensität.

Wie ich bereits erklärt habe, ist der Weg zum Sixpack für jede Leserin unterschiedlich lang und hängt immer von deinem individuellen Ausgangspunkt ab. Wenn du dich bereits gesund und ausgewogen ernährst und vielleicht sogar ein wenig Sport treibst, dann wirst du es mit diesem Plan definitiv schaffen, innerhalb der kommenden 12 Wochen deine Bauchmuskeln zum Vorschein zu bringen. Wenn du untrainiert und vielleicht mit etwas Übergewicht in die Challenge startest, dann ist dein Weg natürlich länger. Aber du wirst mit dem folgenden 12-Wochen-Plan zumindest ein mehr als solides Fundament schaffen, auf dem du aufbauen kannst – und zwar körperlich wie mental. Nach 12 Wochen Sixpack-Challenge wird dein Körper schlanker, straffer, fitter und gesünder sein und du wirst dich an das regelmäßige Training, die disziplinierte Ernährung und den völlig neuen Alltagsrhythmus gewöhnt haben. Diese **Umprogrammierungsphase** dauert in der Regel drei bis vier Wochen, dann sind dir deine neuen Gewohnheiten in Fleisch und Blut übergegangen. Und das ist wichtig, denn auch wenn deine Challenge nach 12 Wochen vorüber ist, solltest du deinen neuen, gesunden Lebensstil beibehalten. Um dein Sixpack nicht sofort wieder zu verlieren, musst du weiterhin regelmäßig trainieren (wenn auch nicht mehr unbedingt ganz so viel wie während deiner Challenge) und dich auch weiter gesund ernähren. Das Risiko, in alte Muster zurückzufallen, ist dann allerdings deutlich geringer, weil du deine neuen Trainings- und Essgewohnheiten bereits vollständig verinnerlicht hast. Es fällt dir also leichter, einfach weiterzumachen wie bisher. Solltest du dein Ziel vom Sixpack nach 12 Wochen noch nicht ganz erreicht oder als Fortgeschrittene direkt mit Woche 7 begonnen haben, dann wirst du nach Woche 12 das nötige Wissen haben und die richtigen Übungen kennen, um deine Sixpack-Challenge selbstständig zu verlängern. (Wie genau das funktioniert, erkläre ich dir am Ende dieses Kapitels ab Seite 150).

SO IST DEIN SIXPACK-TRAINING AUFGEBAUT

Der Trainingsplan deiner Sixpack-Challenge folgt stets demselben Prinzip: Jede Trainingswoche besteht aus **drei »großen« Trainingstagen**, mit Sixpack-Workout und anschließendem Ausdauertraining, das deine Fettverbrennung ankurbelt und den Körperfettanteil senkt. Die Dauer der Sixpack-Workouts steigt mit der Zeit. In Woche 1 dauert eine Einheit nicht einmal 14 Minuten plus 20 Minuten Kardiotraining. In Woche 12 dauert jedes Bauchtraining dann 32 Minuten (also fast dreimal so lang) plus 30 Minuten Kardiotraining. Die großen Trainingstage sind Montag, Mittwoch und Freitag, so hat deine Bauchmuskulatur immer 48 Stunden Zeit, um sich zu erholen.

Die übrigen beiden Tage der Woche, Dienstag und Donnerstag, sind die kleinen Trainingstage, an denen du »nur« ein **Ausdauertraining** absolvierst. Diese reinen Kardioeinheiten dauern anfangs 30 Minuten, was für Einsteigerinnen schon ziemlich knackig sein kann, aber auf alle Fälle machbar ist. Mit der Zeit steigerst du dich auf bis zu 60 Minuten. Du darfst die Einheiten später aber theoretisch auch beliebig verlängern, wenn du möchtest und es deiner Erholung nicht im Weg steht.

An den Wochenenden hast du frei, dann soll dein Körper **regenerieren.** Liege an diesen Tagen aber nicht nur faul auf der Couch und schaue Netflix, sondern nutze sie am besten für aktive Erholung, also Spaziergänge in der Natur, Dehnen, Yoga, Faszientraining, Saunabesuche, Massagen oder ähnliche Dinge. Aktive Erholung fördert die Durchblutung der Muskulatur und versorgt sie dadurch besser mit Nährstoffen. Außerdem wird Milchsäure besser abgebaut, wodurch dein Muskelkater schneller verschwindet.

Nicht nur die Struktur deiner Trainingswochen, auch der Aufbau der einzelnen Workouts folgt immer demselben Prinzip: Jedes Sixpack-Workout beginnt mit einem **Warm-up**. Absolviere dazu nacheinander alle zehn Aufwärmübungen aus dem vorigen Kapitel (Seite 54) für jeweils 30 Sekunden. Damit treibst du deinen Puls in den Arbeitsbereich hoch und bereitest Muskeln, Sehnen und Bänder optimal auf die anstehende Trainingsbelastung vor, was das Risiko von Verletzungen minimiert.

Anschließend beginnt das eigentliche Training: Jedes Sixpack-Workout besteht aus fünf Übungen für den Rumpf und zwei HIIT-Übungen für den ganzen Körper. Die Rumpfübungen bestehen aus je einer

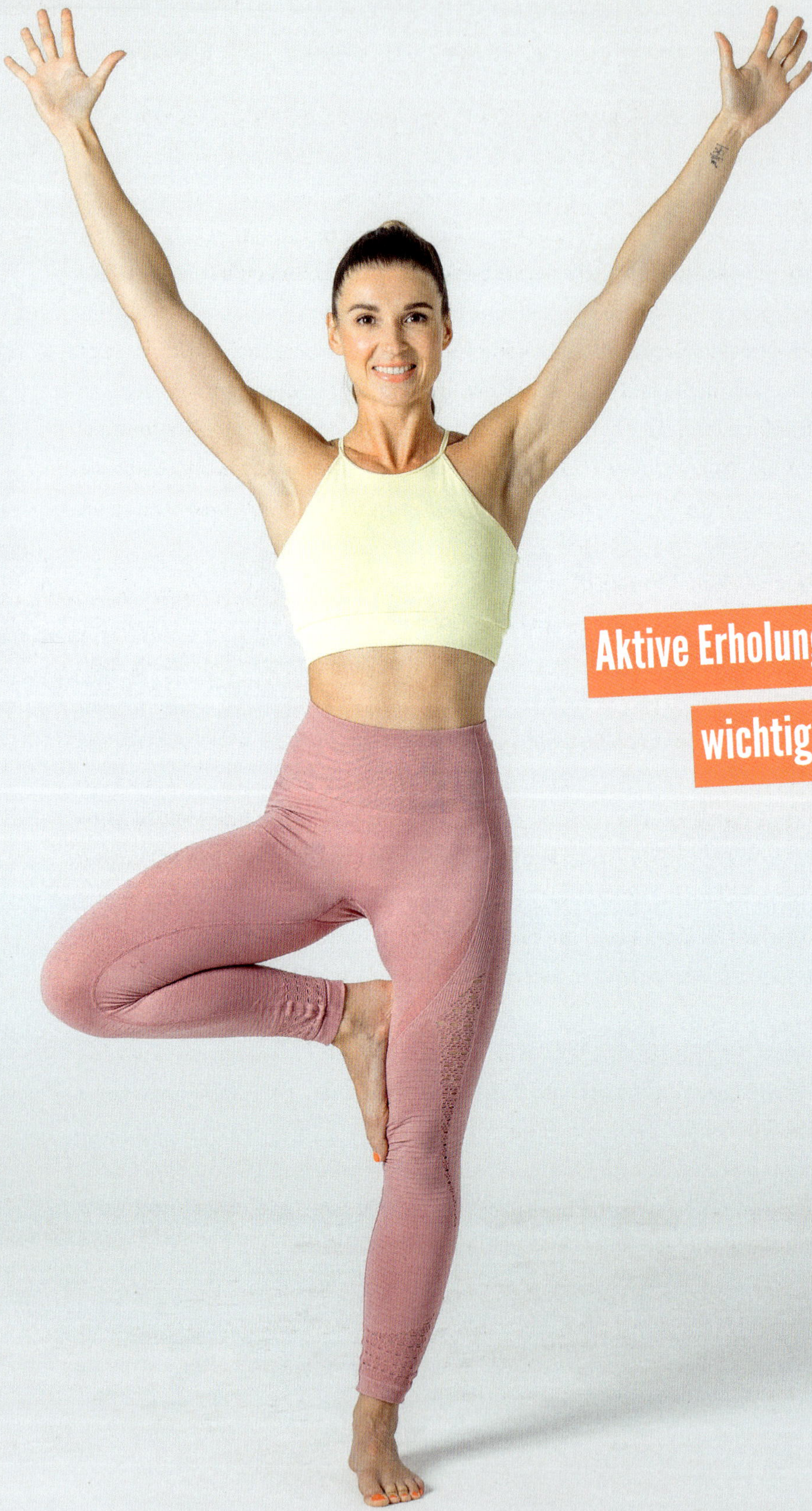

Aktive Erholung ist (fast) genauso wichtig wie Training.

Übung für jeden Bereich deiner Bauchmuskulatur (obere, untere, schräge Bauchmuskeln) sowie für den unteren Rücken. In jedem Workout steht eine andere Bauchmuskelregion im Fokus, sie wird dann mit zwei Übungen trainiert – also doppelt belastet. An einem Tag mit Fokus auf der oberen Bauchmuskulatur führst du beispielsweise zwei Übungen für die oberen Bauchmuskeln, je eine für die unteren und schrägen Bauchmuskeln, eine für den unteren Rücken und zwei verschiedene HIIT-Übungen aus.

Die Workouts sind als **Zirkel** aufgebaut, das heißt: Wenn du eine Übung beendet hast, gehst du nach einer kurzen Pause zur nächsten Übung über. Sobald du alle sieben Übungen beendet hast, darfst du etwas länger pausieren, anschließend beginnt der Zirkel wieder von vorn. In den ersten Wochen absolvierst du zwei solcher Zirkel, ab Woche 9 dann drei. Doch nicht nur die Anzahl der Durchgänge wird mit der Zeit gesteigert, auch die Übungen selbst werden länger ausgeführt und anspruchsvoller und die Pausen kürzer. Dadurch wird das Training intensiver und dein Körper kann sich nicht daran gewöhnen, so vermeidest du Plateaus. Du beginnst mit 20 Sekunden Belastung pro Satz und 10 bis 15 Sekunden Pause danach. In den letzten Wochen steigt die Dauer der Sätze dann auf bis zu 60 Sekunden. Wie viele Wiederholungen du in dieser vorgegebenen Zeit schaffst, ist, wie schon erwähnt, dir selbst überlassen. Ich gebe bewusst Zeiten und keine Wiederholungszahlen vor, damit Anfängerinnen und Fortgeschrittene gleichermaßen mit dem Plan arbeiten können. Wenn du schon etwas erfahrener bist, schaffst du in 20 Sekunden mehr Crunches als eine Einsteigerin. Dein Ziel sollte es auf alle Fälle immer sein, so viele Wiederholungen wie möglich zu schaffen und dein Ausführungstempo mit der Zeit zu steigern. Damit keine Langeweile aufkommt, werden die Übungen immer wieder ausgetauscht und neue, komplexere kommen hinzu. Dadurch gleicht kein Workout dem anderen und das Training bleibt abwechslungsreich.

Versuche in der angegebenen Zeit so viele Wiederholungen wie möglich zu schaffen.

Ich habe in diesem Buch schon mehrfach darauf hingewiesen, weil es so wichtig ist, betone ich es an dieser Stelle aber noch einmal: Achte unbedingt auf eine saubere Ausführung, sonst drohen Verletzungen! Technik geht immer vor Schnelligkeit und Qualität vor Quantität.

Nach jedem Sixpack-Training empfehle ich eine kürzere Ausdauereinheit, um deinen Körper in den Fettverbrennungsmodus zu bringen. Diese Einheiten dauern in den ersten Wochen 20 Minuten und werden mit der Zeit auf 30 Minuten verlängert. An den kleinen Trainingstagen steht reines Ausdauertraining auf dem Plan. Auch davor solltest du dich aufwärmen. Die Einheiten dauern dann 30 Minuten in den ersten Wochen und 60 Minuten in den letzten Wochen.

DEIN 12-WOCHEN-TRAININGSPLAN

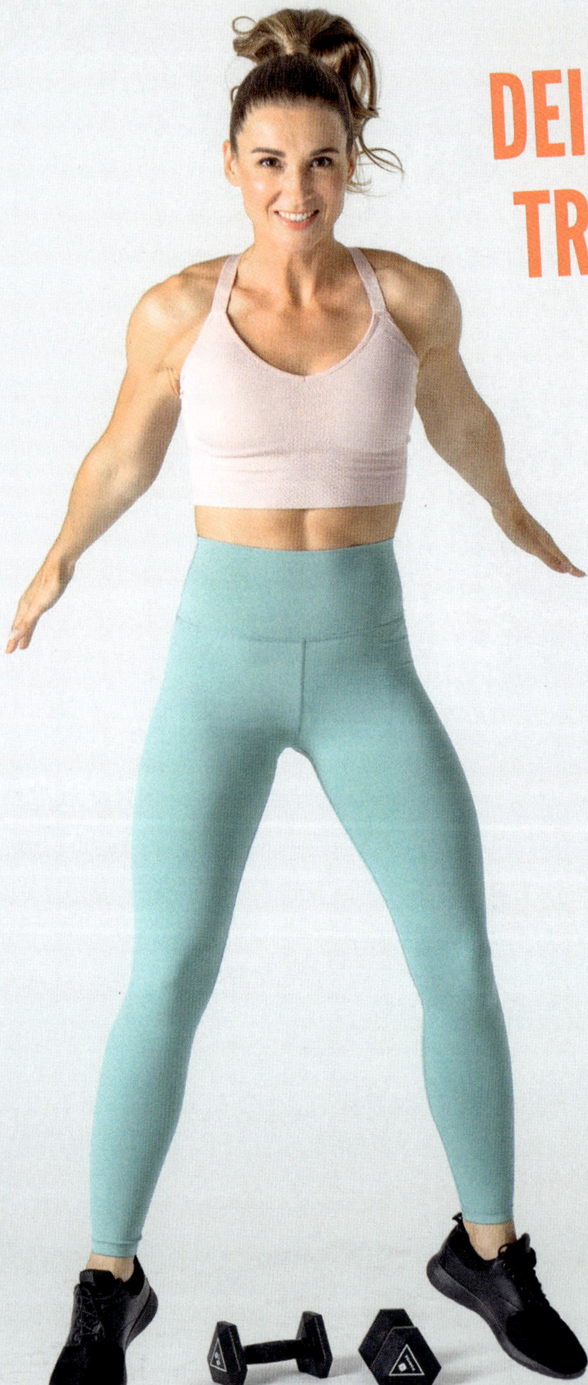

Wochen 1 und 2

Dies sind die beiden Einstiegswochen deiner Sixpack-Challenge: Jedes Sixpack-Workout besteht aus zwei Durchgängen mit je sieben Übungen. Die Belastungsphasen sind mit 20 Sekunden noch recht kurz, ebenso die anschließenden 20-minütigen Kardioeinheiten. Absolviere vor den Sixpack-Workouts jede der zehn Aufwärmübungen 30 Sekunden lang. Beginne anschließend sofort mit dem Hauptteil des Workouts. Führe jede der sieben Übungen 20 Sekunden lang so schnell aus, wie es dir mit korrekter Technik möglich ist. Lege nach jeder Übung 15 beziehungsweise 10 Sekunden Pause ein. Wenn du alle Übungen geschafft hast, pausiere 30 Sekunden und absolviere anschließend einen zweiten Durchgang der Übungen. Beende jedes Sixpack-Workout mit 20 Minuten Ausdauertraining (Joggen, Radfahren, Rudern, Schwimmen oder Ähnliches). Trainiere an Tagen ohne Sixpack-Workout 30 Minuten lang deine Ausdauer und nutze die freien Tage zur aktiven Regeneration.

Montag	Dienstag	Mittwoch	Donnerstag	Freitag	Samstag	Sonntag
• Sixpack-Workout • 20 Minuten Kardio	• Warm-up (Seiten 54-65) • 30 Minuten Kardio	• Sixpack-Workout • 20 Minuten Kardio	• Warm-up (Seiten 54-65) • 30 Minuten Kardio	• Sixpack-Workout • 20 Minuten Kardio	• Pause: Freizeit und aktive Erholung	• Pause: Freizeit und aktive Erholung

Warm-up: 10 Übungen | 30 Sekunden je Übung

Sixpack-Workout: 2 Durchgänge | je 7 Übungen | 20 Sekunden je Übung

Pausen:
- Woche 1: 15 Sekunden Pause nach jeder Übung | 30 Sekunden Pause nach jedem Durchgang
- Woche 2: 10 Sekunden Pause nach jeder Übung | 30 Sekunden Pause nach jedem Durchgang

Kardio-Workout:
- 20 Minuten nach Abschluss des Sixpack-Workouts
- 30 Minuten an Kardiotagen

Montag

Fokus: obere Bauchmuskeln
Dauer: ca. 12 Minuten Sixpack-Workout + 20 Minuten Kardiotraining

Übung	Muskelpartie	Seite(n)
Warm-up	ganzer Körper	54–65
Crunch	obere Bauchmuskeln	68
Plank	unterer Rücken	102
Jumping Jack	HIIT: ganzer Körper	114
Leg Raise mit Ablegen	untere Bauchmuskeln	82
Side Plank auf den Knien	schräge Bauchmuskeln	92
Toe Touch	obere Bauchmuskeln	67
High Knee	HIIT: ganzer Körper	115
Kardiotraining	Ausdauer: ganzer Körper	

Mittwoch

Fokus: obere Bauchmuskeln
Dauer: ca. 12 Minuten Sixpack-Workout + 20 Minuten Kardiotraining

Übung	Muskelpartie	Seite(n)
Warm-up	ganzer Körper	54–65
Mountain Climber	untere Bauchmuskeln	79
Sit-up mit fixierten Füßen	obere Bauchmuskeln	70
Step Half Burpee	HIIT: ganzer Körper	116
Bicycle Crunch	schräge Bauchmuskeln	90
Superman	unterer Rücken	106
Criss Cross Toe Touch	untere Bauchmuskeln	81
Squat Jump	HIIT: ganzer Körper	118
Kardiotraining	Ausdauer: ganzer Körper	

Freitag

Fokus: schräge Bauchmuskeln
Dauer: ca. 12 Minuten Sixpack-Workout + 20 Minuten Kardiotraining

Übung	Muskelpartie	Seite(n)
Warm-up	ganzer Körper	54–65
Russian Twist	schräge Bauchmuskeln	91
Plank Jump	untere Bauchmuskeln	80
Leg Kick	HIIT: ganzer Körper	119
Hand Clap	obere Bauchmuskeln	71
Pointer auf den Knien	unterer Rücken	104
Heel Touch	schräge Bauchmuskeln	93
Wall Ball	HIIT: ganzer Körper	117
Kardiotraining	Ausdauer: ganzer Körper	

Wochen 3 und 4

In diesen beiden Wochen werden die Belastungsphasen um 10 Sekunden verlängert, außerdem sind die Ausdauereinheiten an den Kardiotagen etwas länger. Absolviere in den Sixpack-Workouts jede der zehn Aufwärmübungen 30 Sekunden lang. Beginne anschließend sofort mit dem Hauptteil des Workouts. Führe jede der sieben Übungen 30 Sekunden lang so schnell aus, wie es dir mir korrekter Technik möglich ist. Lege in Woche 3 nach jeder Übung 15 Sekunden Pause ein, in Woche 4 nur noch 10 Sekunden. Wenn du alle Übungen geschafft hast, mache 30 Sekunden Pause und absolviere anschließend einen zweiten Durchgang. Beende jedes Sixpack-Workout mit 20 Minuten Ausdauertraining (Joggen, Radfahren, Rudern oder Ähnliches). Trainiere an Tagen ohne Sixpack-Workout 45 Minuten deine Ausdauer und nutze die freien Tage zur aktiven Regeneration.

Montag	Dienstag	Mittwoch	Donnerstag	Freitag	Samstag	Sonntag
• Sixpack-Workout • 20 Minuten Kardio	• Warm-up (Seiten 54–65) • 45 Minuten Kardio	• Sixpack-Workout • 20 Minuten Kardio	• Warm-up (Seiten 54–65) • 45 Minuten Kardio	• Sixpack-Workout • 20 Minuten Kardio	• Pause: Freizeit und aktive Erholung	• Pause: Freizeit und aktive Erholung

Warm-up: 10 Übungen | 30 Sekunden je Übung

Sixpack-Workout: 2 Durchgänge | je 7 Übungen | 30 Sekunden je Übung

Pausen:

- Woche 3: 15 Sekunden Pause nach jeder Übung | 30 Sekunden Pause nach jedem Durchgang
- Woche 4: 10 Sekunden Pause nach jeder Übung | 30 Sekunden Pause nach jedem Durchgang

Kardio-Workout:

- 20 Minuten nach Abschluss des Sixpack-Workouts
- 45 Minuten an Kardiotagen

Montag

Fokus: obere Bauchmuskeln

Dauer: ca. 15 Minuten Sixpack-Workout + 20 Minuten Kardiotraining

Übung	Muskelpartie	Seite(n)
Warm-up	ganzer Körper	54–65
Crunch	obere Bauchmuskeln	68
Plank mit Leg Lift	unterer Rücken	105
Jumping Jack	HIIT: ganzer Körper	114
Plank Jump	untere Bauchmuskeln	80
Plank Hip Rotation	schräge Bauchmuskeln	94
Toe Touch	obere Bauchmuskeln	67
High Knee	HIIT: ganzer Körper	115
Kardiotraining	Ausdauer: ganzer Körper	

Mittwoch

Fokus: untere Bauchmuskeln
Dauer: ca. 15 Minuten Sixpack-Workout + 20 Minuten Kardiotraining

Übung	Muskelpartie	Seite(n)
Warm-up	ganzer Körper	54–65
Reverse Crunch mit Ablegen	untere Bauchmuskeln	78
Sit-up mit fixierten Füßen	obere Bauchmuskeln	70
High Knee	HIIT: ganzer Körper	115
Iron Cross mit angewinkelten Beinen	schräge Bauchmuskeln	95
Abwechselnder Superman	unterer Rücken	103
Leg Raise mit Ablegen	untere Bauchmuskeln	82
Squat Jump	HIIT: ganzer Körper	118
Kardiotraining	Ausdauer: ganzer Körper	

Freitag

Fokus: schräge Bauchmuskeln
Dauer: ca. 15 Minuten Sixpack-Workout + 20 Minuten Kardiotraining

Übung	Muskelpartie	Seite(n)
Warm-up	ganzer Körper	54–65
Side Plank auf den Knien	schräge Bauchmuskeln	92
Stepping Plank	untere Bauchmuskeln	83
Leg Kick	HIIT: ganzer Körper	119
Crunch	obere Bauchmuskeln	68
Glute Bridge	unterer Rücken	107
Heel Touch	schräge Bauchmuskeln	93
Jumping Jack	HIIT: ganzer Körper	114
Kardiotraining	Ausdauer: ganzer Körper	

Wochen 5 und 6

Ab hier können Fortgeschrittene einsteigen. Die Belastungsphasen sind mit 45 Sekunden nun bereits recht intensiv und die Ausdauereinheiten an den Sixpack-Trainingstagen werden länger. Außerdem verwendest du ab jetzt auch anspruchsvollere Übungsvarianten, die deine Bauchmuskeln noch einmal extra fordern! Absolviere in den Sixpack-Workouts jede der zehn Aufwärmübungen 30 Sekunden lang. Beginne anschließend sofort mit dem Hauptteil des Workouts. Führe jede Übung 45 Sekunden lang so schnell aus, wie es dir mir korrekter Technik möglich ist. Mache nach jeder Übung 10 bis 15 Sekunden Pause. Wenn du alle Übungen geschafft hast, lege 30 Sekunden Pause ein und absolviere anschließend einen zweiten Durchgang. Beende jedes Sixpack-Workout mit 30 Minuten Ausdauertraining (Joggen, Radfahren, Rudern oder Ähnliches). Trainiere an Tagen ohne Sixpack-Workout 45 Minuten lang deine Ausdauer und nutze die freien Tage zur aktiven Regeneration.

Montag	Dienstag	Mittwoch	Donnerstag	Freitag	Samstag	Sonntag
• Sixpack-Workout • 30 Minuten Kardio	• Warm-up (Seiten 54–65) • 45 Minuten Kardio	• Sixpack-Workout • 30 Minuten Kardio	• Warm-up (Seiten 54–65) • 45 Minuten Kardio	• Sixpack-Workout • 30 Minuten Kardio	• Pause: Freizeit und aktive Erholung	• Pause: Freizeit und aktive Erholung

Warm-up: 10 Übungen | 30 Sekunden je Übung

Sixpack-Workout: 2 Durchgänge | je 7 Übungen | 45 Sekunden je Übung

Pausen:

- Woche 5: 15 Sekunden Pause nach jeder Übung | 30 Sekunden Pause nach jedem Durchgang
- Woche 6: 10 Sekunden Pause nach jeder Übung | 30 Sekunden Pause nach jedem Durchgang

Kardio-Workout:

- 30 Minuten nach Abschluss des Sixpack-Workouts
- 45 Minuten an Kardiotagen

Montag

Fokus: obere Bauchmuskeln
Dauer: ca. 19 Minuten Sixpack-Workout + 30 Minuten Kardiotraining

Übung	Muskelpartie	Seite(n)
Warm-up	ganzer Körper	54–65
Klappmesser	obere Bauchmuskeln	72
Reverse Snow Angel	unterer Rücken	108
Burpee	HIIT: ganzer Körper	120
Mountain Climber	untere Bauchmuskeln	79
Bicycle Crunch	schräge Bauchmuskeln	90
Hand Clap	obere Bauchmuskeln	71
Leg Kick	HIIT: ganzer Körper	119
Kardiotraining	Ausdauer: ganzer Körper	

Mittwoch

Fokus: untere Bauchmuskeln
Dauer: ca. 19 Minuten Sixpack-Workout + 30 Minuten Kardiotraining

Übung	Muskelpartie	Seite(n)
Warm-up	ganzer Körper	54–65
Reverse Crunch ohne Ablegen	untere Bauchmuskeln	84
Sit-up mit fixierten Füßen	obere Bauchmuskeln	70
Star Jump	HIIT: ganzer Körper	121
Russian Twist	schräge Bauchmuskeln	91
Superman	unterer Rücken	106
Plank Jump	untere Bauchmuskeln	80
High Knee	HIIT: ganzer Körper	115
Kardiotraining	Ausdauer: ganzer Körper	

Freitag

Fokus: schräge Bauchmuskeln
Dauer: ca. 19 Minuten Sixpack-Workout + 30 Minuten Kardiotraining

Übung	Muskelpartie	Seite(n)
Warm-up	ganzer Körper	54-65
Side Plank Rotation	schräge Bauchmuskeln	97
Leg Raise mit Ablegen	untere Bauchmuskeln	82
Skater	HIIT: ganzer Körper	123
Crunch	obere Bauchmuskeln	68
Plank	unterer Rücken	102
Heel Touch	schräge Bauchmuskeln	93
Wall Ball	HIIT: ganzer Körper	117
Kardiotraining	Ausdauer: ganzer Körper	

Wochen 7 und 8

Ab jetzt wird's richtig intensiv: Eine Minute Belastung in den Sixpack-Workouts und eine Stunde Ausdauertraining an den Kardiotagen! Dazu werden die Übungen immer anspruchsvoller. Absolviere in den Sixpack-Workouts jede der zehn Aufwärmübungen 30 Sekunden lang. Beginne anschließend sofort mit dem Hauptteil des Workouts. Führe jede Übung 60 Sekunden lang so schnell aus, wie es dir mit korrekter Technik möglich ist. Mache nach jeder Übung 10 bis 15 Sekunden Pause. Wenn du alle Übungen geschafft hast, lege 30 Sekunden Pause ein und absolviere anschließend einen zweiten Durchgang. Beende jedes Sixpack-Workout mit 30 Minuten Ausdauertraining (Joggen, Radfahren, Rudern oder Ähnliches). Trainiere an Tagen ohne Sixpack-Workout 60 Minuten lang deine Ausdauer und nutze die freien Tage zur aktiven Regeneration.

Montag	Dienstag	Mittwoch	Donnerstag	Freitag	Samstag	Sonntag
• Sixpack-Workout • 30 Minuten Kardio	• Warm-up (Seiten 54–65) • 60 Minuten Kardio	• Sixpack-Workout • 30 Minuten Kardio	• Warm-up (Seiten 54–65) • 60 Minuten Kardio	• Sixpack-Workout • 30 Minuten Kardio	• Pause: Freizeit und aktive Erholung	• Pause: Freizeit und aktive Erholung

Warm-up: 10 Übungen | 30 Sekunden je Übung

Sixpack-Workout: 2 Durchgänge | je 7 Übungen | 60 Sekunden je Übung

Pausen:

- Woche 7: 15 Sekunden Pause nach jeder Übung | 30 Sekunden Pause nach jedem Durchgang
- Woche 8: 10 Sekunden Pause nach jeder Übung | 30 Sekunden Pause nach jedem Durchgang

Kardio-Workout:

- 30 Minuten nach Abschluss des Sixpack-Workouts
- 60 Minuten an Kardiotagen

Montag

Fokus: obere Bauchmuskeln

Dauer: ca. 22 Minuten Sixpack-Workout + 30 Minuten Kardiotraining

Übung	Muskelpartie	Seite(n)
Warm-up	ganzer Körper	54–65
Crunch mit Kurzhantel	obere Bauchmuskeln	73
Pointer im Liegestütz	unterer Rücken	109
180-Degree-Jump	HIIT: ganzer Körper	122
Criss Cross Toe Touch	untere Bauchmuskeln	81
Russian Twist mit Zusatzgewicht	schräge Bauchmuskeln	96
Hand Clap	obere Bauchmuskeln	71
Leg Kick	HIIT: ganzer Körper	119
Kardiotraining	Ausdauer: ganzer Körper	

Mittwoch

Fokus: untere Bauchmuskeln
Dauer: ca. 22 Minuten Sixpack-Workout + 30 Minuten Kardiotraining

Übung	Muskelpartie	Seite(n)
Warm-up	ganzer Körper	54-65
Tuck-in	untere Bauchmuskeln	85
Sit-up mit fixierten Füßen	obere Bauchmuskeln	70
Burpee	HIIT: ganzer Körper	120
Spider Plank	schräge Bauchmuskeln	98
Superman	unterer Rücken	106
Stepping Plank	untere Bauchmuskeln	83
High Knee	HIIT: ganzer Körper	115
Kardiotraining	Ausdauer: ganzer Körper	

Freitag

Fokus: schräge Bauchmuskeln
Dauer: ca. 22 Minuten Sixpack-Workout + 30 Minuten Kardiotraining

Übung	Muskelpartie	Seite(n)
Warm-up	ganzer Körper	54-65
Kick-through	schräge Bauchmuskeln	100
Flutter Kick	untere Bauchmuskeln	86
Skater	HIIT: ganzer Körper	123
Crunch mit seitlich ausgestreckten Armen	obere Bauchmuskeln	74
Swimmer	unterer Rücken	110
Plank Hip Rotation	schräge Bauchmuskeln	94
Step Half Burpee	HIIT: ganzer Körper	116
Kardiotraining	Ausdauer: ganzer Körper	

Wochen 9 und 10

Die gute Nachricht ist: In diesen beiden Wochen werden die Belastungsphasen der Sixpack-Workouts wieder kürzer. Die schlechte Nachricht: Du musst dafür einen dritten Durchgang dranhängen, also nochmal sieben Sätze mehr schaffen. Absolviere in den Sixpack-Workouts jede der zehn Aufwärmübungen 30 Sekunden lang. Beginne anschließend sofort mit dem Hauptteil des Workouts. Führe jede Übung 45 Sekunden lang so schnell aus, wie es dir mir korrekter Technik möglich ist. Mache nach jeder Übung 10 bis 15 Sekunden Pause. Wenn du alle Übungen geschafft hast, lege 30 Sekunden Pause ein und absolviere anschließend einen zweiten und dritten Durchgang. Beende jedes Sixpack-Workout mit 30 Minuten Ausdauertraining (Joggen, Radfahren, Rudern oder Ähnliches). Trainiere an Tagen ohne Sixpack-Workout 60 Minuten deine Ausdauer und nutze die freien Tage zur aktiven Regeneration.

Montag	Dienstag	Mittwoch	Donnerstag	Freitag	Samstag	Sonntag
• Sixpack-Workout • 30 Minuten Kardio	• Warm-up (Seiten 54–65) • 60 Minuten Kardio	• Sixpack-Workout • 30 Minuten Kardio	• Warm-up (Seiten 54–65) • 60 Minuten Kardio	• Sixpack-Workout • 30 Minuten Kardio	• Pause: Freizeit und aktive Erholung	• Pause: Freizeit und aktive Erholung

Warm-up: 10 Übungen | 30 Sekunden je Übung

Sixpack-Workout: 3 Durchgänge | je 7 Übungen | 45 Sekunden je Übung

Pausen:
- Woche 9: 15 Sekunden Pause nach jeder Übung | 30 Sekunden Pause nach jedem Durchgang
- Woche 10: 10 Sekunden Pause nach jeder Übung | 30 Sekunden Pause nach jedem Durchgang

Kardio-Workout:
- 30 Minuten nach Abschluss des Sixpack-Workouts
- 60 Minuten an Kardiotagen

Montag

Fokus: obere Bauchmuskeln
Dauer: ca. 26 Minuten Sixpack-Workout + 30 Minuten Kardiotraining

Übung	Muskelpartie	Seite(n)
Warm-up	ganzer Körper	54-65
Sit-up mit Kurzhantel	obere Bauchmuskeln	75
Glute Bridge auf Stuhl	unterer Rücken	111
Jumping Lunge	HIIT: ganzer Körper	124
Leg Raise ohne Ablegen	untere Bauchmuskeln	88
Russian Twist mit Zusatzgewicht	schräge Bauchmuskeln	96
Toe Touch	obere Bauchmuskeln	67
High Knee	HIIT: ganzer Körper	115
Kardiotraining	Ausdauer: ganzer Körper	

Mittwoch

Fokus: untere Bauchmuskeln
Dauer: ca. 26 Minuten Sixpack-Workout + 30 Minuten Kardiotraining

Übung	Muskelpartie	Seite(n)
Warm-up	ganzer Körper	54-65
Beckenheben	untere Bauchmuskeln	87
Plank Crunch	obere Bauchmuskeln	76
180-Degree-Jump	HIIT: ganzer Körper	122
Heel Touch	schräge Bauchmuskeln	93
Glute Bridge auf Stuhl	unterer Rücken	111
Mountain Climber	untere Bauchmuskeln	79
Squat Jump	HIIT: ganzer Körper	118
Kardiotraining	Ausdauer: ganzer Körper	

Freitag

Fokus: schräge Bauchmuskeln
Dauer: ca. 26 Minuten Sixpack-Workout + 30 Minuten Kardiotraining

Übung	Muskelpartie	Seite(n)
Warm-up	ganzer Körper	54–65
Iron Cross mit gestreckten Beinen	schräge Bauchmuskeln	99
Leg Raise ohne Ablegen	untere Bauchmuskeln	88
Burpee	HIIT: ganzer Körper	120
Klappmesser	obere Bauchmuskeln	72
Pointer im Liegestütz	unterer Rücken	109
Side Plank auf den Knien	schräge Bauchmuskeln	92
Wall Ball	HIIT: ganzer Körper	117
Kardiotraining	Ausdauer: ganzer Körper	

Wochen 11 und 12

Egal von wo aus du einmal gestartet bist, wenn du diese beiden Wochen geschafft hast, bist du definitiv fit wie ein Turnschuh! Es bleibt bei drei Durchgängen, die Belastungsphasen dauern nun aber wieder 60 Sekunden. Absolviere in den Sixpack-Workouts jede der 10 Aufwärmübungen 30 Sekunden lang. Beginne anschließend sofort mit dem Hauptteil des Workouts. Führe jede Übung 60 Sekunden lang so schnell aus, wie es dir mit korrekter Technik möglich ist. Mache nach jeder Übung 10 bis 15 Sekunden Pause. Wenn du alle Übungen geschafft hast, lege 30 Sekunden Pause ein und absolviere anschließend einen zweiten und dritten Durchgang. Beende jedes Sixpack-Workout mit 30 Minuten Ausdauertraining (Joggen, Radfahren, Rudern oder Ähnliches). Trainiere an Tagen ohne Sixpack-Workout 60 Minuten lang deine Ausdauer und nutze die freien Tage zur aktiven Regeneration.

Montag	Dienstag	Mittwoch	Donnerstag	Freitag	Samstag	Sonntag
• Sixpack-Workout • 30 Minuten Kardio	• Warm-up (Seiten 54–65) • 60 Minuten Kardio	• Sixpack-Workout • 30 Minuten Kardio	• Warm-up (Seiten 54–65) • 60 Minuten Kardio	• Sixpack-Workout • 30 Minuten Kardio	• Pause: Freizeit und aktive Erholung	• Pause: Freizeit und aktive Erholung

Warm-up: 10 Übungen | 30 Sekunden je Übung

Sixpack-Workout: 3 Durchgänge | je 7 Übungen | 60 Sekunden je Übung

Pausen:

- Woche 11: 15 Sekunden Pause nach jeder Übung | 30 Sekunden Pause nach jedem Durchgang
- Woche 12: 10 Sekunden Pause nach jeder Übung | 30 Sekunden Pause nach jedem Durchgang

Kardio-Workout:

- 30 Minuten nach Abschluss des Sixpack-Workouts
- 60 Minuten an Kardiotagen

Montag

Fokus: obere Bauchmuskeln

Dauer: ca. 30 Minuten Sixpack-Workout + 30 Minuten Kardiotraining

Übung	Muskelpartie	Seite(n)
Warm-up	ganzer Körper	54–65
Crunch mit Kurzhantel	obere Bauchmuskeln	73
Glute Bridge auf Stuhl	unterer Rücken	111
Jumping Lunge	HIIT: ganzer Körper	124
Tuck-in	untere Bauchmuskeln	85
Side Plank Rotation	schräge Bauchmuskeln	97
Crunch mit seitlich ausgestreckten Armen	obere Bauchmuskeln	74
Skater	HIIT: ganzer Körper	123
Kardiotraining	Ausdauer: ganzer Körper	

Mittwoch

Fokus: untere Bauchmuskeln
Dauer: ca. 30 Minuten Sixpack-Workout + 30 Minuten Kardiotraining

Übung	Muskelpartie	Seite(n)
Warm-up	ganzer Körper	54–65
Beckenheben	untere Bauchmuskeln	87
Plank Crunch	obere Bauchmuskeln	76
180-Degree-Jump	HIIT: ganzer Körper	122
Russian Twist mit Zusatzgewicht	schräge Bauchmuskeln	96
Glute Bridge auf Stuhl	unterer Rücken	111
Reverse Crunch ohne Ablegen	untere Bauchmuskeln	84
Star Jump	HIIT: ganzer Körper	121
Kardiotraining	Ausdauer: ganzer Körper	

Freitag

Fokus: schräge Bauchmuskeln
Dauer: ca. 30 Minuten Sixpack-Workout + 30 Minuten Kardiotraining

Übung	Muskelpartie	Seite(n)
Warm-up	ganzer Körper	54–65
Kick-through	schräge Bauchmuskeln	100
Leg Raise ohne Ablegen	untere Bauchmuskeln	88
Burpee	HIIT: ganzer Körper	120
Klappmesser	obere Bauchmuskeln	72
Pointer im Liegestütz	unterer Rücken	109
Iron Cross mit gestreckten Beinen	schräge Bauchmuskeln	99
Jumping Lunge	HIIT: ganzer Körper	124
Kardiotraining	Ausdauer: ganzer Körper	

DIE ZEIT NACH DER CHALLENGE – SO HÄLTST DU DEIN SIXPACK

Hand aufs Herz: Die 12 Wochen deiner Sixpack-Challenge werden ziemlich anstrengend sein. Vermutlich wirst du schon ab der ersten Woche auf das Ende von Woche 12 hinfiebern und dich darauf freuen, endlich die Früchte deiner Arbeit zu ernten. Wie auch immer deine Erfolge nach den 12 Wochen aussehen, es ist wichtig, dass du dich nicht darauf ausruhst, sondern unbedingt am Ball bleibst, sonst sind sie schneller wieder verschwunden, als du es dir vorstellen kannst. Wenn deine Sixpack-Challenge vorbei ist, ist sie also eigentlich nicht wirklich zu Ende. Die gute Nachricht ist, dass du das intensive Pensum der letzten 12 Wochen nicht beibehalten musst. Wenn du mit dem Fitnesssport beginnst, musst du anfangs erst einmal viel Zeit und Mühe investieren. Sobald du ein gewisses Grundniveau erreicht hast, also Muskulatur aufgebaut und deinen Körperfettanteil auf ein bestimmtes Maß gesenkt hast, dann genügen weniger und kürzere Workouts, um den Körper, den du dir in den Wochen zuvor hart erarbeitet hast, zu bewahren. Ich halte meine Form beispielsweise mit drei Trainingseinheiten pro Woche. Damit dein Sixpack nicht wieder verschwindet, sind **zwei Einheiten Bauchtraining à 20 Minuten** pro Woche das absolute Minimum. Das Ausdauertraining solltest du außerdem nicht komplett streichen, sondern lieber ein bis zwei wöchentliche Einheiten von mindestens 30 Minuten Länge einplanen, um deinen Körperfettanteil nicht wieder hochschnellen zu lassen. Wie lang die Einheiten am Ende sein müssen, hängt aber von deiner Ernährung ab.

Nach Woche 12 solltest du nicht Salat und Hähnchen gegen Pizza und Kuchen tauschen, sondern weiterhin auf eine bewusste Ernährung achten. Ich bin allerdings keine Freundin davon, meinen Klientinnen ihre Lieblingsspeisen zu verbieten – das hält niemand auf Dauer durch. Kleine Sünden wie Süßigkeiten oder ein Glas Wein sind nach der Sixpack-Challenge also erlaubt, wenn sie im Rahmen bleiben. Ich rate meinen Klientinnen immer zur **80:20-Regel**: 80 Prozent disziplinierte, gesunde Ernährung und 20 Prozent schlemmen. In der Praxis kann das etwa so funktionieren, dass du dich unter der Woche bewusst ernährst und auf deine Kalorien und Nährstoffe achtest, dir dafür am Wochenende aber etwas gönnst. Dann hast du 500 zusätzliche Kalorien »frei«, die du nach Lust und Laune nutzen kannst, zum Beispiel für eine reguläre Mahlzeit mehr, für Süßigkeiten abends vor dem Fernseher oder ein, zwei Gläser Alkohol, wenn du auf einer Feier bist.

Je mehr du schlemmst, umso mehr musst du schwitzen!

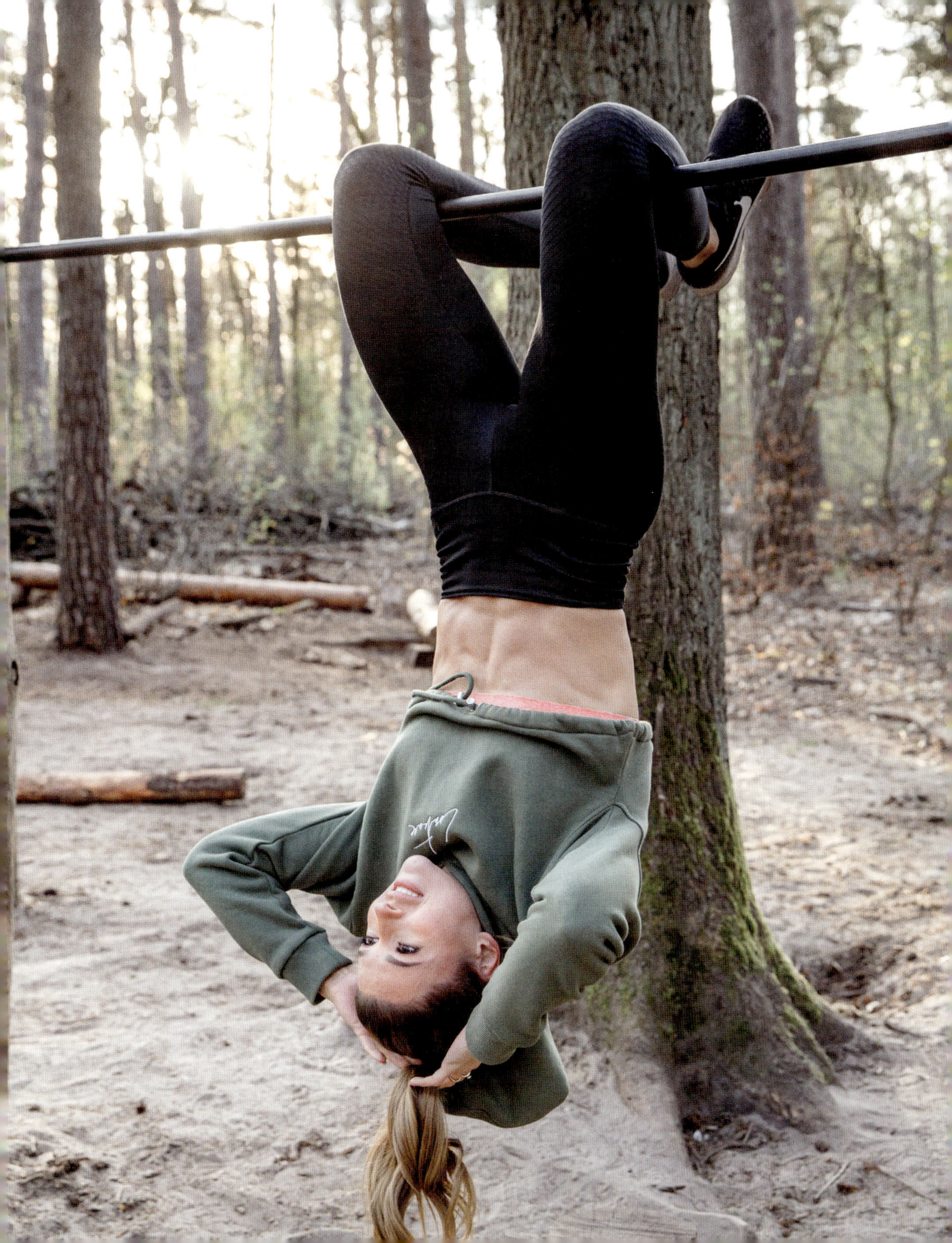

Nachfolgend findest du einen beispielhaften Trainingswochenplan für die Zeit nach deiner Challenge. Dieser Plan umfasst das absolute Minimum an Trainingstagen: Zwei Tage Bauchmuskeltraining plus ein Tag Kardio. Je nach Körpertyp und Essgewohnheiten kann es sein, dass du noch eine weitere Ausdauereinheit einschieben oder die Dauer der Einheiten verlängern musst. Auch nach der Challenge gilt: Je mehr du schlemmst, umso mehr musst du schwitzen! Beim Aufbau der Bauchmuskelworkouts kannst du dich weiter am Plan der Sixpack-Challenge orientieren, absolviere also eine Mischung aus Bauch-, Rücken- und Ganzkörperübungen. Intensität und Übungsauswahl der Wochen 5 bis 8 sollten ausreichen.

Montag	Dienstag	Mittwoch	Donnerstag	Freitag	Samstag	Sonntag
20 Minuten Bauchtraining	Pause	30 Minuten Ausdauer-training	Pause	20 Minuten Bauchtraining	Pause	Pause

Anders verhält es sich, wenn du als Fortgeschrittene erst später in die Challenge eingestiegen bist (etwa ab Woche 7) und die fehlenden Wochen hinten anhängen willst oder wenn du mit Übergewicht in die Challenge gestartet bist und länger als die vorgegebenen 12 Wochen brauchst, um deinem Ziel vom Sixpack näherzukommen. In beiden Fällen solltest du nicht diesen abgespeckten Plan verwenden, sondern Trainingspensum und -intensität der Wochen 11 und 12 mindestens beibehalten, wenn nicht sogar weiter steigern – zum Beispiel, indem du die Einheiten an den Kardiotagen auf 90 oder sogar 120 Minuten verlängerst oder bei den Bauchmuskelworkouts perspektivisch noch einen vierten Durchgang ergänzt.

Das Wichtigste aus diesem Kapitel auf einen Blick

Wie sieht der Trainingsplan aus?

Deine Sixpack-Challenge ist auf 12 Wochen angelegt. Jede Woche besteht aus fünf Trainings- und zwei Pausentagen. Die Trainingstage sind in »große« und »kleine« Tage unterteilt. An den großen Tagen – Montag, Mittwoch und Freitag – absolvierst du jeweils ein Bauchmuskelworkout plus ein anschließendes kurzes Ausdauertraining. An den kleinen Tagen – Dienstag und Donnerstag – steht jeweils eine längere Ausdauereinheit auf dem Programm. Die freien Wochenenden solltest du für aktive Erholung nutzen.

Wie sind die Workouts aufgebaut?

Auch die Struktur der Bauchmuskelworkouts bleibt die gesamten 12 Wochen über dieselbe: Nach einem gründlichen Warm-up absolvierst du nacheinander sieben verschiedene Übungen, vier für den Bauch, eine für den unteren Rücken plus zwei Ganzkörperübungen im HIIT-Format. In jedem Workout steht eine andere Bauchmuskelregion im Fokus, montags die obere, dienstags die untere und freitags die schräge Bauchmuskulatur. Trainiert wird auf Zeit, nicht nach Wiederholungszahlen. In den ersten Wochen machst du zwei solcher Durchgänge pro Einheit, in den letzten Wochen drei.

Gibt es Varianten für Einsteigerinnen und Fortgeschrittene?

Der Plan ist für Einsteigerinnen und Fortgeschrittene gleichermaßen geeignet und die Intensität wird Woche für Woche erhöht, indem die Belastungsphasen länger, die Pausen kürzer, die Durchgänge mehr und die Übungen anspruchsvoller werden. Wer bereits Trainingserfahrung besitzt, kann bei Woche 5 oder 7 einsteigen und die fehlenden vier oder sechs Wochen einfach am Ende dranhängen. Genauso kannst du den Plan, wenn du ganz untrainiert und vielleicht mit Übergewicht in die Challenge startest, über Woche 12 hinaus nach dem gleichen Muster verlängern.

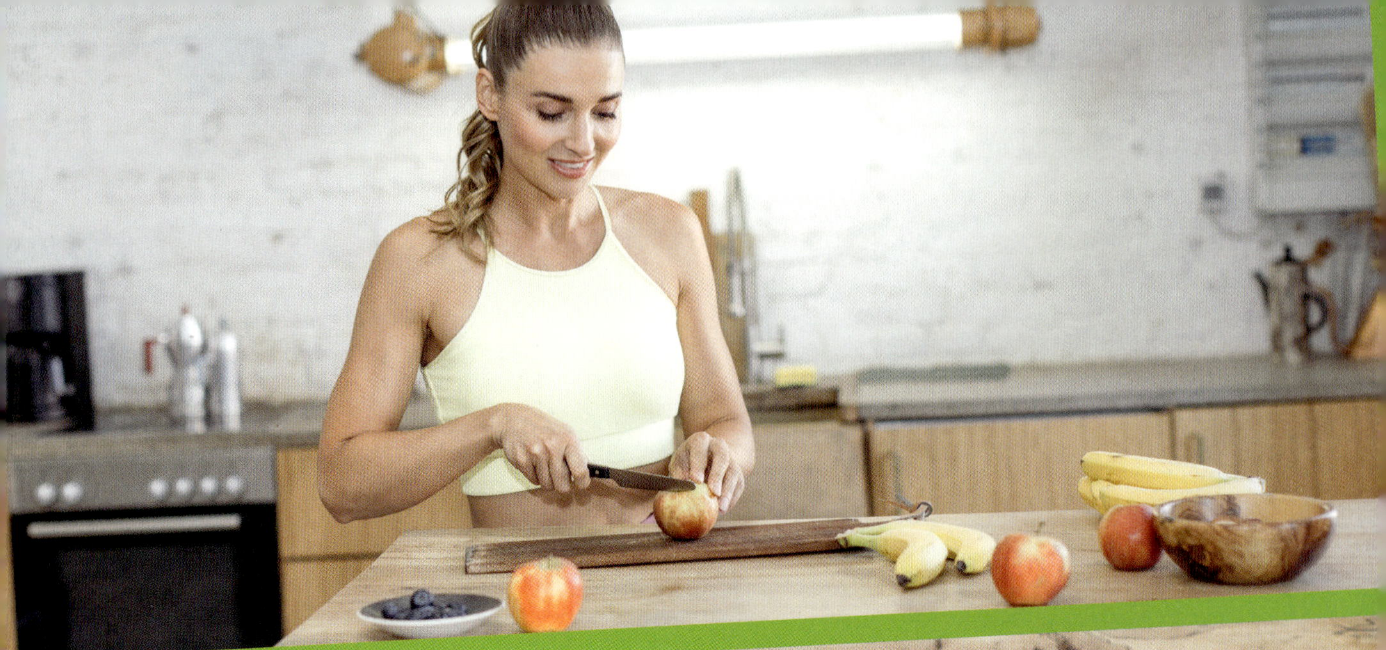

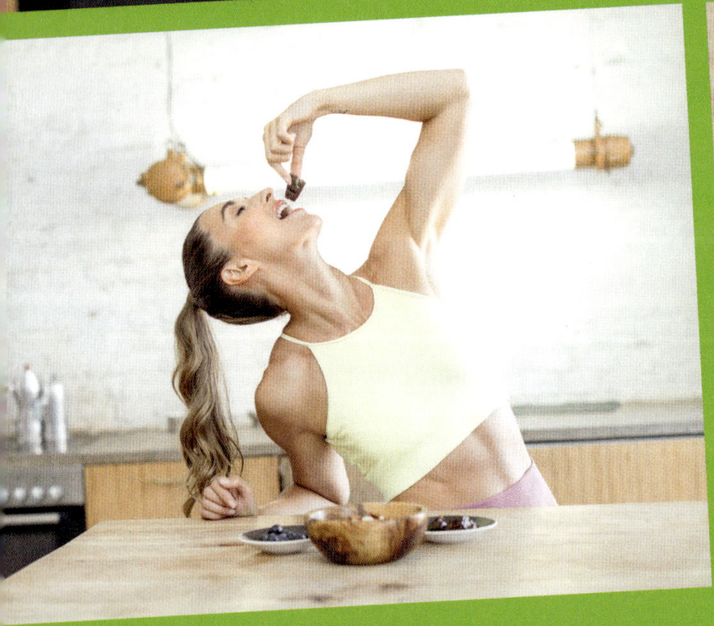

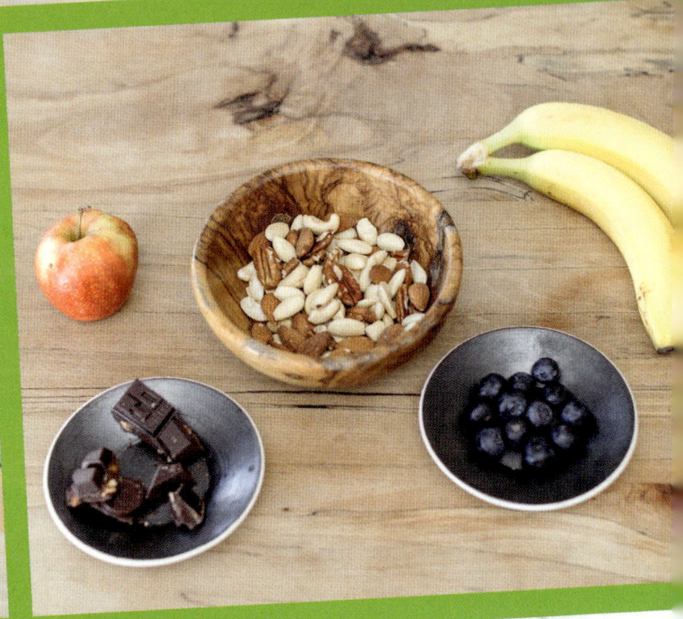

6

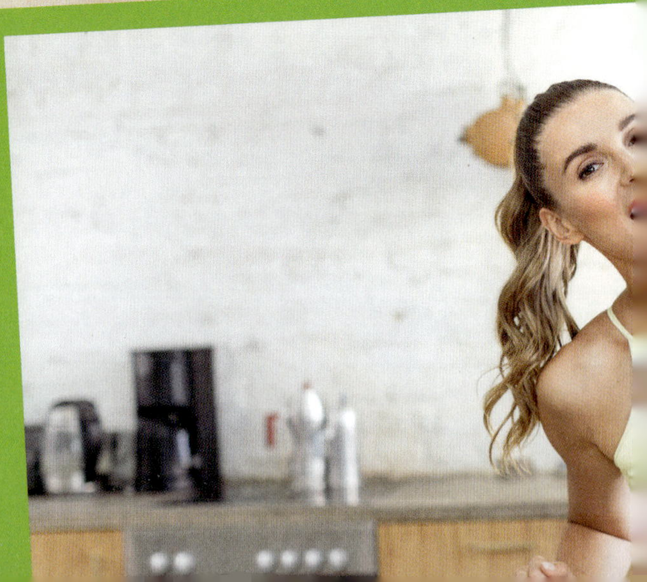

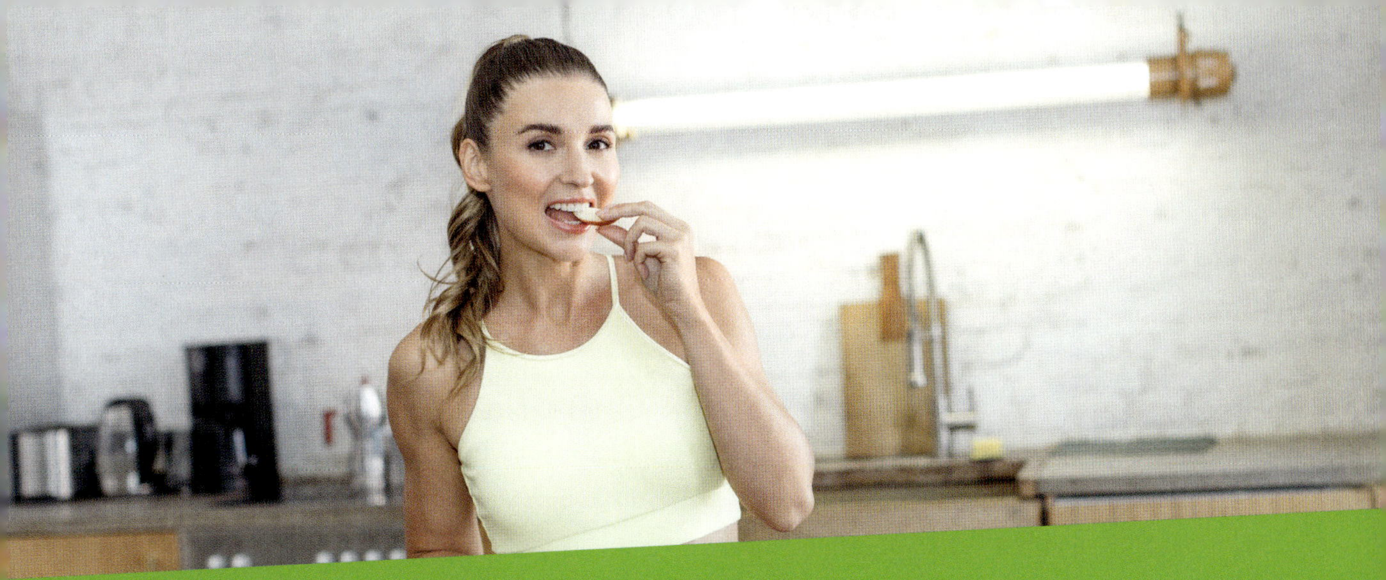

Sixpack Kitchen
DIE RICHTIGE ERNÄHRUNG

»Ein Sixpack wird in der Küche gekocht!«

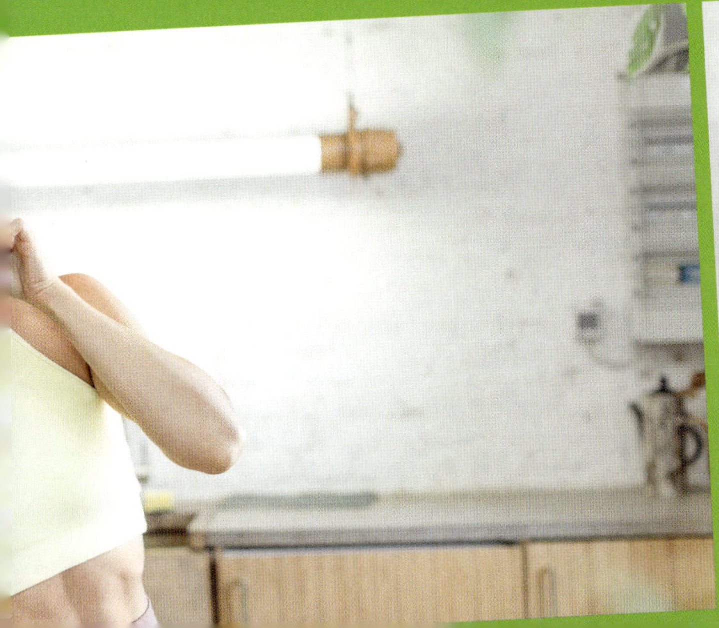

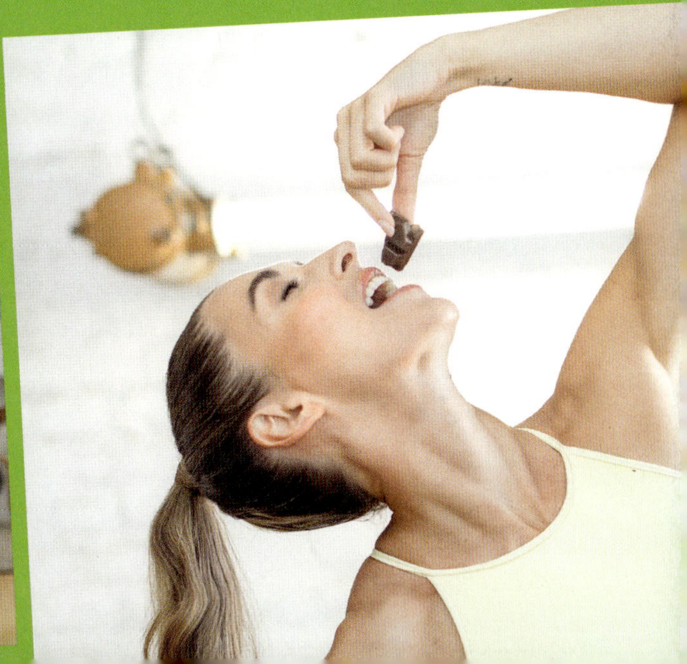

Erinnerst du dich noch an die beiden Stellschrauben, von denen ich dir in Kapitel 3 (Seite 37) erzählt habe, als es darum ging, dass du für ein Sixpack nicht nur die Bauchmuskeln trainieren, sondern unbedingt auch deinen Körperfettanteil senken musst? Die erste Stellschraube war das HIIT- und Ausdauertraining. Die zweite – und mindestens ebenso wichtige – Stellschraube ist deine Ernährung. Ich möchte das an dieser Stelle noch einmal ganz deutlich betonen: Deine Ernährung spielt eine ebenso große Rolle für deinen Sixpack-Erfolg wie dein Training! Egal wie fleißig du deine Workouts trainierst, wie viele Crunches und Leg Raises du machst und wie oft du laufen gehst, wenn deine Ernährung nicht passt, wird es nix mit dem Sixpack.

In diesem Kapitel erkläre ich dir die wichtigsten Grundlagen einer gesunden und ausgewogenen Ernährung, zeige dir, wie du deinen Kalorienbedarf und deine tatsächliche Kalorienzufuhr bestimmst, gebe dir jede Menge nützlicher Ernährungstipps und liefere dir leckere Rezepte.

WARUM DIÄTEN NICHTS BRINGEN

Eine häufige Fehlannahme ist, dass Abnehmen mit Verzicht oder gar **Hunger** einhergehen muss. Es gibt Diäten, bei denen du deine Kalorienzufuhr so drastisch reduzierst, dass du dich quasi dünnhungerst. Von solchen Ansätzen halte ich allerdings aus dreierlei Gründen nichts: Erstens ist diese Art des Abnehmens extrem ungesund (Warum, erkläre ich im folgenden Abschnitt ab Seite 157). Zweitens ist sie nicht besonders motivierend und daher nur schwer durchzuhalten. Niemand will hungern und jeder braucht hin und wieder eine Portion seines Lieblingsessens. Vor allem ist sie drittens aber nicht besonders nachhaltig, denn eine solche Ernährungsweise lässt sich nur eine bestimmte Zeit lang durchhalten, bevor gravierende körperliche Mangelerscheinungen, wie Müdigkeit, Abgeschlagenheit oder ein geschwächtes Immunsystem, auftreten. Sobald du dann zu deinen üblichen Essgewohnheiten zurückkehrst, sind die abgenommenen Pfunde ratzfatz wieder drauf – der altbekannte Jojoeffekt. Diäten können in bestimmten Situationen durchaus sinnvoll sein, etwa für Sportlerinnen, die vor Wettkämpfen in Spitzenform kommen wollen. Diese Form wird dann allerdings nur ein bis zwei Tage lang gehalten. Um deinen Körperfettanteil dauerhaft zu senken, brauchst du keine kurzfristige Diät, sondern musst deine Ernährung langfristig umstellen.

Das klingt erst einmal dramatisch, ist aber ein weniger starker Eingriff in deine alltägliche Ernährung als eine Diät, dafür ein deutlich nachhaltigerer. Statt deine Mahlzeiten zu verkleinern oder ganz wegzulassen, wirst du genauer darauf achten, was du isst und wie du deine Mahlzeiten zusammenstellst. So kannst du dich satt essen, ohne zu hungern. Du kannst dir hin und wieder sogar die eine oder andere Sünde gönnen und wirst trotzdem auf gesunde Art und Weise abnehmen und deinen neuen, niedrigeren Körperfettanteil auch dauerhaft halten.

KALORIENBEDARF VERSUS KALORIENZUFUHR

Wie ich bereits erwähnt habe, ist Abnehmen im Grunde nur simple Mathematik: Du musst mehr Kalorien verbrennen, als du aufnimmst, denn erst dann wird dein Körper seine Fettdepots als Energiequelle anzapfen. Damit diese Rechnung aufgeht, musst du zwei Dinge wissen: Wie hoch ist dein Kalorienbedarf und wie viele Kalorien nimmst du tatsächlich zu dir?

Wie hoch ist mein täglicher Kalorienbedarf?

Dein Körper benötigt eine Mindestmenge an Energie, um lebenswichtige Funktionen wie Atmung, Stoffwechsel und Bewegung ausführen zu können. Diese Mindestmenge nennt man Grundumsatz. Wie hoch der ist, hängt von deinem Alter, deiner Größe und deinem Gewicht ab. Er ist höher, je größer und schwerer du bist, und sinkt mit zunehmendem Alter. Der Grundumsatz einer 20-jährigen Frau, die 1,65 Meter groß ist und 70 Kilo wiegt, beträgt etwa 1530 Kalorien pro Tag; bei einer 40-Jährigen mit denselben Maßen etwa 100 Kalorien weniger. Grob bestimmen kannst du deinen Grundumsatz, indem du dein Körpergewicht mit 24 multiplizierst. Eine genauere Methode, die auch Alter und Größe einbezieht, ist die sogenannte Harris-Benedict-Formel, die für Frauen folgendermaßen lautet: **655,1 + (9,6 × Körpergewicht in Kilo) + (1,8 × Körpergröße in Zentimetern) – (4,7 × Alter in Jahren)**. Der daraus berechnete Wert ist das absolute Minimum, das dein Körper benötigt, um seine Grundfunktionen aufrechtzuerhalten. Deshalb sind extreme Radikaldiäten, in denen die Kalorienzufuhr nicht selten unter diesem Wert liegt, absolut nicht empfehlenswert und machen auf Dauer krank.

Der Grundumsatz beschreibt allerdings nicht deinen Gesamtkalorienbedarf. Um den zu bestimmen, musst du deinen Leistungsumsatz addieren. Wie hoch der ist, hängt von deinem Aktivitätsniveau ab. Wenn du einen Bürojob ausübst und keinen Sport treibst, ist er entsprechend niedrig, denn du verbrennst über den Tag verteilt kaum Kalorien. Bist du aber ein aktiver Mensch, lässt das Auto auch mal stehen und hast Freude an Bewegung, dann können da gut und gern nochmal ebenso viele Kalorien hinzukommen. Um den Leistungsumsatz zu berechnen, multipliziert man den Grundumsatz mit einem bestimmten Aktivitätsfaktor. Folgende Zuordnung hat sich in der Wissenschaft durchgesetzt:

Übersicht der Aktivitätsfaktoren zur Berechnung des Leistungsumsatzes	
Aktivitätsniveau	**Aktivitätsfaktor**
ausschließlich sitzen/liegen (alte, gebrechliche Menschen)	1,2
meist sitzen/liegen, kaum körperliche Tätigkeit	1,3–1,5
viel sitzen/liegen, wenig körperliche Tätigkeit (Schülerin, Bürokraft)	1,6–1,7
viel stehen, körperlich aktiv (Verkäuferin, Kellnerin, Handwerkerin)	1,8–1,9
starke körperliche Aktivität (Landwirtin, Leistungssportlerin)	2,0–2,4

Deinen Leistungsumsatz berechnest du mit der Formel: **Grundumsatz x (Aktivitätsfaktor-1)**. Den so berechneten Wert addierst du wiederum mit deinem Grundumsatz und erhältst deinen Gesamtkalorienbedarf pro Tag. Wie du siehst, ist es unmöglich, den Wert auf eine Kommastelle exakt zu bestimmen, da er von vielen Faktoren beeinflusst wird. Auf die einzelne Kalorie kommt es aber auch gar nicht an, die Richtung muss stimmen. Eine grobe Übersicht gibt dir die folgende Tabelle.

Durchschnittlicher Kalorienbedarf einer Frau, nach Alter geordnet	
Alter	**Kalorienbedarf in Kilokalorien**
15 bis unter 19 Jahre	2000
19 bis unter 25 Jahre	1900
25 bis unter 51 Jahre	1900
51 bis unter 65 Jahre	1800
ab 65 Jahre	1600

Bei den darin aufgelisteten Kalorienmengen handelt es sich um gemittelte Normwerte für eine 70 Kilo schwere Frau mit sitzender beruflicher Tätigkeit und wenig aktiver Freizeitgestaltung. Gegebenenfalls musst du 100 bis 200 Kilokalorien addieren oder abziehen, wenn du jünger oder älter bist oder dich mehr oder weniger bewegst.

Wie du siehst, ist dein täglicher Kalorienbedarf ohne Bewegung nicht besonders hoch. Wenn du nun bedenkst, dass ein Latte Macchiato um die 200 Kalorien und ein Stück Torte locker an die 500 Kalorien enthält (aber kaum Nährstoffe), dann wird schnell klar, wo das ganze Hüftgold herkommt. Häufig merken wir nämlich gar nicht, wie viele Kalorien wir täglich zu uns nehmen. Zusätzlich zu den Hauptmahlzeiten, mit denen du deinen Kalorien- und Nährstoffbedarf eigentlich deckst, lauern in Softdrinks, Kaffeevariationen, Süßspeisen und Snacks viele unnötige Kalorien, die am Ende als Fettdepot an Bauch, Beinen und Po landen. Darum ist es wichtig, deine Ernährung zumindest grob zu planen und dich strikt an diesen Plan zu halten.

Wie hoch ist meine tägliche Kalorienzufuhr?

Um zu wissen, ob du deinen Kalorienbedarf ausreichend deckst oder – was sehr wahrscheinlich ist – übererfüllst, weil du zu viel zu dir nimmst, musst du deine tägliche Kalorienzufuhr bestimmen. Früher wurde das ganz klassisch mit Stift, Zettel und Taschenrechner gemacht. Man musste den Kaloriengehalt der Lebensmittel kennen und die Mahlzeiten abwiegen, um die genaue Kalorienmenge zu bestimmen. Enthält ein Lebensmittel also etwa 150 Kalorien pro 100 Gramm und du isst davon 300 Gramm, macht das nach Adam Riese 450 Kalorien. Das war ziemlich umständlich, heute erledigen praktische Smartphoneapps das Kalorienberechnen zum Glück mehr oder weniger automatisch. In diesen Apps sind die meisten Lebensmittel und deren Kaloriengehalt bereits gespeichert, du kannst aber auch neue ergänzen. Du musst nur noch jede Mahlzeit eintragen – den Rest erledigt die App. Zugegeben: Auch das ist anfangs noch rechts umständlich, mit der Zeit wird das Tracken deiner Mahlzeiten aber zur Gewohnheit und du bekommst ein Gefühl dafür, wie groß deine Portionen sind (beziehungsweise sein müssen) und wie viele Kalorien eine Mahlzeit enthält. Ganz ohne Kalorientracken geht es, zumindest in den ersten Wochen, jedenfalls nicht. Um deinen Ernährungsplan gestalten zu können und deinen Körperfettanteil erfolgreich zu senken, musst du wissen, wie deutlich du über deinem täglichen Gesamtkalorienbedarf liegst und wie viele Kalorien du streichen musst.

Mit Hilfe einer App ist Kalorienzählen ganz einfach.

BEWUSST ESSEN STATT VERZICHTEN

Bisher habe ich viel über Kalorien gesprochen – eine wichtige Größe, die den Energiegehalt eines Lebensmittels angibt. Doch Kalorie ist nicht gleich Kalorie. Wenn du dich bewusst ernähren möchtest, musst du nicht nur auf den Brennwert deiner Lebensmittel achten, sondern auch auf ihren Nährstoffgehalt.

Unser Körper ist ein wahres Wunderwerk und erneuert sich ständig selbst. Alte Zellen sterben ab und neue werden gebildet, in Muskeln, Knochen, Blut und so weiter. Wenn wir jung sind, klappt das noch prima: Wir sind fit und vital, Wunden und Verletzungen heilen zügig und wir können die Leistung unseres Körpers praktisch nach Belieben steigern. Im Alter gerät dieser Prozess jedoch ins Stocken, wir werden immer schwächer und gebrechlicher, bis wir eines Tages sterben. Damit der **Zellerneuerungsprozess** funktionieren kann, braucht der Körper Baustoffe – wie ein Haus, das aus Backsteinen, Mörtel, Holz und Ziegeln besteht. Die **Nährstoffe** in unseren Lebensmitteln sind diese Baustoffe, weshalb du stets darauf achten solltest, nährstoffreiche Lebensmittel wie Obst, Gemüse, Fisch oder Fleisch zu dir zu nehmen und auf nährstoffarme Lebensmittel wie Fertigprodukte, Snacks, gesüßte Getränke oder Alkohol weitgehend zu verzichten. Denn obwohl in Letzteren kaum oder gar keine Nährstoffe stecken, enthalten sie nicht selten eine Menge Kalorien. Wir sprechen in diesem Fall von leeren Kalorien, weil sie dick machen, ohne dem Körper wichtige Baustoffe zu liefern.

Bausteine des Körpers: Makro- und Mikronährstoffe

Wir unterscheiden in Makro- und Mikronährstoffe. Makronährstoffe sind die drei Grundbausteine unseres Körpers:

Eiweiße/Proteine

Proteine sind die Backsteine, aus denen dein Körper aufgebaut ist. Jeder Muskel, jeder Knochen, jedes Hormon und jedes Enzym besteht aus Protein. Bodybuilder trinken ständig Proteinshakes, weil ihr Eiweißbedarf aufgrund des extremen Muskelaufbaus sehr hoch ist. Auch wenn solche

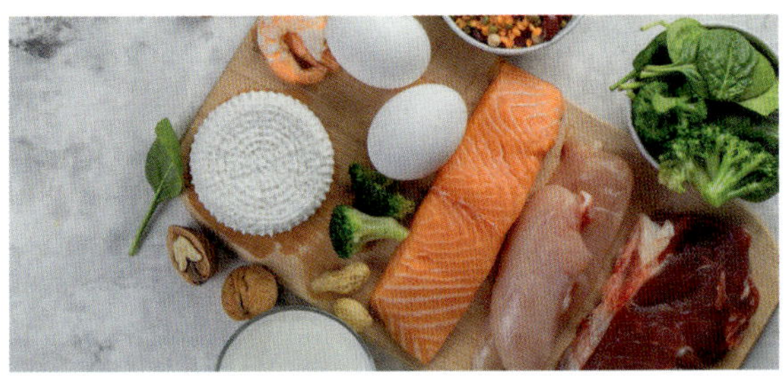

Proteine sind die Grundbausteine deiner Muskulatur.

Muskelberge gar nicht dein Ziel sind, sollten proteinhaltige Lebensmittel dennoch einen großen Teil deiner Ernährung ausmachen aufgrund ihrer wichtigen Funktion als Grundbaustein, aber auch, weil sie lange satt und nicht dick machen. Gute proteinhaltige Lebensmittel sind mageres Fleisch, Fisch, Eier, magere Milchprodukte oder Hülsenfrüchte.

Fette

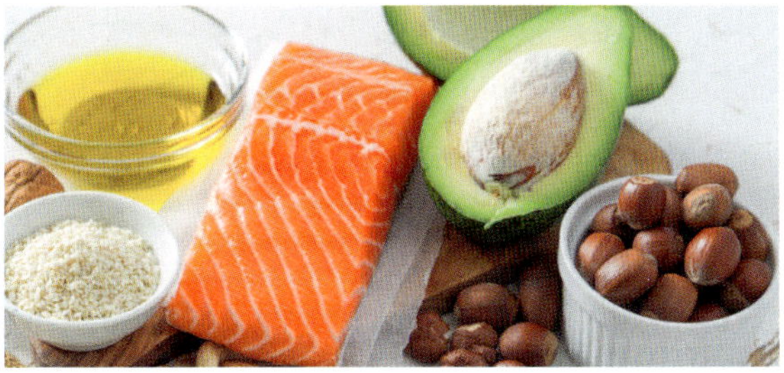

Fett liefert Energie und unterstützt den Stoffwechsel.

Fett ist nicht nur Geschmacks-, sondern vor allem Energieträger. Lebensmittel mit hohem Fettgehalt liefern eine Menge Kalorien und machen deshalb bei mangelnder Bewegung dick. Komplett auf Fett zu verzichten, wozu in vielen Diäten geraten wird, ist trotzdem nicht sinnvoll – erstens, weil dein Körper natürlich Energie benötigt, und zweitens, weil Fette eine Vielzahl wichtiger Aufgaben erfüllen. Fette sind Teil der Zellmembran, also sozusagen der Mörtel deines Körpers. Sie ermöglichen die Aufnahme vieler wichtiger fettlöslicher Vitamine und sind an allen möglichen Stoffwechselprozessen beteiligt. Das bedeutet aber nicht, dass du nun guten Gewissens die nächste Chipstüte leeren kannst. Es gibt nämlich gute und schlechte Fette:

- **Gesättigte Fettsäuren**, wie sie in Frittiertem und in vielen industriell gefertigten Lebensmitteln vorkommen, sind in größeren Mengen ungesund, da sie etwa den Cholesterinspiegel nach oben treiben und das Risiko vieler Zivilisationskrankheiten wie Diabetes oder Herz-Kreislauf-Probleme erhöhen können. Gesättigte Fette solltest du weitestgehend vermeiden und nur in kleinen Mengen zu dir nehmen.
- **Ungesättigte Fettsäuren** wie Omega-3-Fette in Lachs oder Olivenöl sind dagegen total gesund und wichtig für Zellgesundheit, Stoffwechsel und Immunsystem. Fett wird außerdem langsam vom Körper aufgespalten, es liefert also langfristig und konstant Energie und landet deshalb paradoxerweise seltener als Fettpolster am Bauch. Gesunde Fette sollten künftig – in Maßen – einen festen Platz in deinem Speiseplan haben.
- Eine dritte Kategorie sind die künstlichen **Transfettsäuren**, die ausschließlich bei der industriellen Härtung von Fetten entstehen und die hochgradig ungesund für Herz und Kreislauf sind. Sie kommen in Margarine, Fertigprodukten, Frittiertem, Snacks und Süßigkeiten vor und haben nichts in deinem Speiseplan verloren.

Kohlenhydrate

Auch Kohlenhydrate sind Energielieferanten. Im Gegensatz zu Fetten werden viele Kohlenhydrate aber recht schnell aufgespalten und stellen praktisch sofort Energie zur Verfügung. Das ist gut, wenn du dringend Power benötigst, zum Beispiel nach dem Sport. Dein Körper verfügt über kleine Energiereserven, auf die er blitzschnell zugreifen kann – die sogenannten **Glykogenspeicher.** Die werden mit Kohlenhydraten aufgefüllt, sind bei Belastung aber schnell wieder leer. Dann brauchst du Nachschub. Sind deine Glykogenspeicher aber voll und der Energiebedarf deines Körpers ist gering, etwa wenn du inaktiv bist, dann wird die überschüssige Energie aus Kohlenhydraten in Fett umgewandelt und gespeichert – und zwar überall dort, wo du es nicht gebrauchen kannst, an Bauch, Hüfte, Po und Oberschenkeln. Das gilt vor allem für stärkehaltige Kohlenhydrate wie Kartoffeln, Nudeln oder Reis. Kohlenhydrate sind nichts anderes als verschiedene Arten von Zucker. Die Struktur dieser Zucker entscheidet darüber, wie schnell oder langsam sie verwertet werden und für welche Zwecke sie demzufolge geeignet sind:

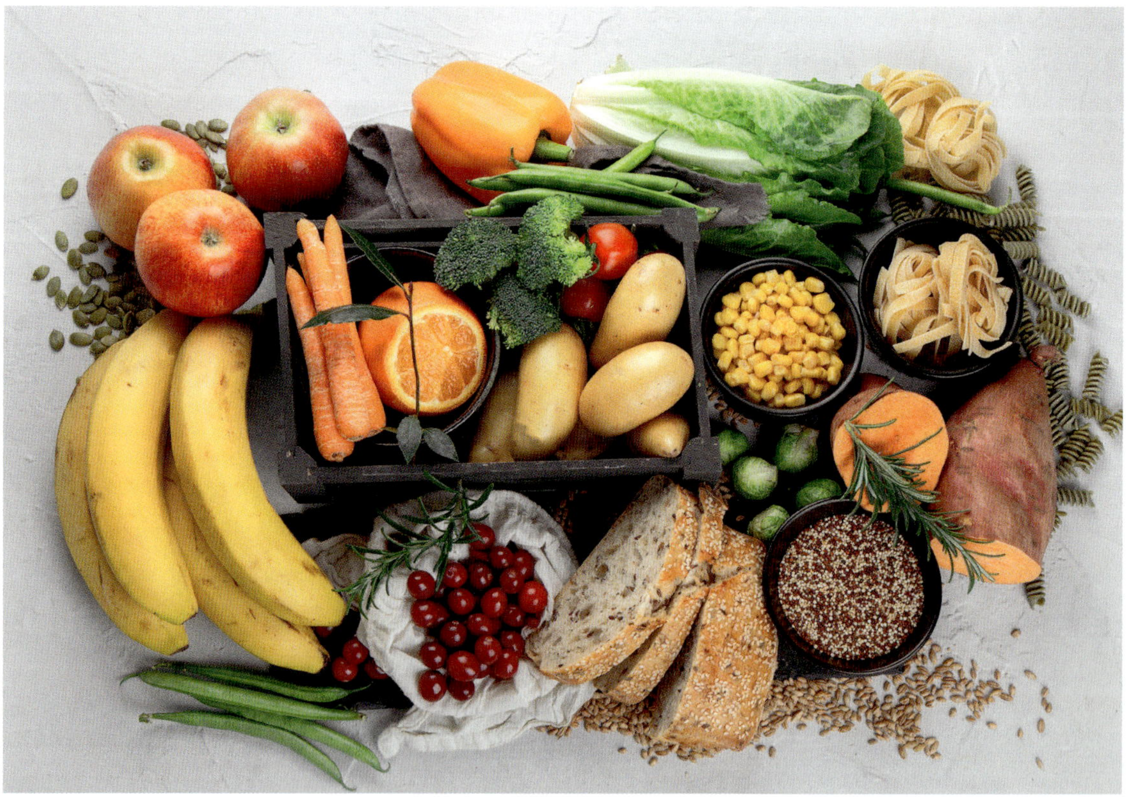

Kohlenhydrate sind vor allem im Training deine wichtigste Energiequelle.

- **Einfachzucker** bestehen nur aus einem Zuckermolekül. Sie werden sofort aufgespalten und gelangen direkt ins Blut. Dadurch liefern sie blitzschnell Energie, weshalb du sie vor oder direkt nach großer körperlicher Anstrengung zu dir nehmen solltest. Gehirn- und Nervenzellen etwa können außerdem nur Einfachzucker verwerten. Fruktose (Fruchtzucker) und Glukose (Traubenzucker) sind Einfachzucker. In deinem Speiseplan sollten sie vor allem in Form von frischem Obst vorkommen, das neben Zucker auch wichtige Vitamine und Ballaststoffe enthält.
- **Zweifachzucker** bestehen aus zwei Zuckermolekülen. In der Ernährungswissenschaft spricht man auch von kurzkettigen Kohlenhydraten. Gemeint ist damit vor allem Saccharose (Haushaltszucker), aber auch Laktose (Milchzucker). Auch Zweifachzucker gelangt schnell ins Blut und liefert demzufolge schnell Energie. Im Gegensatz zu Obst enthalten Produkte mit viel Saccharose häufig nur wenige Vitamine oder andere wichtige Nährstoffe, weshalb du nur im Ausnahmefall darauf zurückgreifen solltest, etwa während langer Ausdauereinheiten oder bei extremer Erschöpfung.
- **Mehrfachzucker** oder langkettige beziehungsweise komplexe Kohlenhydrate werden langsam abgebaut und geben daher längerfristig und gleichmäßig Energie ab. Sie sind dein wichtigster Lieferant von Leistungsenergie, also dem Treibstoff, den deine Muskeln zum Arbeiten benötigen. Komplexe Kohlenhydrate sind zum Beispiel in bestimmten Getreidesorten, Kartoffeln oder Hülsenfrüchten enthalten. Manche komplexen Kohlenhydrate, die Ballaststoffe, können vom Körper nicht direkt verwertet werden, nehmen aber trotzdem eine wichtige Aufgabe wahr. Sie füllen den Magen und sorgen so für ein Sättigungsgefühl und helfen bei der Verdauung. Ballaststoffe stecken in Obst, Gemüse und Vollkornprodukten.

Mikronährstoffe

Zusätzlich zu den drei Grundbausteinen deiner Ernährung, den Makronährstoffen, enthalten Lebensmittel auch allerlei Mikronährstoffe. Diese sind im Gegensatz zu den Makros keine Energieträger, erfüllen aber trotzdem eine Vielzahl wichtiger, teils lebensnotwendiger Aufgaben. Einige Mikronährstoffe wie bestimmte Vitamine kann unser Körper in geringen Mengen selbst herstellen, den Großteil müssen wir jedoch über die Nahrung zu uns nehmen.

- **Vitamine:** Vitamine kennst du vermutlich vor allem im Zusammenhang mit Vitamin C und einer Stärkung des Immunsystems. Daneben erfüllen die verschiedenen Vitamine noch viele weitere Aufgaben und sind an einer Reihe bedeutsamer Stoffwechselprozesse beteiligt, etwa am Kohlenhydrat- und Fettstoffwechsel, der Bildung neuer Blutkörperchen und aller möglichen Zelltypen und vielem mehr. Eine Vitaminunterversorgung kann auf Dauer zu gravierenden Mangelerscheinungen führen wie Hautproblemen, Blutgerinnungsstörungen oder Anämie. Im Gegensatz zur weitverbreiteten Annahme stecken Vitamine nicht nur in Obst und Gemüse, sondern auch in Fleisch (besonders in Innereien wie Leber), Eiern, Milchprodukten und sogar in Kartoffeln und Getreide. Vitamin B12 kommt sogar ausschließlich in tierischen Produkten vor, weshalb Veganer es in Form eines Nahrungsergänzungsmittels zu sich nehmen sollten. Bei Vitaminen kommt es darauf an, dass du deinen Körper vor allem in der Breite versorgst. Die Fähigkeit des Körpers, zum Beispiel Vitamin C aufzunehmen, ist begrenzt. Es bringt also nichts, jeden Tag zehn Orangen zu essen – wenn dein Tagesbedarf gedeckt ist, ist er gedeckt. Versuche deshalb, von allen Vitaminen ein bisschen zu essen.

Vitamine und ihr Nutzen für die Körperfunktionen

Vitamin	Funktion	Quelle
A	Sehen, Fortpflanzung	Leber, Milch, Fisch
B1	Kohlenhydratstoffwechsel, Schilddrüsenfunktion, Stärkung der Nerven	Fleisch, Erbsen, Haferflocken
B2	Verbesserung der Konzentrationsfähigkeit und des Gedächtnisses	Fleisch, grünes Blattgemüse, Haferflocken
B3	Fett-, Eiweiß- und Kohlenhydratstoffwechsel, Stärkung der Haut und Nägel	mageres Fleisch, Fisch
B5	Wundheilung und Immunabwehr	Leber, Gemüse
B6	Eiweißstoffwechsel, Schutz der Nerven	Leber, Kiwi, Kartoffeln
B7	gut für Haut, Haare, Nägel	Leber, Blumenkohl
B9	gut für die Haut	Leber, Kürbis
B12	Bildung roter Blutkörperchen	Leber, Fisch, Milch
C	Stärkung der Immunabwehr	Zitrusfrüchte, Paprika, Kiwi, Kohl, Sauerkraut
D	Unterstützung der Calciumaufnahme	Sonne, Fisch
E	Zellerneuerung und Immunabwehr	pflanzliche Öle, Vollkornprodukte, Blattgemüse
K1 und K2	Blutgerinnung, Stärkung der Knochen	Eier, Leber, Grünkohl

- **Mineralstoffe:** Die zweite Mikronährstoffgruppe sind Mineralstoffe wie Eisen oder Calcium. Sie können vom Körper nicht selbst hergestellt werden, weshalb wir sie komplett über die Nahrung aufnehmen müssen. Auch Mineralstoffe unterstützen den Körper bei wichtigen Funktionen wie der der Schilddrüse oder beim Knochenaufbau. Sie helfen beim Übermitteln von Signalen auf unseren Nervenbahnen mit und sind obendrein Bausteine von Enzymen und Hormonen.

Mineralstoffe und ihr Nutzen für die Körperfunktionen

Mineralstoff	Funktion	Quelle
Calcium	gut für Blut, Knochen, Herz, Zähne und Haut	Milch, Käse, Mandeln
Chrom	gut für Blut, Kreislauf und Muskeln	Vollkornprodukte
Eisen	gut für Nägel, Zähne, Blut, Knochen und Haut	Geflügel, Fisch, Ei
Fluor	gut für Knochen und Zähne	schwarzer Tee
Jod	gut für Schilddrüse, Haare, Nägel, Haut und Zähne	Jodsalz, Meeresfrüchte
Kalium	gut für Haut, Blut, Herz, Nieren, Muskulatur und Nerven	Aprikosen, Rosinen, Sonnenblumenkerne, Erdnüsse
Magnesium	gut für Arterien, Knochen, Herz, Muskulatur, Nerven und Zähne	grünes Gemüse, Honig, Meeresfrüchte
Mangan	gut für Gehirn, Brustdrüsen, Nervensystem und Muskulatur	Bananen, Getreide, Blattsalat, Nüsse, Ananas
Natrium	gut für Blut, lymphatisches System, Muskulatur und Nervensystem	Kochsalz, Milch, Käse, Meeresfrüchte
Phosphor	Knochen, Gehirn, Nerven und Zähne	Leber, Fleisch, Wurstwaren, Milch und Milchprodukte
Schwefel	gut für Haare, Nägel, Nerven und Haut	eiweißreiche Lebensmittel wie Fleisch und Fisch, Eier und Milchprodukte
Zink	gut für Haut, Bindegewebe, Schleimhaut und Thymus	Sonnenblumenkerne, Rindfleisch, Ei, Milch

Wie sollte eine Mahlzeit aufgebaut sein?

Du weißt nun, dass Lebensmittel aus Makro- und Mikronährstoffen bestehen, welche Bedeutung und Funktionen diese Stoffe haben und in welchen Lebensmitteln sie enthalten sind. Du hast außerdem gelernt, dass du, um abzunehmen, weniger Kalorien zu dir nehmen musst, als du verbrennst, und dass Kalorie nicht gleich Kalorie ist. Manche Lebensmittel enthalten vielleicht die identische Menge an Kalorien, besitzen aber eine unterschiedliche **Nährstoffdichte**. Es gibt sogar Produkte mit leeren Kalorien wie Alkohol oder Softdrinks, die zwar Energie in Form von Zucker liefern, allerdings keinerlei andere Nährstoffe enthalten. Um ein besseres Verständnis vom Kaloriengehalt der einzelnen Nahrungsbestandteile zu erhalten, hier eine kurze Übersicht zum Kaloriengehalt von Kohlenhydraten, Eiweiß und Fett:

- **1 Gramm Kohlenhydrate entspricht 4 Kilokalorien.**
- **1 Gramm Eiweiß entspricht 4 Kilokalorien.**
- **1 Gramm Fett entspricht 9 Kilokalorien.**

Wie du siehst, enthält Fett mehr Energie als Eiweiß und Kohlenhydrate. Du fragst dich nun vielleicht, wie du deine Mahlzeiten zusammenstellen solltest, um deinen Körper einerseits mit genügend Nährstoffen zu versorgen und andererseits eine negative Kalorienbilanz zu garantieren, also weniger aufzunehmen, als du verbrauchst. Auch hier gibt es keine in Stein gemeißelten Werte, da die ideale Makro- und Mikronährstoffzusammensetzung immer auch von deinem Stoffwechsel, deinem Körpertyp und deinem Aktivitätslevel abhängt. Die Ernährungswissenschaft unterscheidet grob in drei verschiedene Körpertypen:

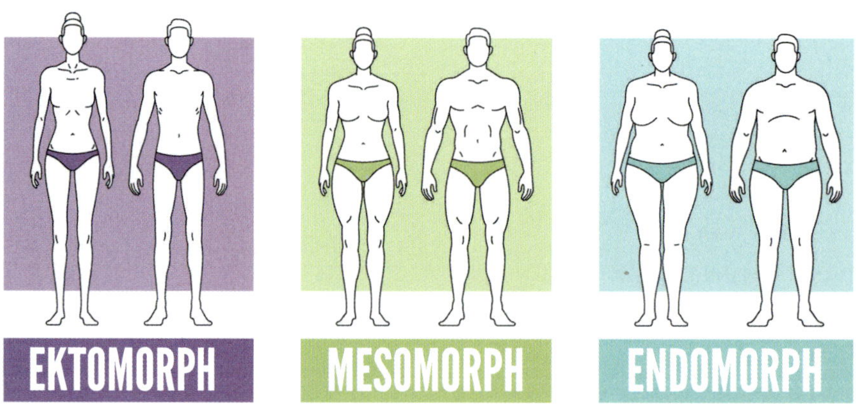

Man unterscheidet zwischen ektomorphem, mesomorphem und endomorphem Körpertyp.

- Der drahtige **ektomorphe Typ** besitzt von Natur aus einen niedrigen Körperfettanteil und kann viel essen, ohne zuzunehmen – baut dafür aber auch schwerer Muskulatur auf.
- Der athletische **mesomorphe Typ** baut leicht Muskeln auf und verbrennt bei bewusster Ernährung auch schnell Fett.
- Der kräftigere **endomorphe Typ** baut zwar schnell Muskeln auf und ist sehr belastbar, hat allerdings auch einen langsamen Stoffwechsel und wird schnell dick.

Bei dieser Einteilung handelt es sich um grobe Kategorien, zwischen denen der Übergang fließend ist. Du wirst also vermutlich keinem der drei Typen eindeutig zuzuordnen sein, sondern eher irgendwo zwischen zwei Körpertypen liegen. Alle Typen haben **Vor- und Nachteile**. Als Ektomorphe kannst du zwar praktisch alles essen, was du willst, hast aber Schwierigkeiten, einen athletischen Look mit Sixpack und knackigem Po aufzubauen. Als Endomorphe fällt dir das Training deutlich leichter, du musst dich aber extrem diszipliniert ernähren, um nicht dick zu werden. Die meisten sind deshalb neidisch auf die Mesomorphen, da sie gewissermaßen das Beste beider Körpertypen vereinen – sie sind allerdings auch recht selten.

Unabhängig vom Körpertyp raten Ernährungsexperten, dass eine gesunde und ausgewogene Mahlzeit aus **15 bis 25 Prozent Eiweiß, 50 bis 60 Prozent Kohlenhydraten** (zwei Drittel davon komplexe Kohlenhydrate/Mehrfachzucker, der Rest Obst und nur maximal 10 Prozent Industriezucker) sowie **20 bis 30 Prozent Fett** bestehen sollte. Da es in deiner Sixpack-Challenge darum geht, möglichst schnell Muskulatur aufzubauen und gleichzeitig Fett zu verbrennen, und du für deine täglichen Workouts jede Menge Energie benötigst, rate ich zu einer eiweiß- und fetthaltigen Ernährung, mit moderaten Mengen langkettiger Kohlenhydrate und wenigen kurzkettigen Kohlenhydraten direkt nach dem Training:

Du wirst zu Beginn also leider nicht umhinkommen, deine Speisen abzuwiegen, um deine Mahlzeiten entsprechend ausgewogen zusammenstellen zu können. Falls du noch keine Lebensmittelwaage zu Hause hast, lohnt sich die Investition, zumal es auch günstige gute Modelle gibt. Am Ende dieses Kapitels findest du außerdem eine Reihe abwechslungsreicher Rezepte für Frühstück, Mittag- und

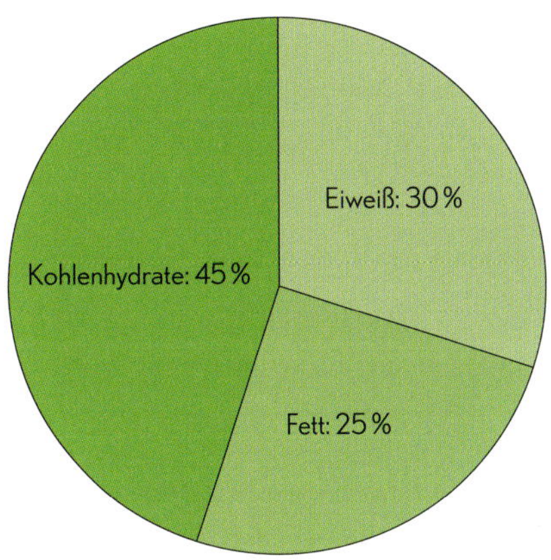

Die optimale Makronährstoffverteilung für ein Sixpack.

Abendessen, in denen ich obige Nährstoffverteilung berücksichtigt habe und die du ganz einfach nachkochen kannst. Mit der Zeit wirst du ein Gefühl für die richtigen Portionsgrößen und die ideale Makroverteilung bekommen, sodass du nicht mehr alles abwiegen musst. Wie gesagt: Es kommt ohnehin nicht genau auf jedes Gramm an! Wichtig ist, dass das Verhältnis von Eiweiß zu Kohlenhydraten und Fett in etwa stimmt und du nicht bergeweise Kohlenhydrate in dich reinstopfst. Wenn du mal keine Waage zur Hand hast, weil du vielleicht unterwegs bist, kannst du in Ausnahmefällen auch eine einfache Faustregel anwenden, die sich in den vergangenen Jahren etabliert hat. Du portionierst deine Mahlzeiten ganz einfach mithilfe deiner Hände. Und das funktioniert so:

- Der Anteil Eiweiß sollte so groß sein wie dein Handteller.
- Der Anteil stärkehaltiger Kohlenhydrate sollte maximal so groß sein wie eine Faust, auf keinen Fall mehr. Bei Nudeln, Reis und Co. bezieht sich die Angabe auf den gekochten Zustand!
- Dazu solltest du einen Gemüseanteil essen, der mindestens so groß ist wie zwei Fäuste – es darf aber gern auch mehr sein.

Zum Beispiel könntest du ein handtellergroßes Stück gegrillte Hühnerbrust mit einem faustgroßen Häufchen Reis und einem halben Kopf Romanasalat, Oliven und getrockneten Tomaten essen. Oder eine faustgroße Menge Haferflocken mit etwa derselben Menge Naturjoghurt und ein paar frischen Heidelbeeren. Diese »Faustformel« solltest du aber wirklich nur in Ausnahmefällen nutzen, da sie sehr ungenau ist, der Fettanteil viel zu gering und der Kohlenhydratanteil meist zu hoch ist. Grundsätzlich gilt: An Salat und Gemüse ohne Stärke wie Paprika, Tomaten oder Gurke darfst du dich so richtig satt essen. Kohlenhydrathaltige Lebensmittel wie Reis, Nudeln, Kartoffeln oder Brot solltest du dagegen nur in Maßen zu dir nehmen. Auch Obst – obwohl sehr gesund – solltest du wegen des enthaltenen Fruchtzuckers nur in kleineren Mengen essen, am besten vor und nach dem Training und ausschließlich in seiner natürlichen Form. Fruchtsmoothies und -säfte enthalten viel zu viel Zucker, ein Glas Orangensaft hat beispielsweise mehr Kalorien als ein Glas Cola (allerdings auch mehr Vitamine und Ballaststoffe)! Gesunde Snacks sind Nüsse, Beerenfrüchte oder Gemüsesticks. Und wenn du, wie ich, ohne Schokolade nicht leben kannst, dann greife zu dunkler Schokolade. Die enthält jede Menge gesunder Inhaltsstoffe und weniger Kalorien als Vollmilchschokolade.

Wenn du naschen willst, dann greife zu gesunden Snacks wie Beerenfrüchten, Nüssen oder dunkler Schokolade.

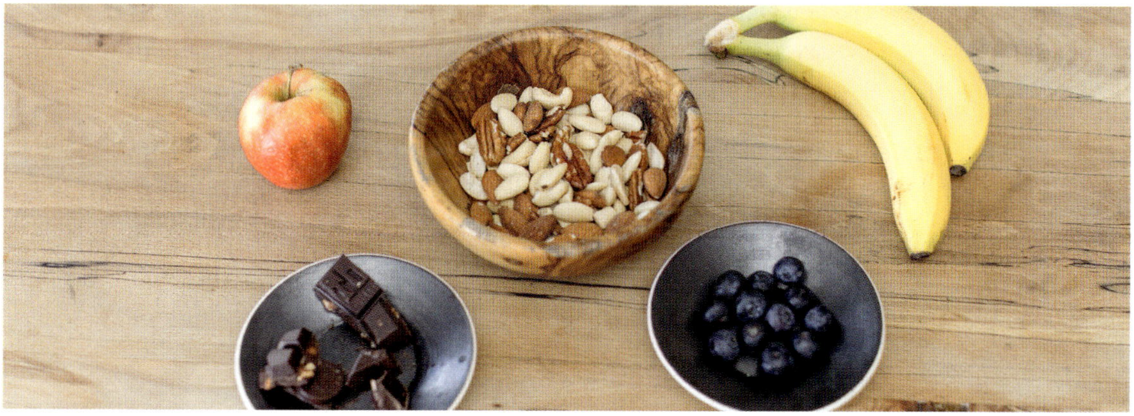

Dunkle Schokolade schmeckt, ist gesund und macht weniger dick als Vollmilchschokolade.

Deine Einkaufsliste: Diese Produkte dürfen in deinem Speiseplan nicht fehlen

Jetzt habe ich so viel von Proteinen, Kohlenhydraten, Makro- und Mikronährstoffen erzählt, dass du die Begriffe vermutlich schon nicht mehr hören kannst. In diesem Abschnitt möchte ich diese trockenen Bezeichnungen deshalb in echte Lebensmittel »übersetzen«.

Empfehlenswerte Lebensmittel nach Makronährstoffgehalt		
Protein	**Fette**	**Kohlenhydrate**
• mageres Fleisch (Hühnerbrust, Rind, Wild) • magerer Fisch (Thunfisch, Barsch) • Eier • Hüttenkäse • Tofu • Hülsenfrüchte • fettarmer Joghurt • Magerquark • Mandeln • Quinoa	• Pflanzenöle (Oliven-, Raps-, Leinsamenöl) • fettiger Fisch (Lachs, Makrele) • Nüsse • Avocados	• (Natur-)Reis • (Vollkorn-)Nudeln • Kartoffeln/Süßkartoffeln • Vollkornprodukte (zum Beispiel Brot) • Haferflocken • Obst (Äpfel, Pflaumen, Birnen) • Gemüse ohne Stärke (Paprika, Gurke, Brokkoli) • grünes Blattgemüse (Spinat, Rucola) • Beerenfrüchte • Datteln • Samen (Lein-, Chiasamen)

Diese Produkte solltest du unbedingt vermeiden

Auch wenn du während deiner Sixpack-Challenge nicht hungern musst und gern genussvoll essen darfst, solltest du auf bestimmte Lebensmittel am besten ganz verzichten oder sie nur extrem selten zu bestimmten Anlässen essen, da sie deinem Sixpack-Erfolg im Weg stehen und obendrein total ungesund sind. Die folgenden Produkte solltest du fortan von deinem Speiseplan streichen:

- **Zucker:** Lebensmittel mit einem hohen Anteil an Einfachzucker wie Süßigkeiten und Softdrinks enthalten häufig kaum Nährstoffe, dafür aber viele Kalorien. Einfachzucker wird im Körper schnell aufgespalten und steht daher sofort als Energie zur Verfügung. Weil du so viel Energie auf einmal aber selten benötigst, speichert dein Körper einen großen Teil davon als Fett ab. Wenn du also einen süßen Zahn hast und auf deine Lieblingsschokolade nicht verzichten kannst, dann gönne sie dir ab und an als Belohnung nach einem harten Workout – zu diesem Zeitpunkt ist der Energiebedarf deines Körpers nämlich hoch und viele Zuckerkalorien werden verbrannt, statt als Fettpolster an deinem Bauch zu enden.
- **Weißmehl:** Weißmehlprodukte machen dick, denn Weißbrot und Co. enthalten kaum Nährstoffe, dafür aber eine Menge Zucker. Zudem können Weißmehlprodukte eine Reihe gesundheitlicher Probleme verursachen: Auch bei Menschen ohne Glutenunverträglichkeit drohen Verdauungsprobleme, Abgeschlagenheit, Hautprobleme, Diabetes oder Rheuma.
- **Alkohol:** Alkohol ist nichts anderes als Zucker. Bier, Wein und Spirituosen enthalten eine Menge Kalorien, aber praktisch keinerlei gesunde Nährstoffe. Hinzu kommt, dass Alkohol ein Nervengift ist, das obendrein deinen Stoffwechsel bremst, wodurch die zusätzlichen Kalorien noch schneller auf deiner Hüfte landen.
- **Gesüßte Getränke, Smoothies, Säfte:** Für Limonaden und andere mit Zucker versetzte Getränke gilt dasselbe wie für Alkohol, die enthalten massig leere Kalorien in Form von Zucker, aber kaum oder gar keine nützlichen Inhaltsstoffe. Selbst Fruchtsäfte solltest du nur in Maßen trinken. Die sind mit ihren Vitaminen und Ballaststoffen zwar gesünder als Limo, aber enthalten ebenfalls viel Zucker. Greife besser zu Wasser oder ungesüßtem Tee.
- **Süßstoffe:** Auf den ersten Blick erscheinen Zuckerersatzstoffe wie Aspartam oder Stevia wie eine gute Sache. Sie sind süß und enthalten praktisch keine Kalorien. Light-oder »Zero«-Limonaden erfreuen sich deshalb großer Beliebtheit. Studien haben aber gezeigt, dass Süßstoff letztlich sogar zu einer gesteigerten Gewichtszunahme führt.[6] Ein Grund ist, dass die künstlichen Süßungsmittel die Darmflora verändern, vor allem aber gaukeln sie deinem Körper vor, du würdest ihm Zucker zuführen – nur eben ohne die Energie, die er normalerweise aus dem Zucker bezieht. Sobald dein Körper

das bemerkt, gerät er in Panik und verlangt nach noch mehr Süßem. Die Folge sind Heißhungerattacken und ein aus dem Gleichgewicht geratener Stoffwechsel. Außerdem sind die meisten Süßstoffe, zumindest in großen Mengen, ungesund.

- **Ungesunde Fette:** Gesättigte Fettsäuren sind Geschmacksträger und wichtige Botenstoffe für unser Nervensystem, steigern aber auch den Appetit und können in großen Mengen zu Übergewicht, Herz-Kreislauf-Beschwerden, Demenz oder Diabetes führen. Gute Quellen gesättigter Fettsäuren sind Butter, Vollmilch und fettige Käsesorten, streichen solltest du vor allem Wurst, Backwaren oder Süßigkeiten.
- **Frittiertes:** Frittierte Produkte wie Pommes, Chips und Ähnliches enthalten neben jeder Menge ungesunder (Trans-)Fette in der Regel auch viel zu viel Salz.
- **Salz:** Salz beziehungsweise das darin enthaltene Natriumchlorid ist für uns lebenswichtig und an vielen Stoffwechselvorgängen beteiligt. Es reguliert etwa unseren Wasserhaushalt oder die Reizübertragung zwischen Nerven und Muskelzellen. Mehr als einen Teelöffel am Tag solltest du aber nicht zu dir nehmen, denn Salz fördert den Appetit, sorgt für Wassereinlagerungen und kann in zu hohen Mengen Bluthochdruck und andere Beschwerden verursachen. In den meisten Fertigprodukten steckt bereits deutlich mehr als ein Teelöffel. Salami und andere Wurstsorten, Tomatenketchup, salzige Snacks, aber auch Süßigkeiten enthalten große Mengen Salz.
- **Fruchtjoghurt:** Joghurt ist gesund, enthält viel Eiweiß, Calcium und gesunde Darmbakterien. Wenn ich von Joghurt spreche, meine ich aber ausschließlich Naturjoghurt! Die meisten Fruchtjoghurts enthalten dagegen große Mengen Zucker, auf sie solltest du daher verzichten (auch auf die Diätvarianten).

Wie viele Mahlzeiten und wann?

Nun, da du weißt, aus welchen Bestandteilen deine Lebensmittel bestehen, auf welche Nährstoffe es besonders ankommt und welche Produkte du besser meidest, bleibt eigentlich nur noch die Frage, wann du wie viel essen solltest. Hier scheiden sich bis heute die Geister. Du kennst sicher den klassischen Ansatz mit drei Mahlzeiten am Tag – Frühstück, Mittagessen und Abendbrot. Viele Ernährungsexperten raten stattdessen zu fünf bis sieben kleineren Mahlzeiten täglich, um den Stoffwechsel konstant in Schwung zu halten und Hunger gar nicht erst aufkommen zu lassen. Andere wiederum vertreten die Meinung, dass längere Fastenperioden helfen, die Fettverbrennung anzukurbeln, und empfehlen das sogenannte Intervallfasten, bei dem du nur in einem bestimmten Zeitfenster etwas isst – etwa zwischen 12 und 18 Uhr. Alle drei Methoden und die unzähligen Varianten, die es davon gibt, haben Vor- und Nachteile.

Die **Drei-Mahlzeiten-Methode** ist gesellschaftlich etabliert und lässt sich am einfachsten in den Alltag integrieren, zum Beispiel beim Mittagessen mit den Kolleginnen in der Kantine oder beim gemeinsamen Abendbrot mit der Familie. Gerade wenn du viel Sport treibst, können die Phasen zwischen den Mahlzeiten aber schon mal ziemlich lang werden. Je nachdem, wann deine Workouts stattfinden, kann das mitunter problematisch werden. Vor und nach dem Sport ist es sinnvoll, deinen Körper mit Nährstoffen zu versorgen.

Besser geeignet ist da die **Fünf-Mahlzeiten-Methode.** In der Regel handelt es sich dabei um drei größere Mahlzeiten und zwei kleinere Snacks wie ein paar Nüsse und Beeren oder einen Proteinshake. Diese kleineren Mahlzeiten könntest du um deine Workouts herum einplanen. Weil dein Körper häufig etwas zu essen bekommt, entsteht so auch kaum ein Hungergefühl, wodurch du diese Ernährungsstrategie leichter durchhältst, ohne zu sündigen. Der Nachteil ist, dass du häufiger damit beschäftigt bist, diese Mahlzeiten vor- und zuzubereiten und den halben Tag nur ans Essen denkst. Deshalb rate ich auch von mehr als fünf Mahlzeiten am Tag ab.

Das **Intervallfasten** programmiert deinen Körper darauf, zugeführte Nährstoffe bestmöglich zu verwerten. Die Theorie: Nach dem Schock des mehrstündigen Nahrungsentzugs wird dein Körper die Nährstoffe aus dem Essen wie ein Schwamm aufsaugen, sobald du ihm wieder etwas zuführst. Das sorgt unter anderem für einen besseren Fettstoffwechsel, kann aber, vor allem in der Anfangszeit, während der Fastenperioden Hunger verursachen. Diese Methode durchzuhalten ist also schwerer und erfordert viel Disziplin. Dafür sparst du eine Menge Zeit, weil du weniger und dafür größere Mahlzeiten zubereiten musst.

Wichtig ist, dass du auch über die Sixpack-Challenge hinaus eine gesunde Ernährungsweise beibehältst und nicht in alte Muster zurückfällst, denn sonst ist das Sixpack, das du dir mühevoll erarbeitet hast, ganz schnell wieder futsch. Für welche der drei Varianten du dich dann entscheidest, liegt ganz bei dir, deinen Vorlieben und alltäglichen Umständen. Wichtig ist, dass die Methode gut in deinen Alltag passt und du sie ohne Probleme durchhältst.

Intervallfasten bringt nichts, wenn du den halben Tag Kohldampf schiebst und dadurch ständig in Versuchung bist, etwas zu naschen. Umgekehrt ist die Fünf-Mahlzeiten-Methode nicht praktikabel, wenn du gar keine Zeit hast, fünf Mahlzeiten zuzubereiten, und dadurch ständig welche ausfallen lässt oder sie durch ungesunde Snacks ersetzt.

Ich setze in der Sixpack-Challenge auf eine **Mischung aus Intervallfasten und der Drei-Mahlzeiten-Variante**, bei der du zwei bis drei Mahlzeiten täglich isst. Generell verwende ich diese Methode bei den meisten meiner Klientinnen, nur in seltenen Ausnahmen plane ich vier Mahlzeiten am Tag ein. Meine Methode hat mehrere Vorteile: Sie liegt nah bei der klassischen Drei-Mahlzeiten-Variante, sodass dir die Umstellung auf die neue Ernährungsweise nicht so schwerfällt. Zudem ist sie für Menschen, die mitten im Leben stehen, vielleicht Job und Kinder haben, leichter umzusetzen, weil nur wenig Zeit für die Mahlzeitenvorbereitung eingeplant werden muss.

Bei der Auswahl der Rezepte habe ich dementsprechend ebenfalls darauf geachtet, nur einfache und schnell zuzubereitende Gerichte auszuwählen. Du findest sie weiter hinten in diesem Kapitel ab Seite 155. Zunächst möchte ich dir aber die Grundstruktur deines Ernährungsplans erläutern.

Dein Ernährungsplan

Das Wichtigste vorab: Ich werde dir keinen starren Mahlzeitenplan vorgeben, nach dem du dir die Uhr stellen musst. Stattdessen möchte ich dir eine bestimmte Struktur vermitteln, die du verinnerlichst und auch nach dem Ende deiner Sixpack-Challenge noch für dich nutzen kannst.

Dein Trainingsplan besteht aus Tagen mit Bauchmuskel- und Ausdauerworkout, aus reinen Kardiotagen und aus Pausentagen. An den drei Tagen pro Woche, an denen du sowohl Bauchmuskel- als auch Ausdauertraining absolvierst, kannst du drei Mahlzeiten einplanen, an den übrigen vier Tagen nur zwei Mahlzeiten.

	Montag	Dienstag	Mittwoch	Donnerstag	Freitag	Samstag	Sonntag
Training	Sixpack-Workout + Kardio	Kardio	Sixpack-Workout + Kardio	Kardio	Sixpack-Workout + Kardio	Pause	Pause
Mahlzeiten	3	2	3	2	3	2	2

Wann du deine Mahlzeiten zu dir nimmst, bleibt im Grunde dir selbst überlassen. Ich möchte, dass du deine Essenszeiten so planst, dass sie am besten zu deinem Alltag passen. Denn ob du deine beiden Mahlzeiten morgens und abends, mittags und abends oder morgens und mittags isst, spielt fürs

Abnehmen eigentlich keine Rolle – was zählt, sind die Gesamtkalorien, die du zu dir nimmst. Nachdem du deinen Gesamtkalorienbedarf mit der Formel in diesem Kapitel (Seite 157) berechnet hast, teilst du den Wert einfach durch zwei oder drei (je nachdem, wie viele Gerichte du für diesen Tag vorgesehen hast). So weißt du, wie viele Kalorien eine Mahlzeit haben darf und wie viel deiner Zutaten du dafür abwiegen musst. Du musst deine Gesamtkalorien übrigens nicht gleichmäßig verteilen, sondern kannst auch eine kalorienreiche und eine kalorienarme Mahlzeit einplanen. Dies ist im Alltag auch deutlich praktikabler.

Idealerweise solltest du zumindest eine Mahlzeit **um das Training herum** zu dir nehmen – etwa das Frühstück, falls du morgens schon laufen gehst, oder das Abendessen, wenn du deine Workouts erst nach Feierabend absolvierst. Deine Trainingsmahlzeiten sollten mehr Kohlenhydrate enthalten als die übrigen. So stellst du sicher, dass dein Körper nach dem Training mit ausreichend Nährstoffen und Energie versorgt wird und sich optimal erholen kann. Davon abgesehen gibt es keinerlei Vorgaben, wann du deine Mahlzeiten isst.

Ernährungsmythen entlarvt

Ich möchte in diesem Zusammenhang auch mit zwei Ernährungsmythen aufräumen, die seit vielen Jahren weitverbreitet sind, aber schlichtweg nicht stimmen.

- **Mythos 1: Das Frühstück ist die wichtigste Mahlzeit des Tages.** Viele Menschen quälen sich morgens ein Wurstbrot oder einen Marmeladentoast rein, weil sie glauben, es sei wichtig zu frühstücken. Tatsächlich kann es sinnvoll sein, morgens eine ausgewogene Mahlzeit mit komplexen Kohlenhydraten, etwas Fett und Eiweiß zu essen, die langsam verdaut wird und über den Tag verteilt lange satt hält. Das ist vor allem dann gut, wenn du nur zwei Mahlzeiten für diesen Tag eingeplant hast und die nächste erst am Abend ansteht. Ein Muss ist Frühstücken aber nicht. Und wenn du keine Zeit hast, ein gesundes Frühstück mit der genannten Makroverteilung zuzubereiten, dann lasse es lieber ganz ausfallen. Denn ein Weißbrot mit Schokocreme oder gezuckerte Frühstücksflocken enthalten kaum wichtige Nährstoffe und sorgen für einen rasanten Anstieg und Abfall des Blutzuckerspiegels, wodurch du spätestens zur Mittagszeit schon wieder extremen Heißhunger verspüren wirst.
- **Mythos 2: Abends essen macht dick.** Wann du etwas isst, spielt grundsätzlich keine Rolle – auf die konsumierten Gesamtkalorien und deinen Energiebedarf kommt es an. Wenn du deine Workouts erst spätabends nach der Arbeit absolvierst, dann ist es vollkommen in Ordnung, anschließend

noch etwas zu essen. Der Energie- und Nährstoffbedarf deines Körpers wird nach dem Training sehr hoch sein und dein Stoffwechsel auf Hochtouren laufen. Eine gesunde und ausgewogene Mahlzeit ist in einer solchen Situation sehr wichtig. Trainierst du allerdings morgens und nutzt die Abende, um dich zu entspannen, dann solltest du deinen Ernährungsplan entsprechend anpassen. Dein Energie- und Nährstoffbedarf ist abends dann niedriger und du solltest nur eine kleine oder gar keine Mahlzeit in den Abendstunden essen.

Mahlzeitenplanung

Deine Mahlzeitenplanung erfolgt eigentlich ganz **intuitiv** und wird von deinem Alltag und deinem Training vorgegeben. An Tagen mit drei Mahlzeiten wirst du dich vermutlich an die übliche Aufteilung Frühstück, Mittag- und Abendessen halten. Das ist gesellschaftlich am verträglichsten: Frühstück mit den Kindern, Mittagessen mit den Kollegen, Abendessen mit der Familie. Du kannst das Frühstück aber auch wegfallen lassen und dir stattdessen einen Snack am Vor- oder Nachmittag gönnen. Das ist vor allem dann sinnvoll, wenn du zu diesen Zeiten häufig Hunger hast oder trainierst und deinem Körper Nährstoffe zuführen willst.

Ein wenig mehr Planung erfordern die Tage mit zwei Mahlzeiten. An trainingsfreien Tagen kannst du diese beiden Mahlzeiten so legen, wie es dir am besten gefällt. Entweder nimmst du die Mahlzeiten so ein, dass du den gesamten Tag über möglichst satt bist, oder du nutzt die positiven Effekte des Intervallfastens und isst beide Mahlzeiten innerhalb eines Acht-Stunden-Fensters. An Tagen mit Ausdauerworkout solltest du eine von beiden Mahlzeiten um dein Training herum einplanen. Auch dann kannst du beide Mahlzeiten entweder möglichst gleichmäßig auf den Tag verteilen, um Hunger zu vermeiden, oder intervallfasten und in einem kleinen Zeitfenster essen. Hier drei mögliche Varianten eines Trainingstags mit zwei Mahlzeiten (es sind aber auch andere Kombinationen denkbar):

Mahlzeitenverteilung an einem Trainingstag mit zwei Mahlzeiten

	Variante 1		Variante 2 (Intervallfasten)		Variante 3	
Tageszeit	Mahlzeit	Training	Mahlzeit	Training	Mahlzeit	Training
Morgens	×	×			×	
Mittags			×			
Abends	×		×	×	×	×

Weil das jetzt sehr viele Informationen waren, fasse ich deine optimale Mahlzeitenplanung noch einmal knapp zusammen:

- An Tagen mit Sixpack- und Kardio-Workout isst du drei Mahlzeiten.
- An Kardio- und Pausentagen isst du zwei Mahlzeiten.
- Wann du isst, bleibt dir überlassen. Eine Mahlzeit solltest du stets um dein Training herum einplanen. Du kannst deine Mahlzeiten gleichmäßig über den Tag verteilt essen, um möglichst konstant satt zu sein, oder alle Mahlzeiten in einem Zeitfenster von acht Stunden zu dir nehmen, um die Fettverbrennungseffekte des Intervallfastens zu nutzen, was aber vor allem am Anfang einige Disziplin erfordert.
- Berechne mit der Formel in diesem Kapitel (Seite 157) deinen täglichen Gesamtkalorienbedarf und teile den Wert durch drei beziehungsweise zwei. So errechnest du, wie viele Kalorien jede deiner Mahlzeiten enthalten darf. Du musst die Kalorien nicht hälftig oder zu je einem Drittel aufteilen, sondern darfst natürlich auch eine kalorienreiche und eine kalorienarme Mahlzeit essen – wichtig ist nur, dass du deine zulässige Gesamtkalorienzahl nicht überschreitest.

Das Wichtigste aus diesem Kapitel auf einen Blick

Wie nehme ich ab?

Du nimmst ab, indem du mehr Kalorien verbrennst, als du zu dir nimmst. Steuern kannst du das über Sport und Ernährung. Treibst du mehr Sport, verbrennst du mehr Kalorien, und ernährst du dich bewusster, wirst du weniger Kalorien aufnehmen. Im Idealfall tust du beides.

Machen Kohlenhydrate oder Fette dick?

Nein. Dick wirst du nur, wenn du zu viele Kalorien zu dir nimmst. Kohlenhydrate und Fette sind wichtige Energiequellen, ohne die dein Körper nicht funktionieren kann. Kohlenhydrat- und fetthaltige Lebensmittel enthalten viele Kalorien. Beim Verzehr kommt es daher auf die richtige Menge und den richtigen Zeitpunkt an. Vor und nach dem Training ist der Konsum von Kohlenhydraten zum Beispiel sinnvoll, da der Energiebedarf deines Körpers dann sehr hoch ist. Während inaktiver Phasen ist dein Kalorienbedarf aber deutlich geringer. Führst du ihm dann hochkalorische Produkte mit vielen Kohlenhydraten oder Fett zu, dann wird er diese überschüssige Energie für schlechte Zeiten speichern – in Form von Fettdepots.

Ist es egal, was ich esse, solange die Kalorienmenge stimmt?

Nein. Die Kalorienmenge gibt nur Auskunft über die Energie, die ein Lebensmittel deinem Körper liefert. Neben Energie braucht dein Körper aber auch verschiedene Nährstoffe, um zu funktionieren. Es gibt nährstoffreiche Produkte wie Obst und Gemüse und nährstoffarme Produkte, die teilweise viele leere Kalorien liefern, Alkohol etwa oder Süßigkeiten. Du solltest vor allem auf Produkte mit moderatem Kaloriengehalt und vielen Nährstoffen setzen, also frische, unverarbeitete Lebensmittel wie Obst, Gemüse, mageres Fleisch, Fisch und Vollkornprodukte.

Wie sollte eine Mahlzeit aufgebaut sein?

Eine ausgewogene Mahlzeit sollte aus komplexen Kohlenhydraten, gesunden Fetten, Eiweiß sowie Salat und Gemüse bestehen, die wichtige Vitamine sowie Mineral- und Ballaststoffe enthalten. Ich empfehle einen Anteil von 30 Prozent Eiweiß (Fleisch oder Fisch), 25 Prozent Fett (Öl, Fisch, Nüsse) und 45 Prozent Kohlenhydraten (Reis, Kartoffeln, Gemüse, Obst) an den Gesamtkalorien. Falls du keine Waage zur Hand hast oder es schnell gehen muss, kannst du in Ausnahmefällen eine buchstäbliche Faustformel benutzen: eine handtellergroße Portion Eiweiß, maximal eine faustgroße Portion gegarte stärkehaltige Kohlenhydrate (Nudeln, Reis und Ähnliches), mindestens zwei Fäuste Salat und Gemüse (gern auch mehr).

Wie oft soll ich essen und in welchen Portionen?

Es gibt verschiedene Möglichkeiten, deine Gesamtkalorienzufuhr über den Tag zu verteilen. Ob drei größere oder fünf kleinere Mahlzeiten oder die Variante Intervallfasten, bei der du nur in einem bestimmten Zeitfenster etwas isst – alle Methoden haben Vor- und Nachteile. Wähle nach Ende deiner Sixpack-Challenge die Variante, die am besten zu dir und deinen Gewohnheiten passt. Während der Challenge setzen wir an Tagen mit Bauchmuskeltraining auf drei, an allen anderen Tagen auf zwei Mahlzeiten am Tag.

DEINE REZEPTE

Bei der Zubereitung deiner Mahlzeiten hast du vollkommen freie Hand. Damit dir der Einstieg so leicht wie möglich fällt, findest du in diesem Abschnitt je sieben Rezepte für die drei großen Mahlzeiten am Tag – Frühstück, Mittag- und Abendessen –, die perfekt auf deinen Ernährungsplan zugeschnitten sind. Es gibt vegane Alternativen sowie gluten- und laktosefreie Rezepte, sodass wirklich für jeden etwas dabei ist. Mit diesen insgesamt **21 Rezepten** kannst du dich während deiner gesamten Sixpack-Challenge abwechslungsreich und ausgewogen ernähren. Und solltest du doch einmal Lust auf etwas Neues verspüren, dann findest du im Internet, in Kochbüchern und Fitnessratgebern und natürlich auf meiner Coachingplattform katjabelieve-coaching.com zahlreiche gesunde und leckere Rezepte mit Angaben zu den enthaltenen Makronährstoffen und Kalorien.

Du kannst frei entscheiden, welches Gericht du an welchem Tag zubereitest. Auch wenn dir einige Rezepte sicher mehr zusagen werden als andere, solltest du versuchen, dich möglichst abwechslungsreich zu ernähren – also nicht immer dasselbe kochen. Theoretisch dürftest du auch ein Frühstücksgericht am Abend essen oder umgekehrt, die Rezepte sind aber bewusst so gestaltet, dass die enthaltenen Nährstoffe optimal zur Tageszeit passen. Morgens sind in den Mahlzeiten also vor allem komplexe Kohlenhydrate und gesunde Fette enthalten, um dir Energie für den Tag zu liefern, abends viel Gemüse und Eiweiß. Auch hier gilt: Wähle das Gericht, das am besten zu deinem Tag passt. Wenn du erst abends trainierst, darfst du ohne schlechtes Gewissen auch abends noch eine kohlenhydratreiche Mahlzeit verputzen!

Frühstück

Rührei mit Orangen

Zubereitungszeit: 5 Minuten • **Kochzeit:** 10 Minuten
Nährwerte: 355 kcal, 27 g Protein, 34 g Kohlenhydrate, 10 g Fett

Zutaten
2 Eier (ca. 105 g)
4 Eiklar (ca. 110 g)
Salz
Pfeffer
Petersilie
1 Orange (ca. 140 g)
1 Banane (ca. 100 g)

1. Das Ei und Eiklar in einer Schüssel mit etwas Salz und Pfeffer verquirlen.
2. Eine Pfanne erwärmen und die Eiermasse bei mittlerer Temperatur unter langsamem Rühren darin anbraten. Sobald die Masse die richtige Konsistenz erreicht hat, also saftig ist und nicht zu trocken, das Rührei auf einem Teller anrichten.
3. Die Petersilie waschen, fein hacken und über dem Rührei verstreuen.
4. Die Orange achteln; die Banane schälen, in Stücke schneiden und beides als Beilage servieren.

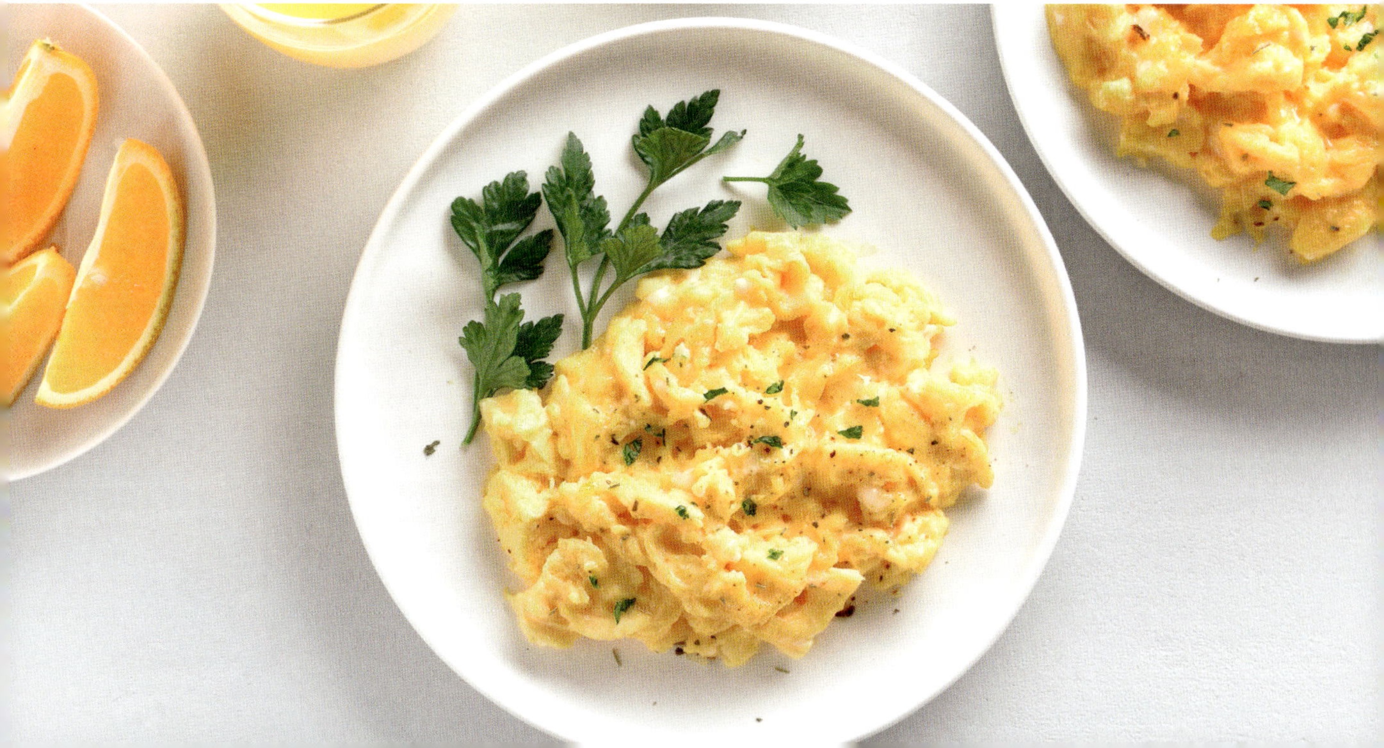

Healthy Banana Split

Zubereitungszeit: 10 Minuten
Nährwerte: 371 kcal, 28 g Protein, 37 g Kohlenhydrate, 10 g Fett

Zutaten

1 Banane (ca. 105 g)
215 g Skyr Natur, 0,2 % Fett i. Tr., laktosefrei
40 g Himbeeren
55 g Heidelbeeren
15 g Walnüsse, naturbelassen

1. Die Banane schälen, der Länge nach in zwei Hälften schneiden und geöffnet auf einem Teller platzieren.
2. Den Skyr über der Banane verteilen.
3. Die Beeren waschen. Die Walnüsse zerbröseln und mit den Beeren über der Banane und dem Skyr verteilen.

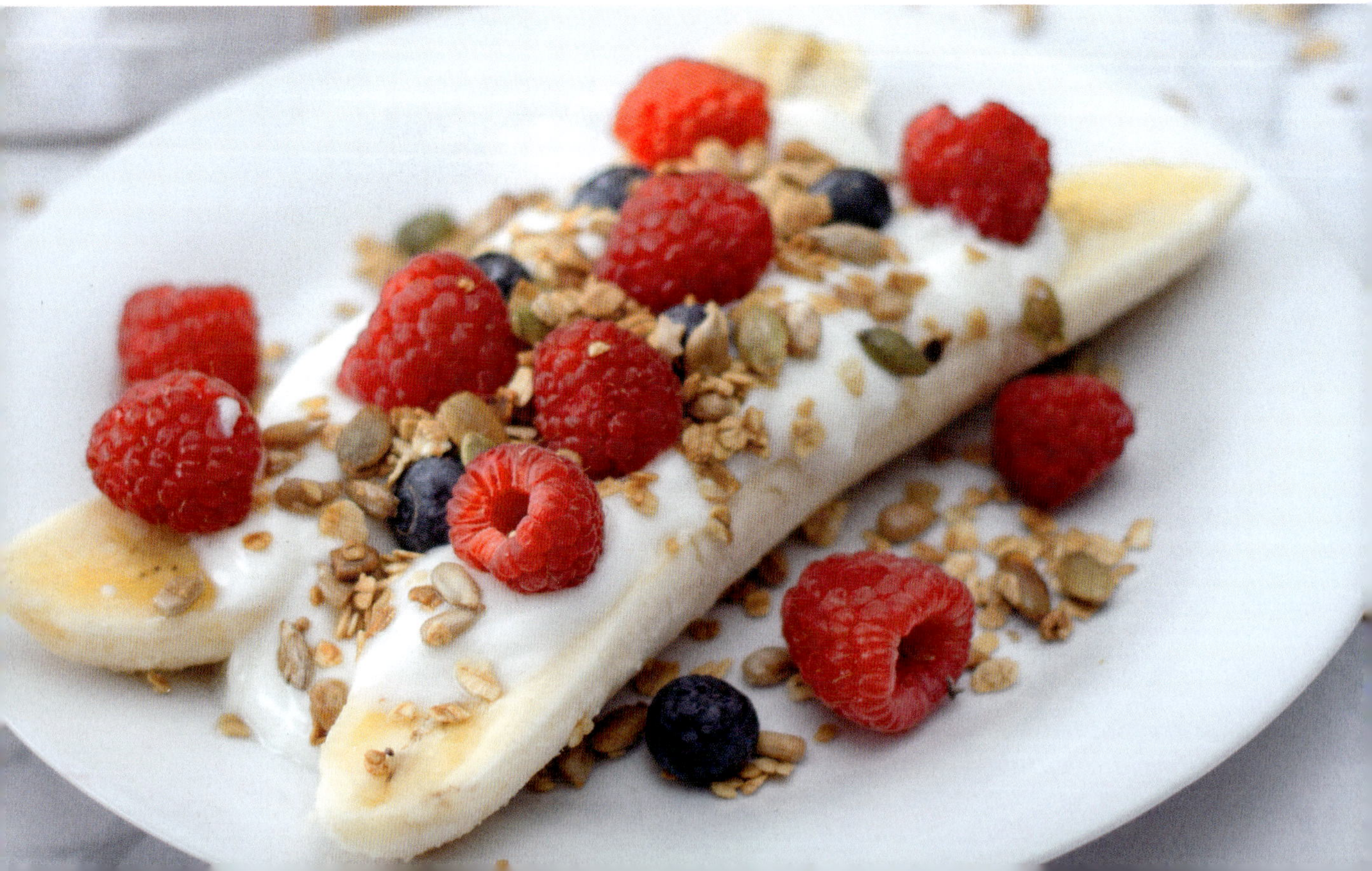

Mandel-Schoko-Skyr mit Banane

Zubereitungszeit: 10 Minuten
Nährwerte: 395 kcal, 31 g Protein, 38 g Kohlenhydrate, 12 g Fett

Zutaten
190 g Skyr Natur, 0,2 % Fett i. Tr.
10 g Backkakaopulver ohne Zucker
¾ Banane (ca. 85 g)
15 g Mandeln, naturbelassen
20 g Haferflocken

1. Den Skyr und das Backkakaopulver in eine Schüssel geben und beides gut miteinander verrühren.
2. Die Banane schälen und würfeln. Die Mandeln hacken.
3. Den Skyr mit Banane, gehackten Mandeln und Haferflocken belegen.

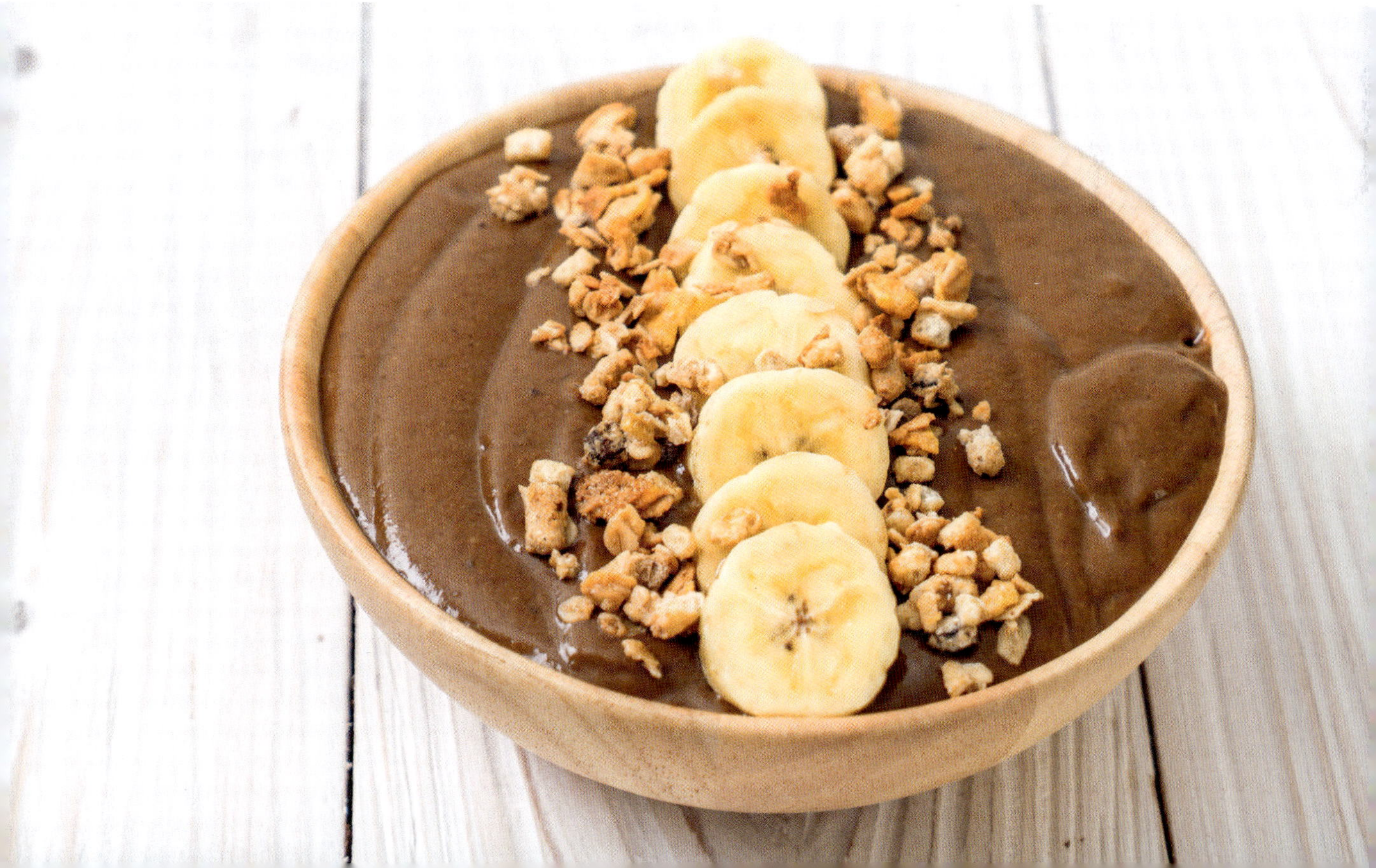

Pfannkuchen mit Skyr und Erdbeeren

Zubereitungszeit: 10 Minuten • **Kochzeit:** 10 Minuten
Nährwerte: 405 kcal, 28 g Protein, 41 g Kohlenhydrate, 13 g Fett

Zutaten
½ Banane (ca. 60 g)
2 Eier (ca. 105 g)
35 g Haferflocken
Salz
1–2 Tropfen Vanilleextrakt
50 g Erdbeeren
95 g Skyr Natur, 0,2 % Fett i. Tr.

1. Die Banane schälen und in einer großen Schüssel mit einer Gabel gründlich zerdrücken.
2. Die Eier, Haferflocken, eine kleine Prise Salz und den Vanilleextrakt hinzufügen und die Zutaten verquirlen. Alternativ die Zutaten in einen Mixer geben und vermengen.
3. Eine beschichtete Pfanne erwärmen und 2 Esslöffel des Teigs bei mittlerer Temperatur einige Minuten darin anbraten, bis an der Oberfläche Blasen zu erkennen sind. Dann den Pfannkuchen wenden und erneut einige Minuten braten, bis er auf beiden Seiten goldbraun ist. Den fertigen Pfannkuchen aus der Pfanne nehmen und beiseitestellen. Den Vorgang mit dem Rest des Teigs wiederholen.
4. Die Erdbeeren waschen und vierteln. Die Pfannkuchen mit dem Skyr und den Erdbeeren belegen und servieren.

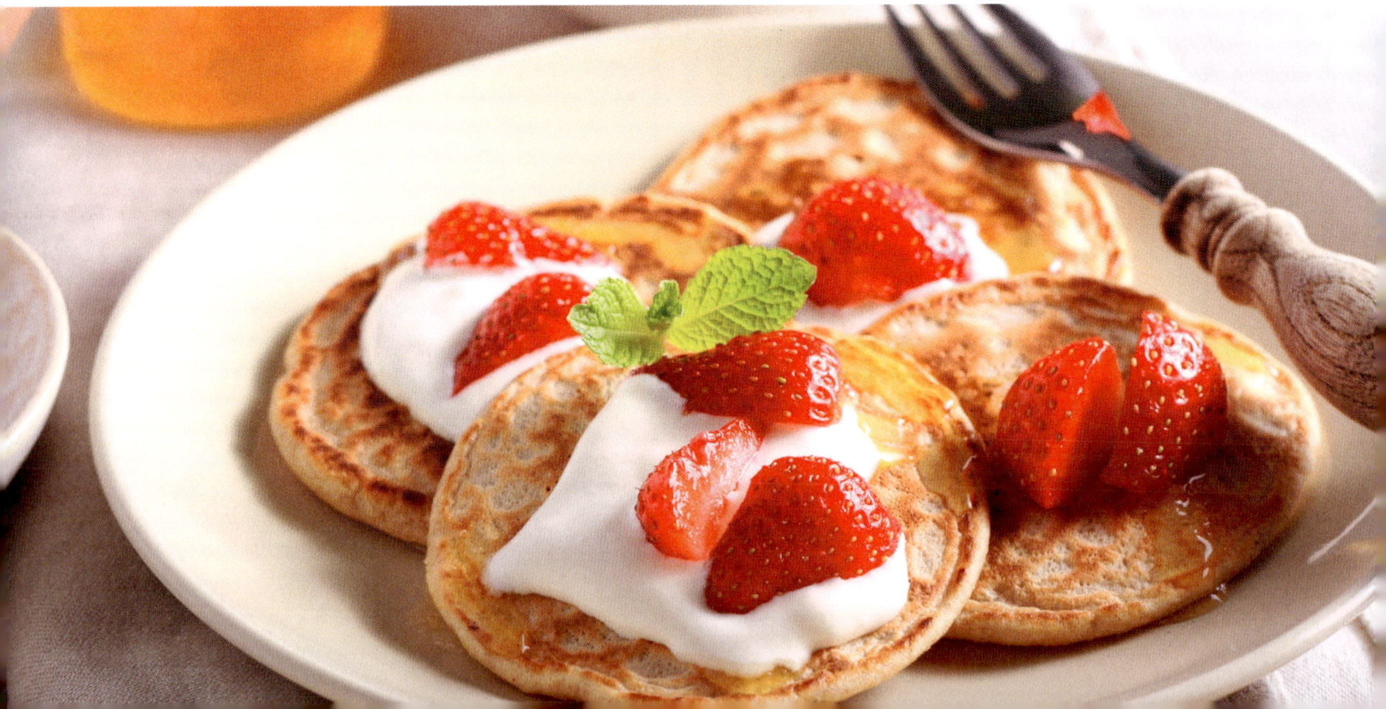

Cornflakes-Schoko-Traum mit Himbeeren

Zubereitungszeit: 5 Minuten
Nährwerte: 386 kcal, 27 g Protein, 42 g Kohlenhydrate, 11 g Fett

Zutaten

20 g dunkle Schokolade, mind. 85 % Kakaoanteil
45 g Beeren nach Wahl
200 g Skyr Natur, 0,2 % Fett i. Tr.
35 g Cornflakes (z. B. Kellogg's Classic oder Special K)

1. Die Schokolade grob hacken und die Beeren waschen.
2. Skyr in eine Schüssel geben und Cornflakes, Schokolade und Beeren unterheben.

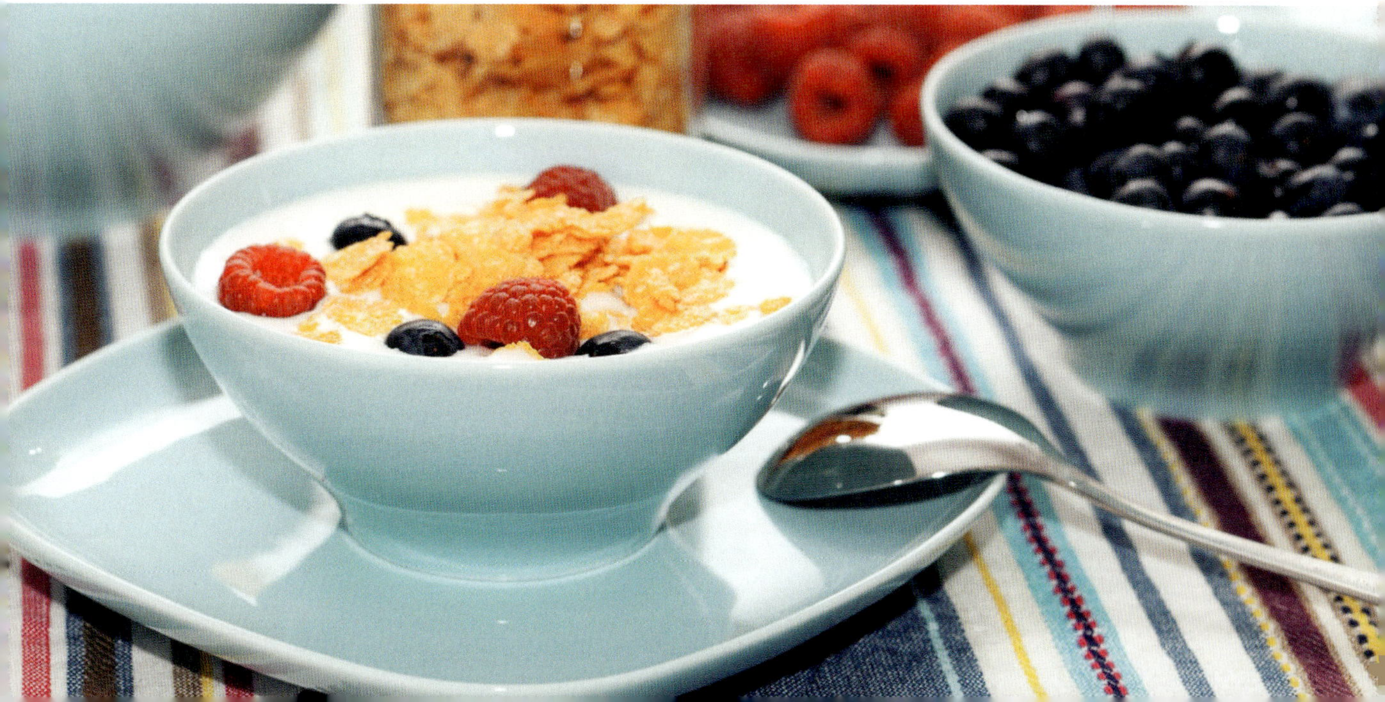

Erdbeer-Blaubeer-Smoothie

Zubereitungszeit: 5 Minuten
Nährwerte: 379 kcal, 28 g Protein, 39 g Kohlenhydrate, 12 g Fett

Zutaten
¾ Banane (ca. 85 g)
65 g Milch, 0,1 % Fettgehalt
30 g Kokosnussfruchtfleisch
150 g Skyr Natur, 0,2 % Fett i. Tr.
10 g Whey-Proteinpulver, Erdbeer- oder Vanillegeschmack
25 g TK-Heidelbeeren
70 g TK-Erdbeeren

1. Die Banane schälen. Alle Zutaten in einen Mixer geben und etwa 30 Sekunden lang mixen, bis ein cremiger Smoothie entsteht. Je nach gewünschter Konsistenz etwas Wasser hinzufügen und erneut mixen.
2. Den Smoothie in ein Glas gießen und servieren.

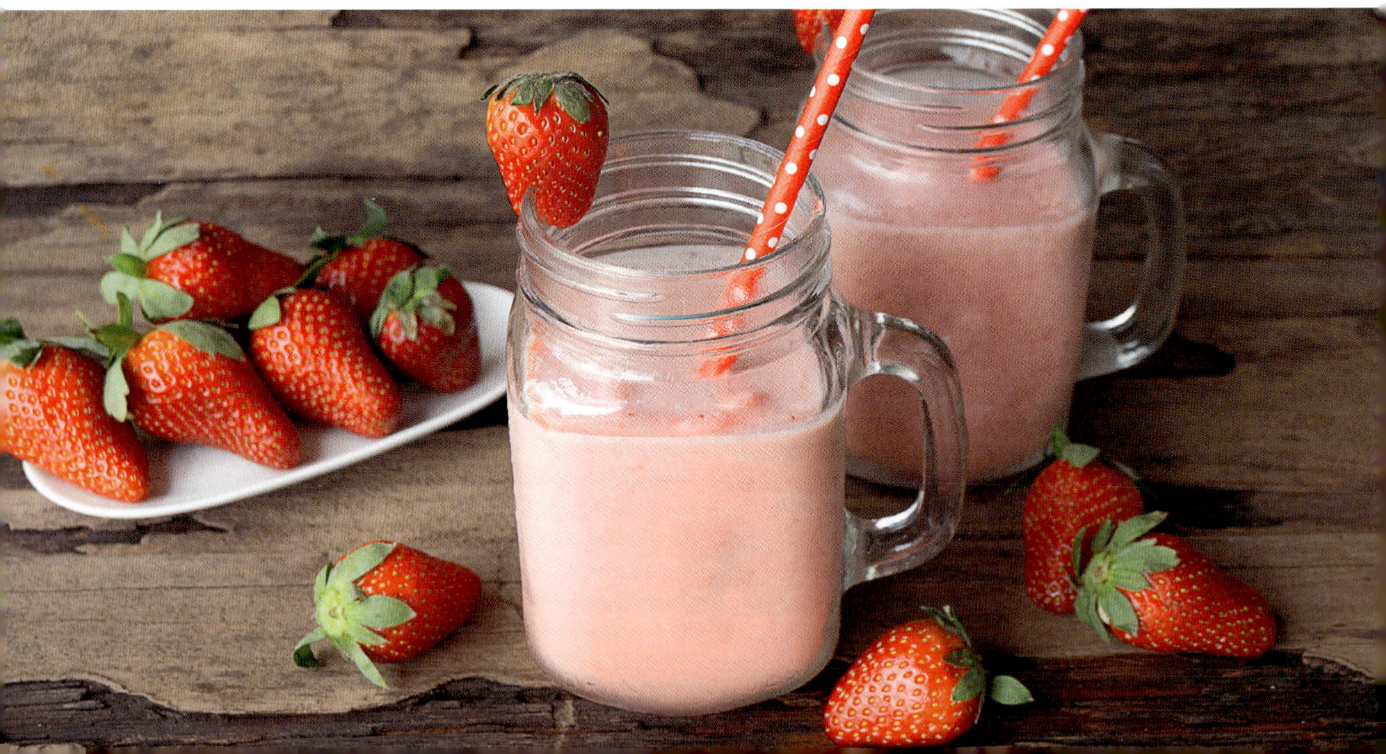

Erdnussbutter-Bananen-Toast mit Proteinshake

Zubereitungszeit: 10 Minuten
Nährwerte: 371 kcal, 28 g Protein, 42 g Kohlenhydrate, 10 g Fett

Zutaten

¾ Banane (ca. 75 g)
1 Scheibe Weizenvollkornbrot (ca. 55 g)
15 g Erdnussbutter, mind. 99 % Erdnussgehalt
25 g Whey-Proteinpulver (Geschmack nach Belieben)

1. Die Banane schälen und in Scheiben schneiden.
2. Das Brot toasten, mit der Erdnussbutter bestreichen und mit den Bananenscheiben belegen.
3. Das Proteinpulver mit Wasser vermischen, bis die gewünschte Konsistenz erreicht ist. Den Shake zum Erdnussbutter-Bananen-Toast servieren.

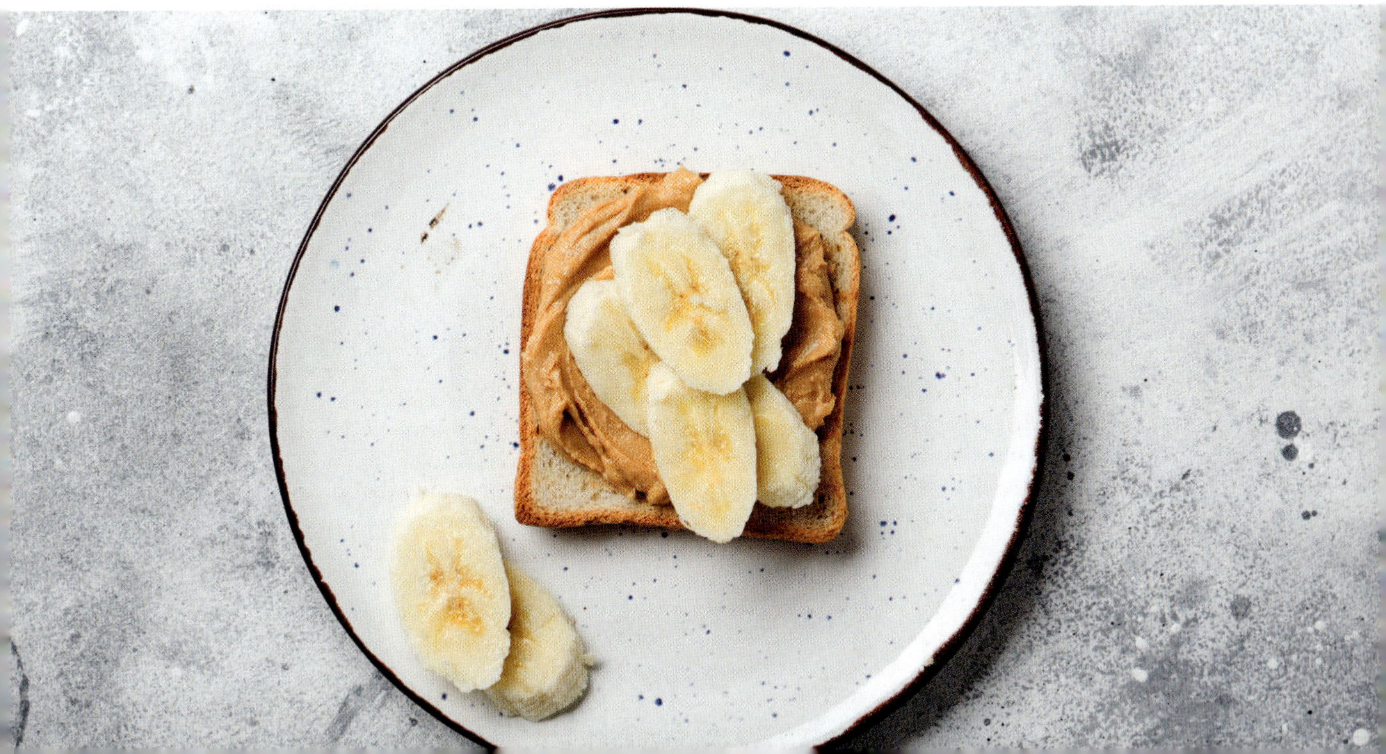

Mittagessen

Sommerlicher Salat mit Beeren

Zubereitungszeit: 10 Minuten • **Kochzeit:** 10 Minuten
Nährwerte: 493 kcal, 41 g Protein, 50 g Kohlenhydrate, 10 g Fett

Zutaten

65 g gemischter Salat (verzehrfertig, aus der Tüte)
110 g Gurke
130 g Erdbeeren
170 g vegane Hähnchenstreifen (z. B. Like Chicken von LikeMeat)
1–2 EL Orangensaft
½–1 EL Balsamico-Essig
Salz
Pfeffer
1 Scheibe Vollkorn-Pitabrot (ca. 70 g)
15 g veganer Parmesan (z. B. Gran Prosociano von Violife)
1 Handvoll Basilikumblätter
5 g Pinienkerne

1. Den Salat waschen. Die Gurke waschen und in Scheiben schneiden. Die Erdbeeren waschen und halbieren oder vierteln.
2. Einen Spritzer Wasser in eine Pfanne geben und diese erwärmen. Die veganen Hähnchenstreifen bei mittlerer Temperatur von beiden Seiten darin braten.
3. Für das Dressing Orangensaft, Balsamico-Essig, Salz sowie Pfeffer in eine kleine Schüssel geben und verquirlen.
4. Nun das Brot, falls gewünscht, toasten.
5. Den Parmesan hobeln.
6. Salat, Tomaten, Beeren und vegane Hähnchenstreifen in einen tiefen Teller geben und die Vinaigrette darübergießen. Den Salat mit dem veganen Parmesan, Basilikum und den Pinienkernen garnieren. Das Brot als Beilage genießen.

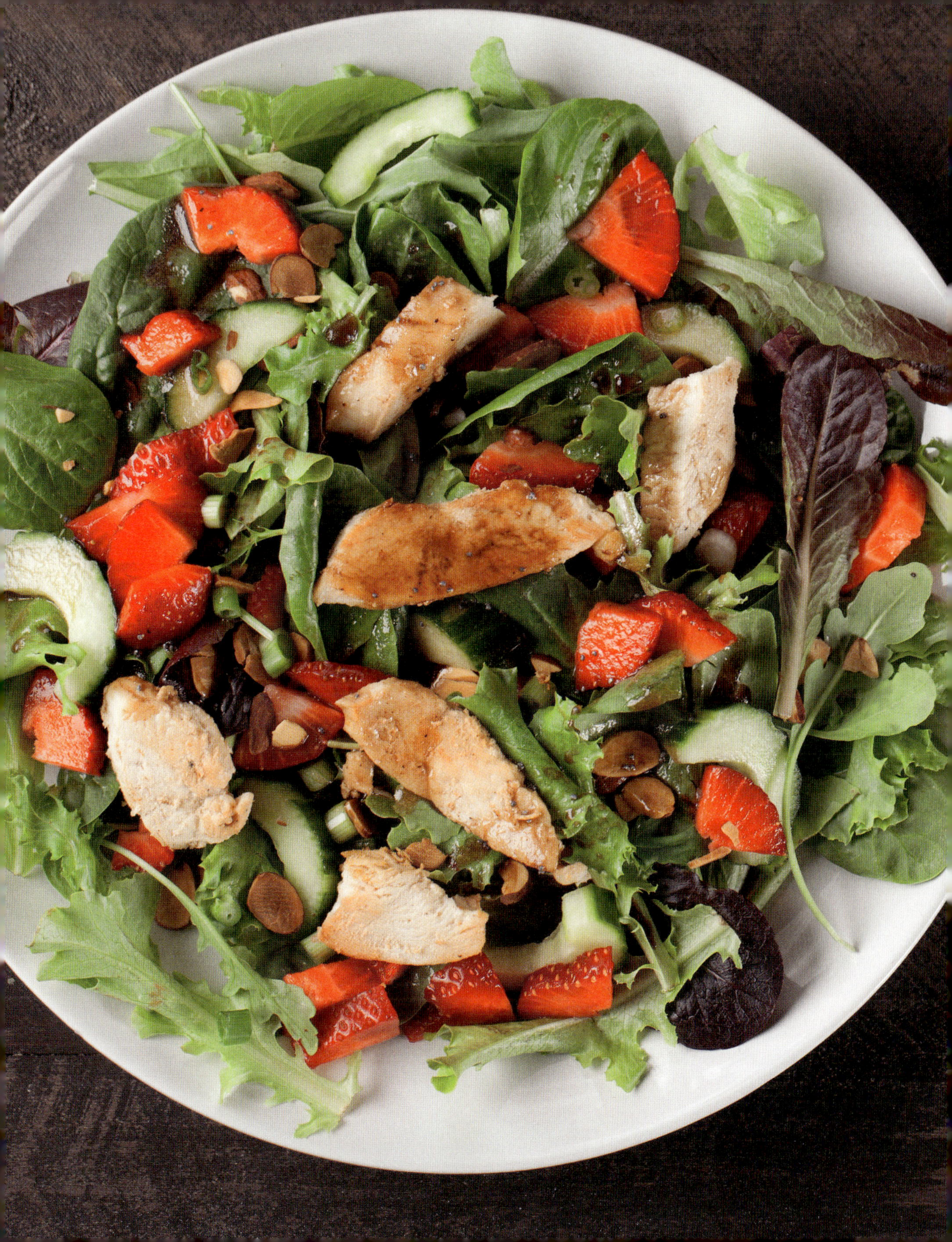

Eiweißbrot mit Lachs und Hüttenkäse

Zubereitungszeit: 5 Minuten
Nährwerte: 519 kcal, 38 g Protein, 59 g Kohlenhydrate, 14 g Fett

Zutaten

1 ½ Scheiben Eiweißbrot (z. B. von dmBio oder Alnatura)
55 g frischer Grünkohl
20 g Frühlingszwiebel
25 g sonnengetrocknete Tomaten (ohne Öl)
100 g Hüttenkäse, unter 10 % Fett i. Tr.
1 TL Zitronensaft
etwas Basilikum oder Dill
Salz
Pfeffer
40 g Räucherlachs
305 g naturtrüber Apfelsaft

1. Das Eiweißbrot toasten. Den Grünkohl und die Frühlingszwiebeln putzen und waschen. Im Anschluss die Frühlingszwiebeln und die sonnengetrockneten Tomaten fein hacken.
2. Den Hüttenkäse in eine Schüssel geben und mit den sonnengetrockneten Tomaten, Frühlingszwiebeln, dem Zitronensaft, Basilikum, Salz und Pfeffer vermengen.
3. Das Brot mit der Hüttenkäsemischung bestreichen und mit dem Lachs und Grünkohl belegen. Den Apfelsaft als Getränk dazu servieren.

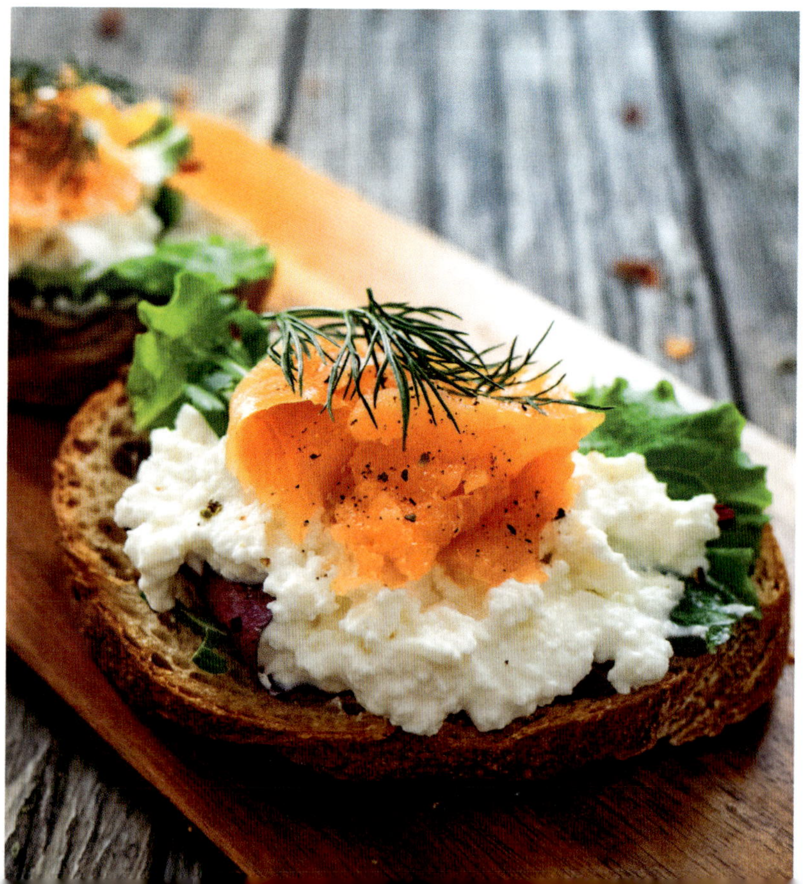

Salat mit Thunfisch und Kichererbsen

Zubereitungszeit: 5 Minuten
Nährwerte: 530 kcal, 39 g Protein, 58 g Kohlenhydrate, 11 g Fett

Zutaten

1 Dose Thunfisch (ca. 105 g), im eigenen Saft
150 g Kichererbsen (Dose)
50 g gemischter Salat (verzehrfertig, aus der Tüte)
130 g Karotte
65 g Oliven, ohne Stein, in Salzlake
Salz
Pfeffer
1 EL Zitronensaft
1 große Banane (ca. 120 g)

1. Den Thunfisch abtropfen lassen und in eine Schüssel geben. Die Kichererbsen in ein Sieb abgießen und kurz mit Wasser abspülen. Salat waschen. Die Karotte schälen und in feine Späne hobeln.
2. Die Oliven samt Kichererbsen, Salat und Karottenspäne mit dem Thunfisch in der Schüssel vermischen. Den Salat mit Salz, Pfeffer und Zitronensaft abschmecken.
3. Die Banane schälen und als Nachtisch verzehren.

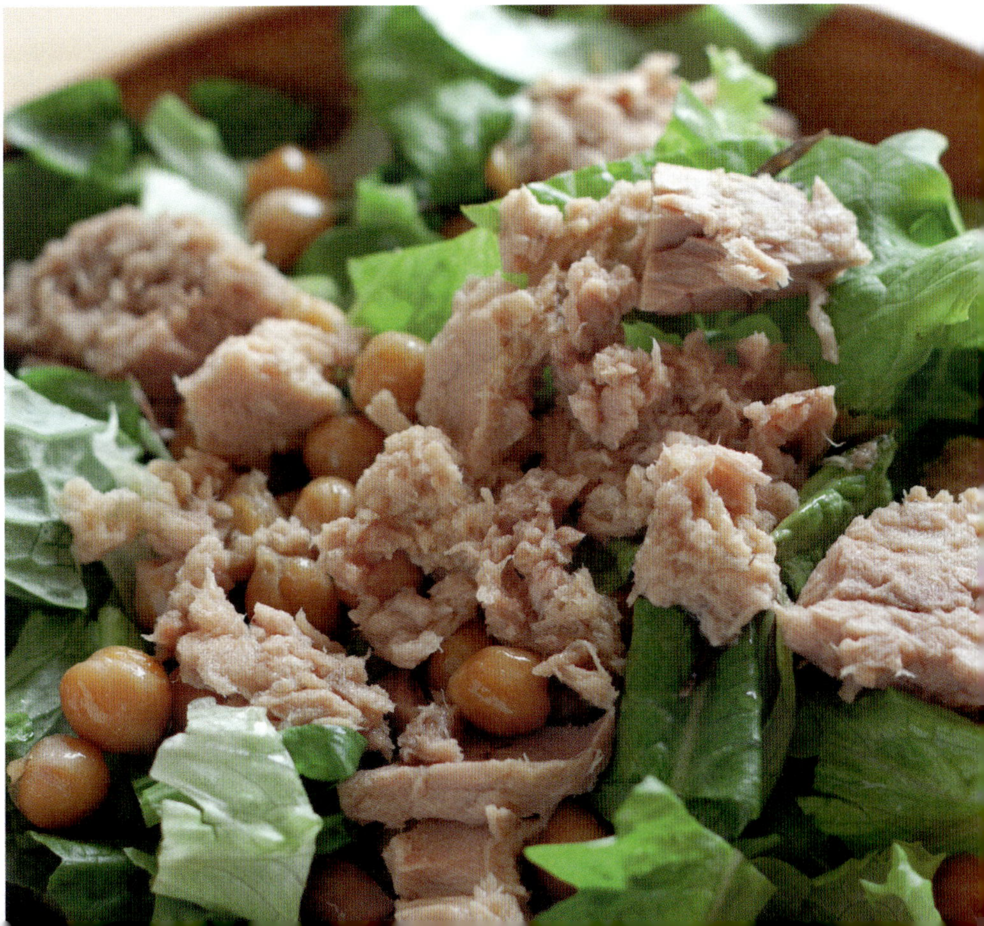

Bulgur-Gemüse-Bowl mit Seitan

Zubereitungszeit: 5 Minuten • **Kochzeit:** 15 Minuten
Nährwerte: 567 kcal, 48 g Protein, 47 g Kohlenhydrate, 19 g Fett

Zutaten
50 g Couscous
100 g Zucchini
100 g Aubergine
50 g rote Paprikaschote
1 EL Olivenöl
140 g Seitan
Salz
Pfeffer
Petersilie

1. Den Couscous vor dem Kochen in ein feines Sieb geben und mit Wasser abspülen. Leicht gesalzenes Wasser in einem Topf zum Kochen bringen und den Couscous darin nach Packungsanleitung garen.
2. Zucchini, Aubergine und Paprikaschote waschen, putzen und würfeln. ½ EL Olivenöl bei mittlerer Temperatur in einer Pfanne erhitzen und das Gemüse darin einige Minuten anbraten.
3. Seitan in Würfel oder Streifen schneiden. Das restliche Öl in einer Pfanne auf mittlerer Stufe erhitzen und den Seitan darin anbraten, bis er goldbraun ist.
4. Die Petersilie hacken. Alle Zutaten in einer Schüssel vermengen und mit Salz, Pfeffer sowie Petersilie abschmecken.

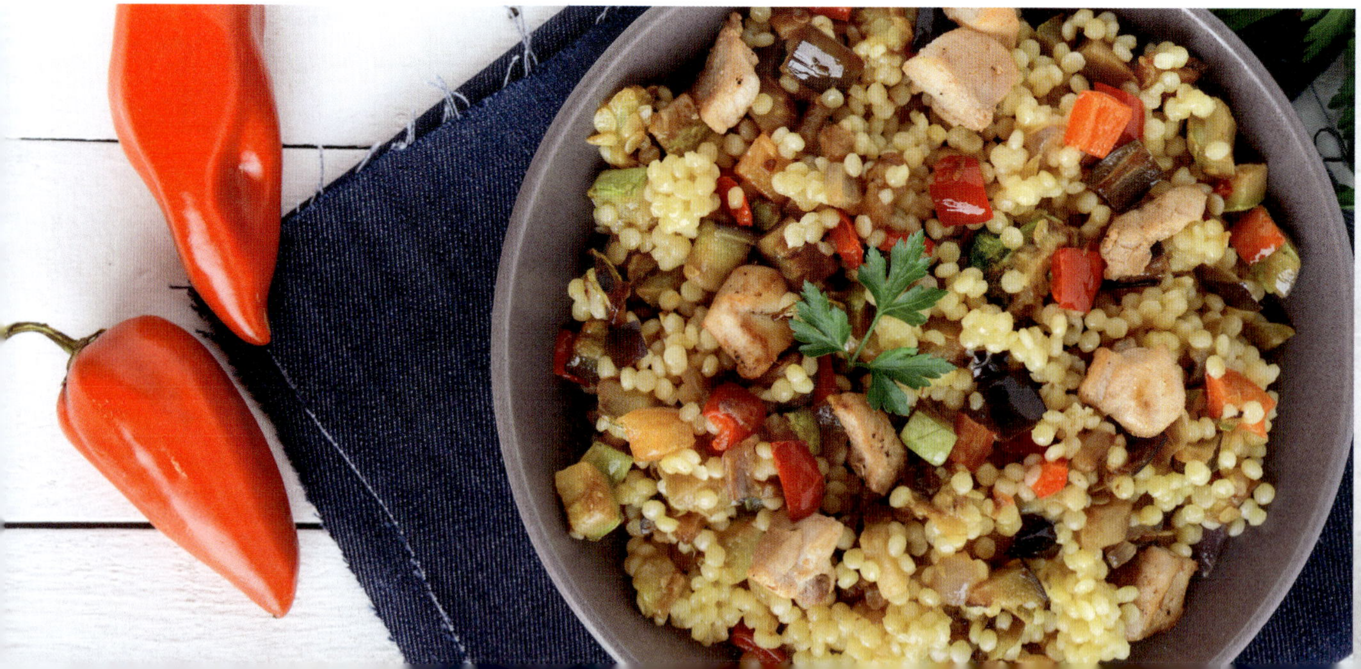

Garnelensalat mit Avocado und Orange

Zubereitungszeit: 5 Minuten • **Kochzeit:** 15 Minuten
Nährwerte: 545 kcal, 43 g Protein, 49 g Kohlenhydrate, 14 g Fett

Zutaten

75 g Kirschtomaten
55 g rote Zwiebel
185 g Garnelen, gekocht und geschält (Kühlregal)
50 g Quinoa
50 g Avocado
130 g Orange
1 Limette
Salz
Pfeffer
1 Handvoll Kresse
Minze (nach Belieben)

1. Die Tomaten waschen und vierteln. Die rote Zwiebel schälen und fein würfeln. Die Garnelen in ein Sieb geben und abtropfen lassen.
2. Danach die Quinoa abspülen und in einem Topf mit leicht gesalzenem Wasser nach Packungsanweisung garen.
3. Währenddessen die Avocado halbieren, den Kern entfernen sowie das Fruchtfleisch mithilfe eines Löffels herauslösen und in Scheiben schneiden. Die Orange schälen und in Würfel schneiden.
4. Die Limette halbieren und den Saft aus der einen Hälfte herauspressen. Die andere Hälfte in drei Spalten schneiden.
5. Kirschtomaten, Zwiebeln, Garnelen, Quinoa, Avocado und Orange mit dem Limettensaft in einer Schüssel vermischen und mit Salz und Pfeffer abschmecken.
6. Den Salat in einer Schüssel anrichten und mit der Kresse garnieren. Nach Belieben Minze hinzufügen. Die Limettenscheiben dazugeben.

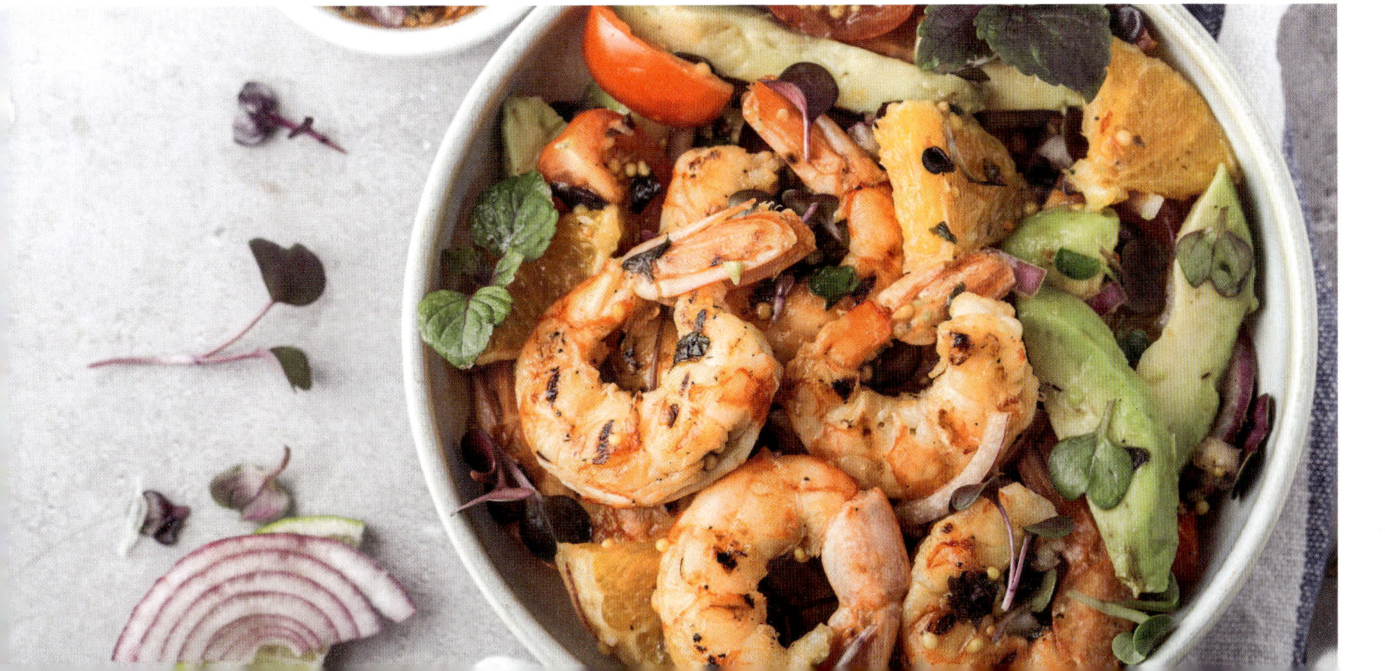

Gebratener Lachs mit Salzkartoffeln, Rosenkohl und Grünkohl

Zubereitungszeit: 5 Minuten • **Kochzeit:** 20 Minuten
Nährwerte: 531 kcal, 45 g Protein, 45 g Kohlenhydrate, 16 g Fett

Zutaten
270 g Kartoffeln
Salz
30 g Grünkohl
150 g Rosenkohl
150 g pazifisches Wildlachsfilet
Pfeffer
1 EL Olivenöl
1–2 TL Zitronensaft
Kräuter (nach Belieben)

1. Die Kartoffeln schälen. In einem Kochtopf leicht gesalzenes Wasser zum Kochen bringen. Die Kartoffeln darin bei mittlerer Temperatur je nach Größe etwa 15–30 Minuten weich kochen. Mit einem spitzen Küchenmesser in die Kartoffeln stechen: Ist kein Widerstand mehr spürbar, sind sie fertig.
2. In der Zwischenzeit die Grünkohlblätter vom Strunk schneiden, waschen, hacken und anschließend mit etwas Salz in eine Schüssel geben und kurz massieren, bis sie weich werden.
3. Den Rosenkohl putzen und in einem Topf mit leicht gesalzenem Wasser etwa 3 Minuten kochen.
4. Den Lachs mit Salz und Pfeffer einreiben. Das Olivenöl in einer Pfanne erhitzen und den Lachs darin bei mittlerer Temperatur auf beiden Seiten wenige Minuten anbraten. Den Herd ausschalten und den Lachs in der Pfanne garen lassen, bis er zart und durch ist.
5. Die Kartoffeln salzen und dann mit dem Grünkohl, Rosenkohl und Lachs anrichten. Alles mit dem Zitronensaft beträufeln und nach Belieben mit Salz und Pfeffer oder Kräutern abschmecken.

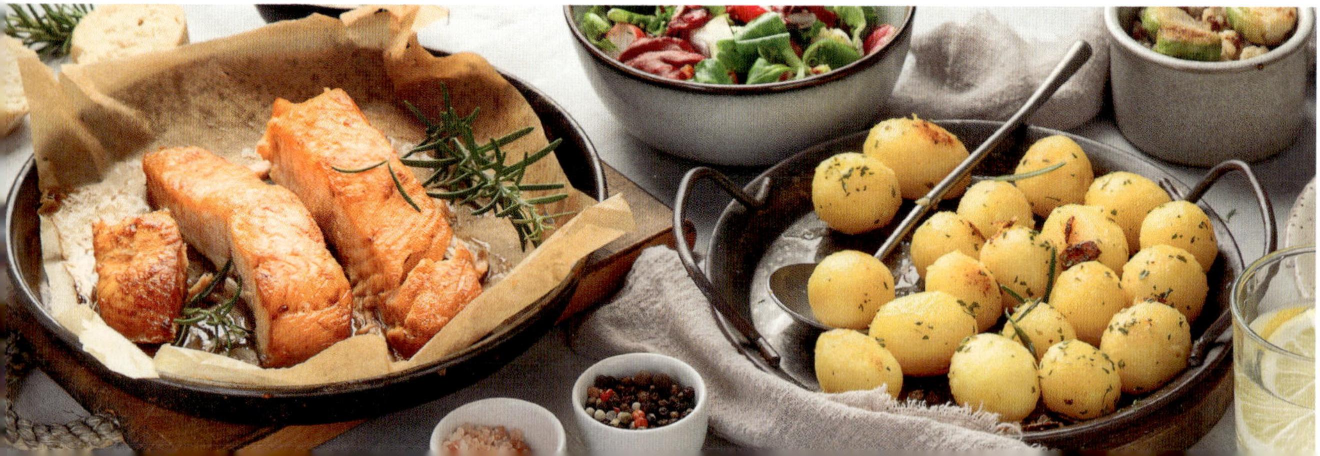

Wrap mit Putenaufschnitt

Zubereitungszeit: 10 Minuten
Nährwerte: 545 kcal, 43 g Protein, 49 g Kohlenhydrate, 14 g Fett

Zutaten
25 g Eisbergsalat
35 g Tomate
2 ½ Vollkorn-Tortillawraps (ca. 100 g) à 20 cm Durchmesser
55 g körniger Frischkäse, 4 % Fett i. Tr.
20 g Parmesan, 32 % Fett i. Tr.
75 g Putenbrustaufschnitt

1. Den Salat und die Tomate waschen. Die Salatblätter trocken schleudern und die Tomate in Scheiben schneiden.
2. Die Tortillawraps auf flache Teller legen und mit körnigem Frischkäse bestreichen.
3. Den Parmesan reiben und die Wraps anschließend mit dem Putenbrustaufschnitt, Salat, Tomate und geriebenem Parmesan belegen.
4. Den Wrap zusammenrollen.

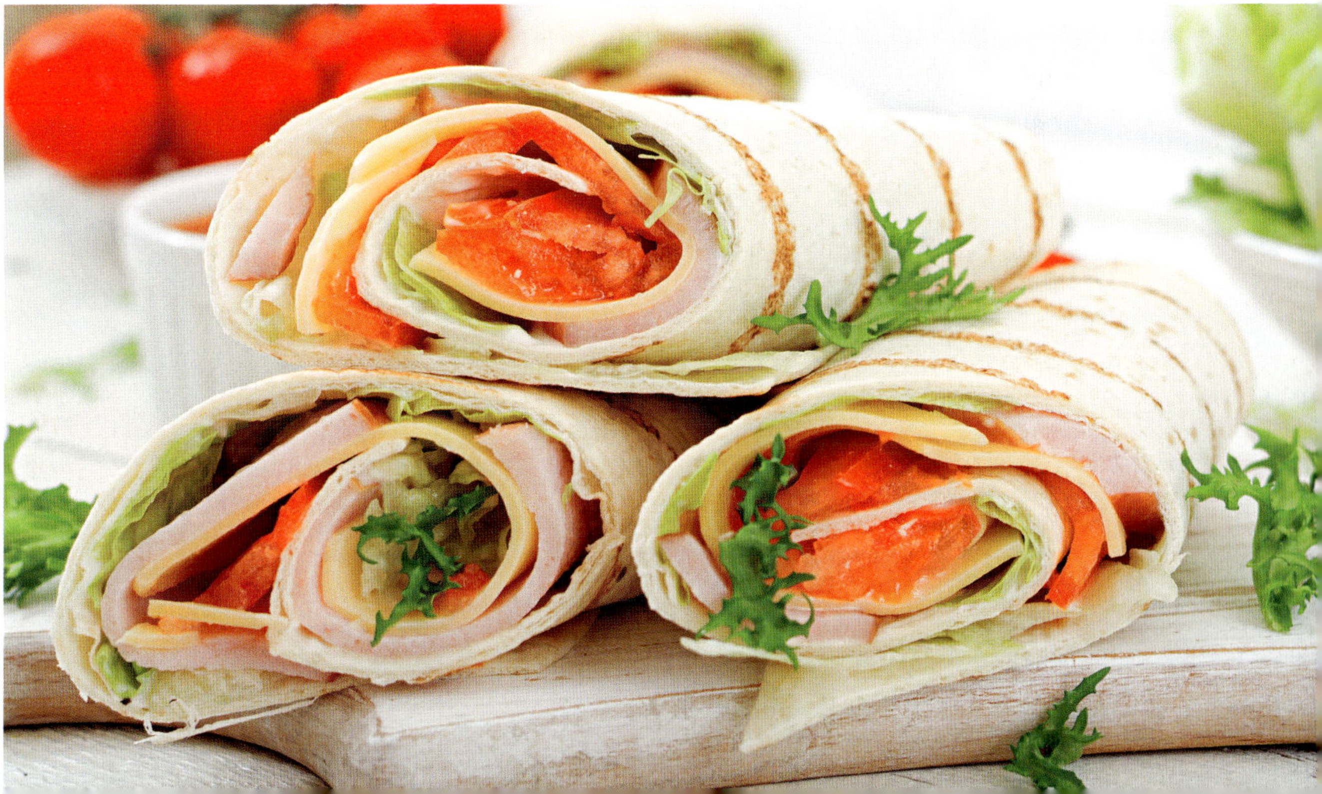

Abendessen

Chicken-Edamame-Bowl mit Blumenkohl

Zubereitungszeit: 5 Minuten • **Kochzeit:** 15 Minuten
Nährwerte: 607 kcal, 50 g Protein, 75 g Kohlenhydrate, 9 g Fett

Zutaten
70 g Basmatireis
1 Frühlingszwiebel
75 g rote Paprikaschote
50 g Karotte
130 g Hähnchenhackfleisch, 10 % Fettgehalt
1 Knoblauchzehe
90 g TK-Edamame, gekocht und geschält
135 g Blumenkohlreis, TK oder frisch
1 TL Kreuzkümmel, gemahlen
1 TL Koriander, gemahlen
½ TL Chilipulver
Salz
Pfeffer

1. Den Reis vor dem Kochen in ein Sieb geben mit Wasser abspülen und anschließend nach Packungsanweisung zubereiten.
2. Währenddessen die Frühlingszwiebel, Paprikaschote und Karotte waschen. Bei der Frühlingszwiebel die grünen Anteile in Ringe scheiden und beiseitelegen. Die weiße Zwiebelknolle fein hacken. Karotte schälen. Paprika und Karotte in kleine Würfel schneiden.
3. In einer beschichteten Pfanne einen Schuss Wasser bei mittlerer Temperatur erhitzen und das Gemüse darin einige Minuten anbraten.
4. In einer weiteren Pfanne einen Schuss Wasser bei mittlerer Temperatur erhitzen und das Hähnchenhackfleisch anbraten, bis es goldbraun ist.
5. Die Knoblauchzehe schälen und pressen.
6. Das gebratene Gemüse mit in die Pfanne geben. Edamame, Blumenkohlreis, Knoblauch, Kreuzkümmel, Koriander, Chilipulver und etwas Salz untermischen. Einige EL Wasser hinzufügen, einen Deckel auf den Topf legen und alles etwa 5–10 Minuten köcheln lassen. Hin und wieder umrühren.
7. Das Gericht mit Salz und Pfeffer abschmecken und mit dem Reis servieren.

Info: Blumenkohlreis ist ein kohlenhydratarmer Ersatz für Reis oder eine kalorienarme Ergänzung für ein Reisgericht. Er besteht zu 100 Prozent aus zerkleinertem Blumenkohl. Du kannst ihn entweder fertig tiefgekühlt kaufen oder mithilfe eines Mixers ganz einfach selbst herstellen.

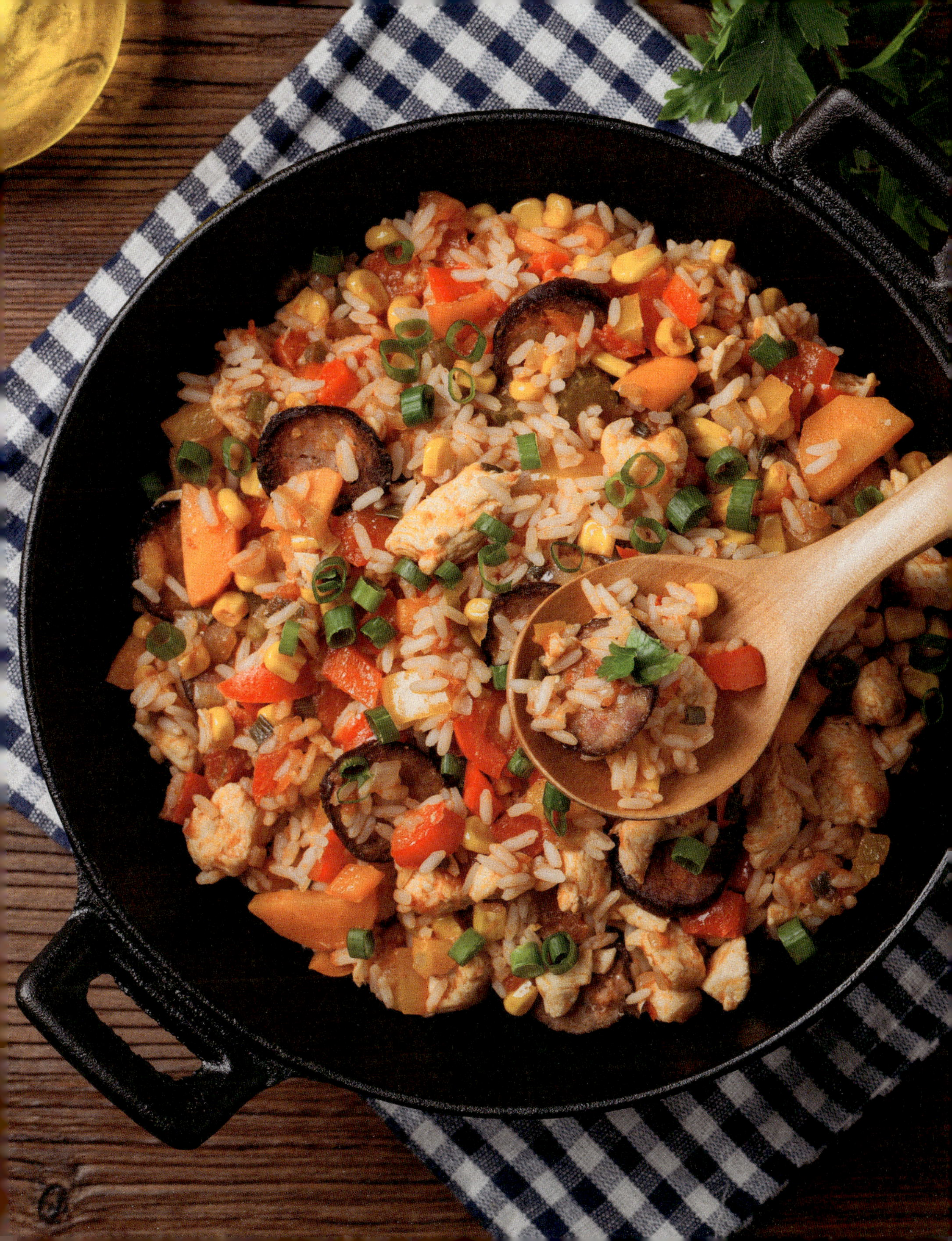

Reisnudelsuppe mit Gemüse

Zubereitungszeit: 10 Minuten • **Kochzeit:** 20 Minuten
Nährwerte: 600 kcal, 45 g Protein, 67 g Kohlenhydrate, 16 g Fett

Zutaten
75 g Grünkohl
15 g Frühlingszwiebel
105 g Shiitakepilze
170 g Tofu Natur
400 ml Gemüsebrühe
1–2 TL frischer Ingwer, gerieben
Salz
Pfeffer
60 g Reisnudeln
3–5 Tropfen Sriracha-Chilisauce
15 g Hefeflocken
1–2 TL Limettensaft

1. Die Grünkohlblätter vom Stängel entfernen und waschen. Die Frühlingszwiebeln und Shiitakepilze putzen und in Ringe beziehungsweise Scheiben schneiden. Den Tofu abtropfen lassen und in 1 x 1 cm große Würfel schneiden.
2. Die Gemüsebrühe in einem großen Topf bei hoher Hitze zum Kochen bringen. Den Ingwer dazugeben und mitkochen.
3. In der Zwischenzeit die Tofuwürfel mit etwas Wasser in einer Pfanne bei mittlerer Temperatur knusprig und goldbraun braten. Mit Salz und Pfeffer würzen.
4. Sobald die Brühe kocht, die Hitze reduzieren und den Grünkohl, die Shiitakepilze und die Reisnudeln hinzufügen. Alles so lange köcheln lassen, bis die Reisnudeln gar sind.
5. Tofu, Frühlingszwiebeln, Sriracha-Sauce, Hefeflocken und Limettensaft zugeben und servieren.

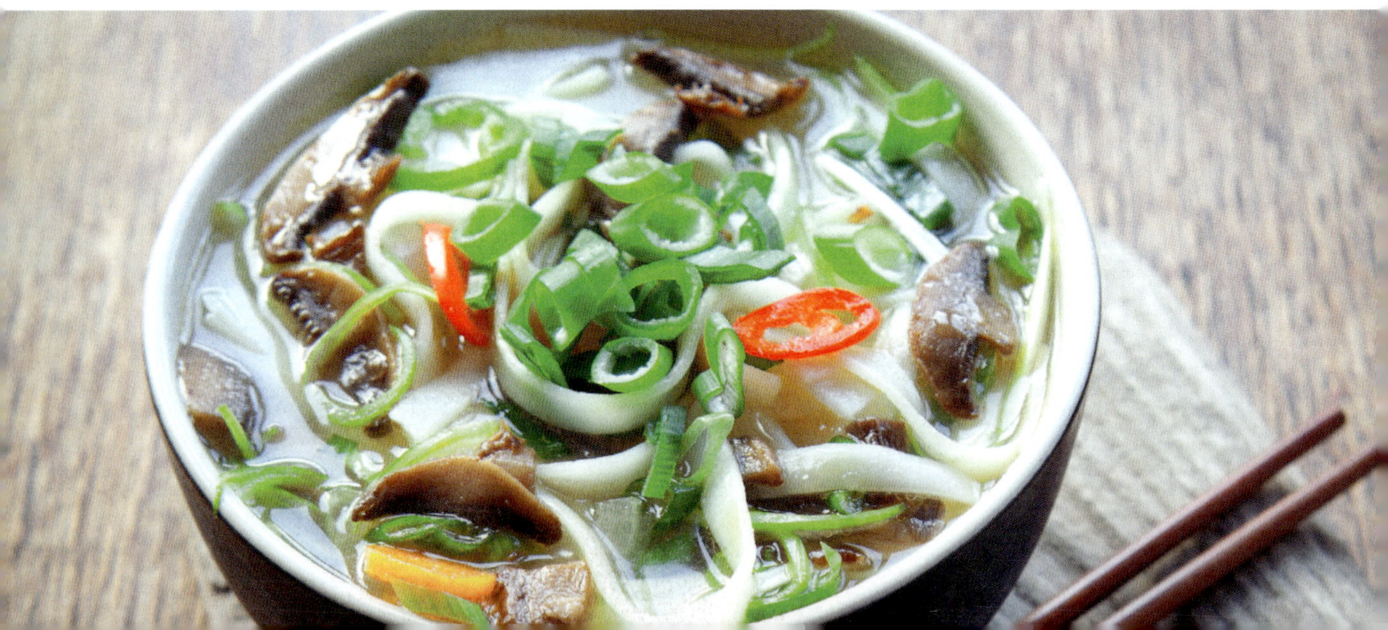

Pita mit Seitan, Hummus, Gurke und Tomate

Zubereitungszeit: 10 Minuten • **Kochzeit:** 15 Minuten
Nährwerte: 650 kcal, 46 g Protein, 78 g Kohlenhydrate, 16 g Fett

Zutaten
25 g Eisbergsalat
55 g Salatgurke
65 g Tomate
130 g Seitan
Salz
Pfeffer
Gewürze/Kräuter (nach Belieben)
2 Vollkorn-Pitabrote (ca. 120 g)
50 g Hummus
100 g Jogurt, 1,8 % Fett

1. Salat, Salatgurke und Tomate waschen. Den Salat in mundgerechte Stücke zupfen und die Gurke und Tomate in Scheiben schneiden.
2. Den Seitan in Streifen schneiden. Eine Pfanne mit einem Spritzer Wasser auf mittlerer Stufe erhitzen und den Seitan darin rundum goldbraun braten. Mit Salz, Pfeffer und bei Bedarf mit weiteren Gewürzen oder Kräutern abschmecken.
3. Das Pitabrot entsprechend der Packungsanleitung aufwärmen oder für etwa 2 Minuten im auf 200 °C vorgewärmten Backofen (Ober-/Unterhitze) rösten.
4. Jogurt mit Salz und Pfeffer würzen.
5. Das Pitabrot mit Hummus, Gemüse sowie Seitan füllen und mit Jogurt beträufeln.

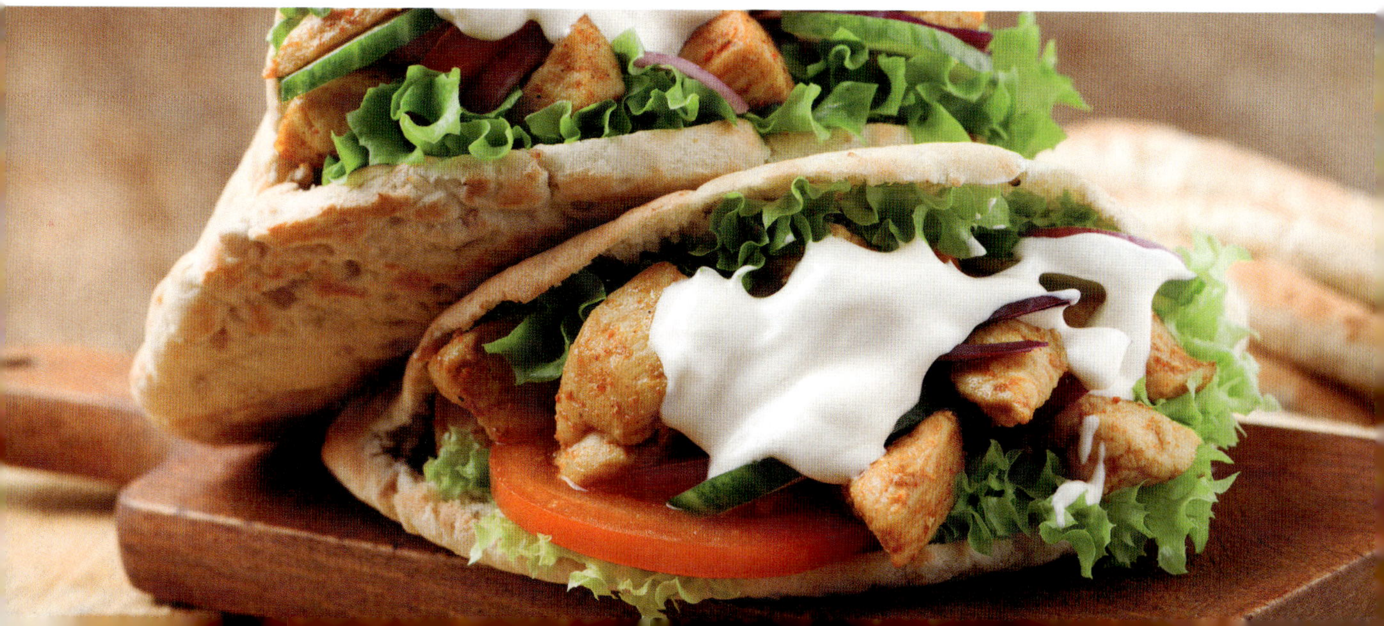

Garnelen-Bowl mit Süßkartoffeln und Salat

Zubereitungszeit: 10 Minuten • **Kochzeit:** 30 Minuten
Nährwerte: 591 kcal, 34 g Protein, 69 g Kohlenhydrate, 18 g Fett

Zutaten
1 EL Olivenöl
215 g TK-Garnelen
½ TL Knoblauchpulver
290 g Süßkartoffel
130 g Salatgurke
110 g Rotkohl
100 g Kirschtomaten
70 g Blattspinat
50 g Avocado
1–2 TL Zitronensaft
1–2 TL Kräutersalz

1. ½ EL Olivenöl in einer Pfanne auf mittlerer Stufe erhitzen. Die Garnelen mit Knoblauchpulver einreiben und für wenige Minuten in der Pfanne anbraten, bis sie Farbe bekommen. Die Garnelen sollten jedoch nicht zu lange gebraten werden, da sie sonst zäh werden.
2. Die Süßkartoffeln schälen und in kleine Würfel schneiden. Das restliche Olivenöl in einer Pfanne bei mittlerer Temperatur erhitzen und die Süßkartoffelwürfel darin anbraten, bis sie goldbraun und zart sind.
3. Salatgurke und Rotkohl waschen. Die Gurke in feine Scheiben hobeln, den Rotkohl in feine Streifen schneiden und alles in eine Schüssel geben. Kirschtomaten waschen und halbieren, Blattspinat waschen und zusammen mit den Tomaten der Schüssel hinzufügen. Avocadofleisch aus der Schale lösen, würfeln und ebenfalls in die Schüssel geben. Den Zitronensaft und das Kräutersalz zu einem Dressing verrühren.
4. Schließlich die Garnelen und Süßkartoffeln in die Salatschüssel geben und mit dem Dressing übergießen.

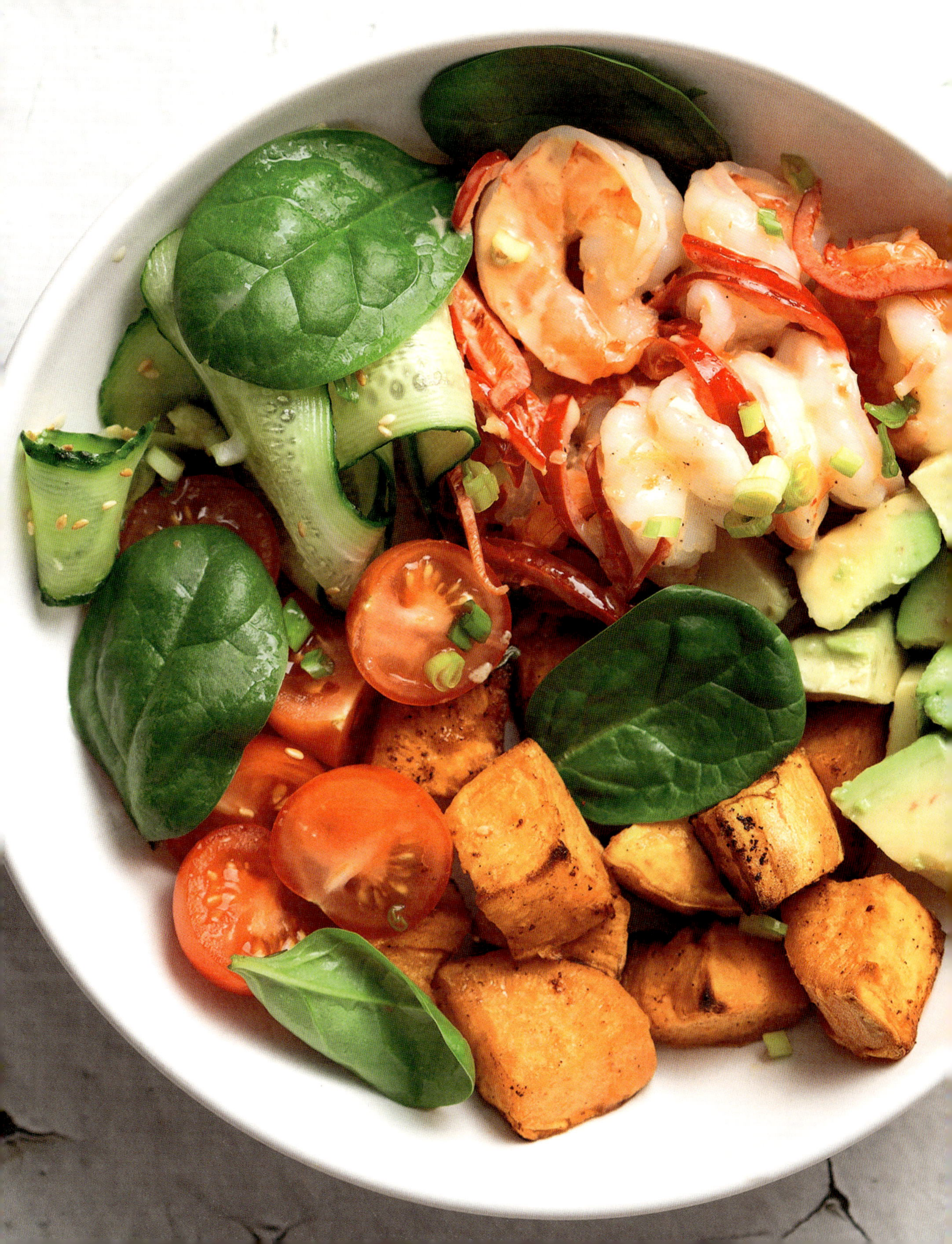

Honig-Hähnchenbrust aus dem Ofen mit Süßkartoffeln und Babyspinat

Zubereitungszeit: 10 Minuten • **Kochzeit:** 30 Minuten
Nährwerte: 614 kcal, 52 g Protein, 60 g Kohlenhydrate, 18 g Fett

Zutaten
225 g Süßkartoffel
15 g Olivenöl
15 g Honig
Salz
Pfeffer
Kräuter (nach Belieben)
180 g Hähnchenbrustfilet
150 g Babyspinat

1. Den Backofen auf 200 °C (Ober-/Unterhitze) oder 180 °C (Umluft) vorheizen.
2. Die Süßkartoffeln gründlich waschen und in Spalten schneiden.
3. Das Olivenöl und den Honig mit etwas Salz, Pfeffer und je nach Wunsch auch Kräutern in einer Schüssel verrühren. Ein Drittel der Marinade beiseitestellen. Mit dem Rest die Süßkartoffeln und das Hähnchenbrustfilet bestreichen.
4. Anschließend die Hähnchenbrust zusammen mit den Süßkartoffeln auf ein mit Backpapier ausgelegtes Backblech legen und etwa 30 Minuten im Ofen goldbraun backen, bis die Süßkartoffeln gar sind und das Hähnchen durch und goldbraun (aber nicht trocken) ist.
5. Den Babyspinat waschen, mit der beiseitegestellten Marinade übergießen und gemeinsam mit der Hähnchenbrust und den Süßkartoffeln servieren.

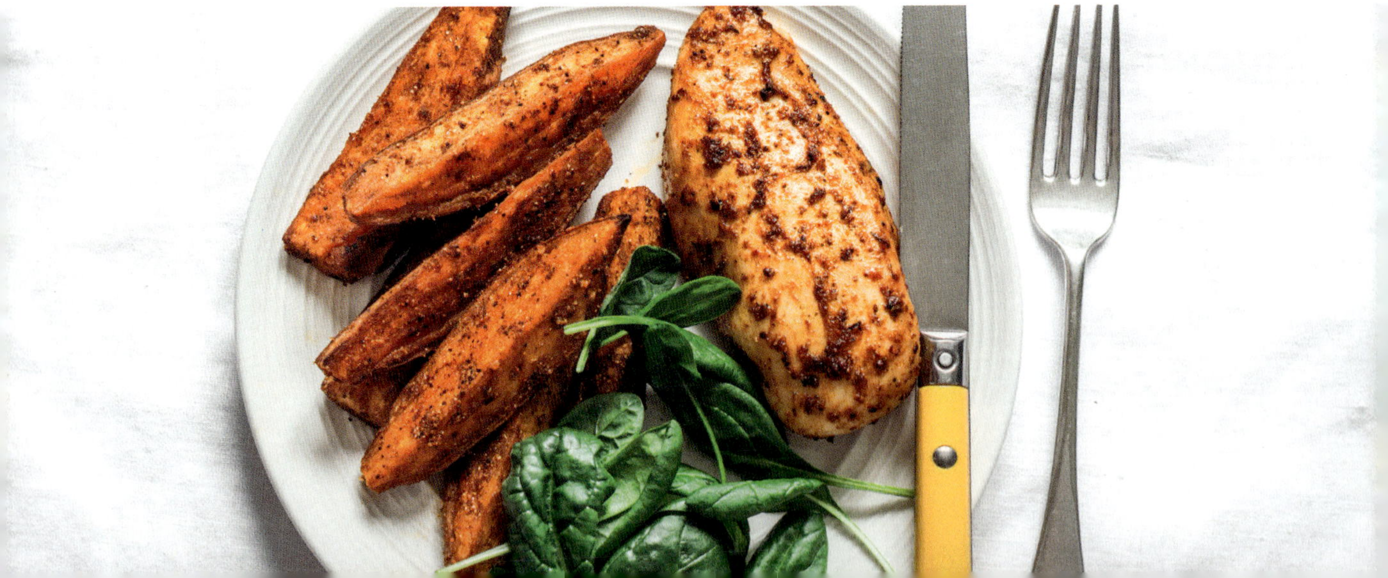

Schneller Wok mit Gemüse und Lachs

Zubereitungszeit: 5 Minuten • **Kochzeit:** 15 Minuten
Nährwerte: 594 kcal, 43 g Protein, 63 g Kohlenhydrate, 18 g Fett

Zutaten
65 g Naturreis
1 EL Olivenöl
155 g pazifischer Wildlachsfilet
1 TL Zitronensaft
270 g TK-Wok-Mix
Salz
Pfeffer
1–2 EL Sojasauce
Koriander (nach Belieben)

1. Den Naturreis nach Packungsanleitung in einem Kochtopf mit leicht gesalzenem Wasser zubereiten.
2. Das Olivenöl in einer Pfanne bei mittlerer Temperatur erhitzen. Den Wildlachs mit dem Zitronensaft beträufeln, in die Pfanne geben und beide Seiten in wenigen Minuten goldbraun anbraten. Den Herd abstellen und den Lachs in der Pfanne garen lassen, bis er durch ist. Den fertigen Lachs aus der Pfanne nehmen und in mundgerechte Stücke schneiden.
3. Nun den gefrorenen Wok-Mix in die noch heiße Pfanne geben und braten, bis er gar ist. Das Gemüse mit Salz, Pfeffer und der Sojasauce abschmecken. Nach Belieben Koriander waschen, zupfen und unter das Gemüse mischen.
4. Das Wokgericht mit dem Lachs und Reis servieren.

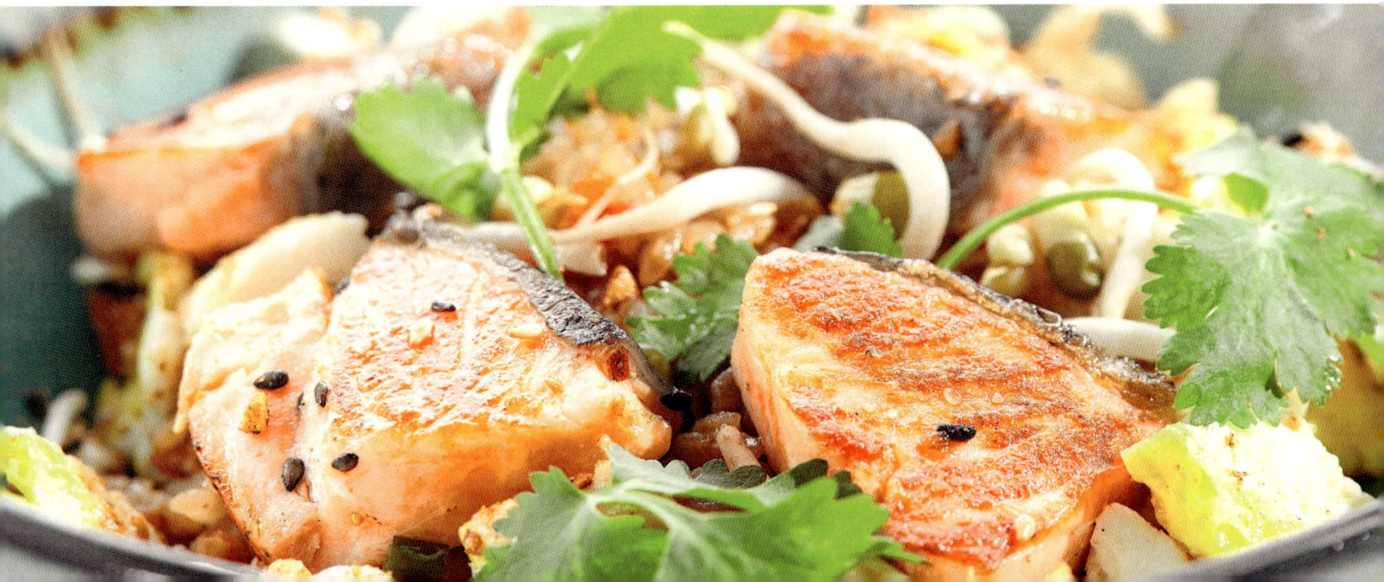

Honig-Hähnchen-Wrap

Zubereitungszeit: 5 Minuten • **Kochzeit:** 20 Minuten
Nährwerte: 615 kcal, 50 g Protein, 61 g Kohlenhydrate, 16,5 g Fett

Zutaten

150 g Hähnchenbrustfilet
Salz
Pfeffer
15 g Honig
45 g Mais (Dose)
15 g ofengeröstete Erdnüsse
2 Vollkorn-Tortillawraps (ca. 90 g) à 20 cm Durchmesser
20 g Rucola
50 g Tomaten

1. Die Hähnchenbrust in kleine Würfel schneiden und mit Salz und Pfeffer einreiben. Die Hähnchenstücke in einer Pfanne mit etwas Wasser bei mittlerer Temperatur etwa 5–7 Minuten lang anbraten und währenddessen den Honig darübergießen. Das Hähnchen braten, bis es goldbraun und von innen gar und nicht mehr rosa ist.
2. Den Mais abtropfen lassen und zusammen mit den Erdnüssen in die Pfanne zum Hähnchen geben. Alles ein paar weitere Minuten lang braten, bis der Mais erwärmt ist.
3. Die Tortillawraps nach Packungsanweisung aufwärmen oder 4 Minuten bei 250 °C im Backofen (Ober-/Unterhitze) rösten.
4. Währenddessen den Rucola und die Tomate waschen. Die Tomaten in kleine Würfel schneiden.
5. Die Tortillawraps auf Teller legen und die Hähnchenmischung sowie Rucola und Tomatenwürfel daraufgeben. Zu einem Wrap rollen und servieren.

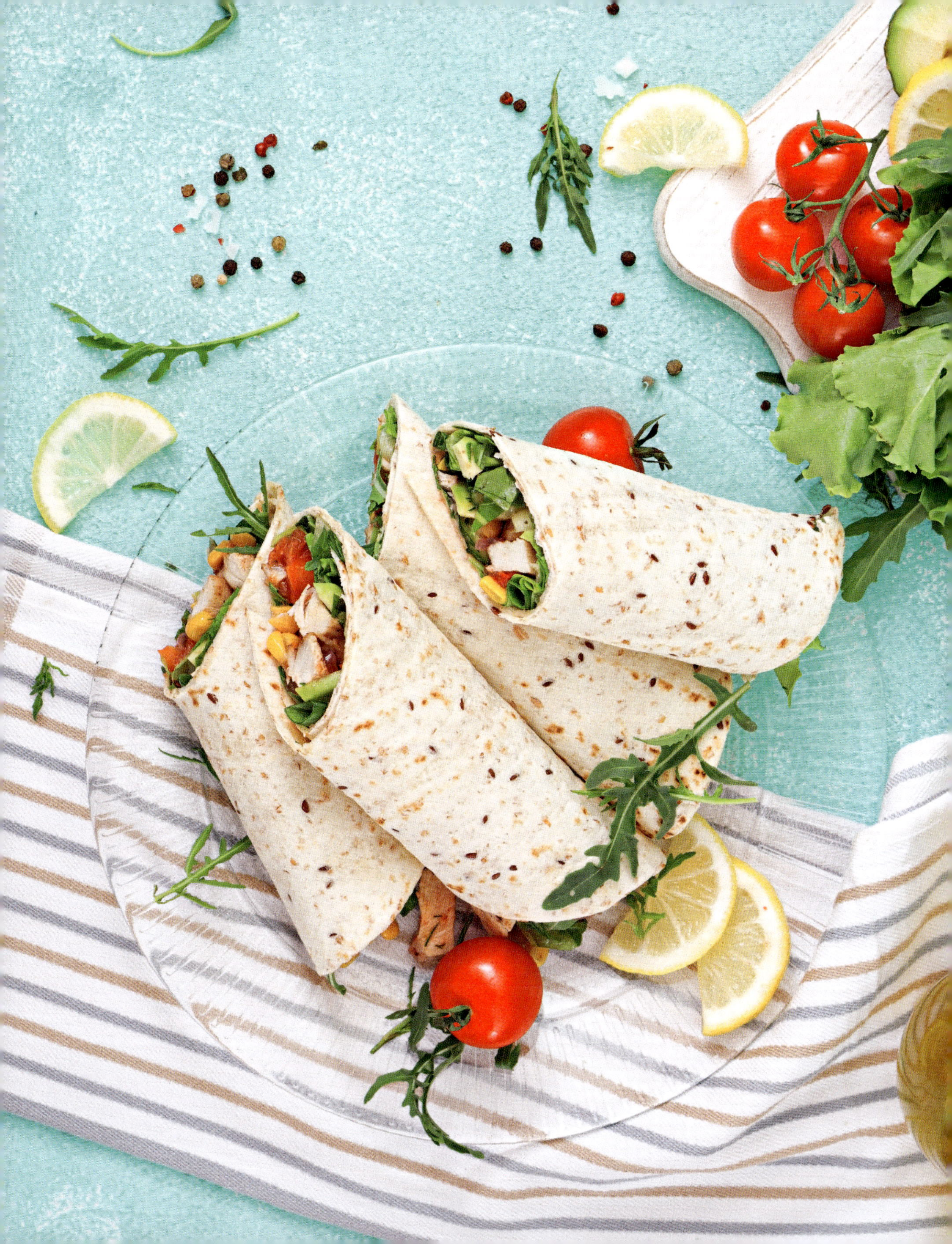

NACHWORT

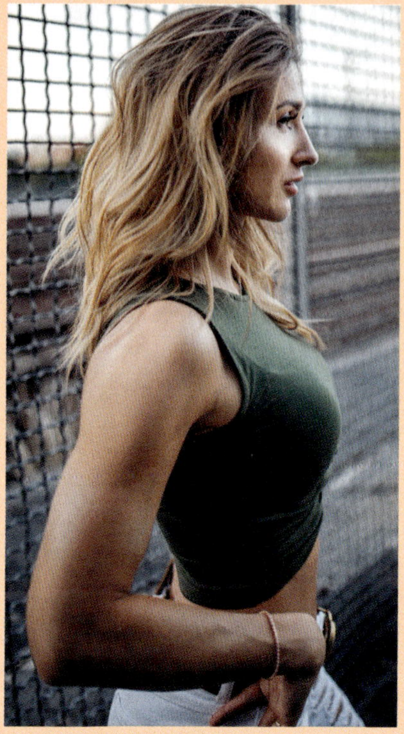

Ein Sixpack gilt in vielen Kulturen dieser Welt als DAS Zeichen für Fitness, Gesundheit und Ästhetik. Es ist das vielleicht begehrteste Statussymbol überhaupt, denn man kann es für Geld nicht kaufen. So mancher Millionär würde seine Luxusuhren und teuren Autos sicher gern dafür eintauschen, doch ein Sixpack bekommt man eben nur durch Fleiß und harte Arbeit. Wenn du eins hast, sind dir die Bewunderung und der Neid der anderen sicher. Auch wenn das für mich nicht der Grund ist, aus dem ich trainiere, kann eine solche Anerkennung durchaus ein starker Motivator sein. Du darfst gern stolz auf dich sein, wenn du deine Sixpack-Challenge erfolgreich hinter dich gebracht und deine Bauchmuskulatur auf Hochglanz poliert hast. Denn du hast nicht nur deinen Körper geformt, sondern auch deinen inneren Schweinehund besiegt – und das tagtäglich aufs Neue.

Du hast Disziplin und Durchhaltevermögen bewiesen und gezeigt, dass dein Wille stark genug ist, um die Ziele, die du dir setzt, bis zum Schluss zu verfolgen. So kannst du alles erreichen! Viele Eigenschaften erfolgreicher Sportler, zu denen du dich nun auch zählen darfst, sind auch in Beruf und Alltag von enormer Bedeutung: Mit Mut, Fleiß, Leidenschaft, Geduld und Optimismus meisterst du alle Lebenslagen und wirst es in jedem beruflichen Umfeld weit bringen.

Mir geht es mit der Sixpack-Challenge nicht nur darum, dir zu einem sexy Bauch zu verhelfen. Ich will dir zeigen, dass eine positive Veränderung, welche das auch sein mag, immer möglich ist – und dass du dein Schicksal selbst in der Hand hast. Natürlich ist der Weg nicht immer leicht. Das Brennen im Training, der Muskelkater danach, die strikte Ernährung – ein bisschen Quälen gehört dazu. Aber das ist überall im Leben so, vor den Erfolg haben die Götter nun mal den Schweiß gesetzt. Doch der süße Geschmack des Triumphs ist die Schmerzen, Zweifel und Entbehrungen am Ende wert. Egal wie dein Ziel lautet, fange einfach an, klemme dich dahinter und beiße dich durch. Es ist dein Leben – mache es zu etwas ganz Besonderem!

QUELLEN

1 Jean M. Twenge, Thomas E. Joiner, Megan L. Rogers et. al. (2018): »Increases in Depressive Symptoms, Suicide-Related Outcomes, and Suicide Rates Among U.S. Adolescents After 2010 and Links to Increased New Media Screen Time«, in: *Clinical Psychological Science* 6(1):3–17. https://doi.org/10.1177/2167702617723376

2 Jasem R. AlKandari, S. Mohammad, RRuqayyah Al Hashem, G. Talahoun (2012): »How Much Physical Activity Levels and Energy Expenditure in Stair Climbing Compared to Elevator Riding«, in: *Journal of Science and Medicine in Sport* 15(1):293. https://doi.org/10.1016/j.jsams.2012.11.712

3 Sarah E. Jackson, Clemens Kirschbaum, Andrew Steptoe (2017): »Hair Cortisol and Adiposity in a Population-Based Sample of 2,527 Men and Women Aged 54 to 87 Years«, in: *Obesity* 25(3):539–44. https://doi.org/10.1002/oby.21733

4 Daniel Hackett, Amanda D. Hagstrom (2017): »Effect of Overnight Fasted Exercise on Weight Loss and Body Composition: A Systematic Review and Meta-Analysis«, in: *Journal of Functional Morphology and Kinesiology* 2(4): 43. https://doi.org/10.3390/jfmk2040043

5 A. J. Fradkin, Belinda J. Gabbe, Peter A. Cameron (2006): »Does Warming Up Prevent Injury in Sport? The Evidence From Randomised Controlled Trials?«, in: *Journal of Science and Medicine in Sport* 9(3): 214–20. https://pubmed.ncbi.nlm.nih.gov/16679062/

6 Quing Yang (2010): »Gain Weight by ‚Going Diet?‘ Artificial Sweeteners and the Neurobiology of Sugar Cravings«, Neuroscience 2010, in: *The Yale Journal of Biology and Medicine* 83(2): 101–8. https://www.ncbi.nlm.nih.gov/pmc/articles/PMC2892765/

STICHWORTVERZEICHNIS

12-Wochen-Plan 130, 134
180-Degree-Jump 122, 143, 146, 149

A

Abwechselnder Superman 103, 139
Abwechslung 33, 47, 49, 52, 63, 75
Alkohol 26, 30, 31, 35, 150, 160, 166, 170, 177
Alltag 8, 13, 30, 31, 33, 113, 126, 172, 173, 174, 175, 204
Alter 16, 22, 26, 35, 125, 126, 157, 158, 160
Armkreisen 56
Atmung 38, 39, 48, 53, 157
Aufwärmen 55
Ausdauertraining 43, 45, 46, 49, 125, 126, 127, 131, 133, 135, 137, 140, 142, 145, 147, 150, 152, 153, 156, 173
Ausführung 33, 34, 44, 47, 52, 88, 114, 133
Ausrüstung 44, 53, 127
Äußere schräge Bauchmuskulatur 40

B

Beckenheben 87, 146, 149
Beinschwingen 64
Beständigkeit 28, 29, 31
Bicycle Crunch 90, 136, 141
Bulgur-Gemüse-Bowl mit Seitan 190
Burpee 53, 116, 120, 141, 144, 147, 149

C

Chicken-Edamame-Bowl mit Blumenkohl 194
Cornflakes-Schoko-Traum mit Himbeeren 183
Criss Cross Toe Touch 81, 136, 143
Crunch 28, 33, 34, 39, 48, 52, 53, 68, 73, 74, 75, 133, 136, 138, 139, 142, 156
Crunch mit Kurzhantel 73, 75, 143, 148
Crunch mit seitlich ausgestreckten Armen 74, 144

D

Diät 15, 17, 156, 157, 161
Disziplin 12, 15, 16, 17, 28, 30, 35, 125, 172, 176, 204
Drei-Mahlzeiten-Methode 172

E

Eightpack 20, 21
Einfachzucker 163, 170
Einkaufsliste 169
Eiweiß 160, 164, 165, 166, 167, 168, 171, 174, 177, 178, 188
Eiweißbrot mit Lachs und Hüttenkäse 188
Ektomorph 166, 167
Endomorph 166, 167
Erdbeer-Blaubeer-Smoothie 184
Erdnussbutter-Bananen-Toast mit Proteinshake 185
Erholung 53, 131, 132, 135, 138, 140, 143, 145, 148, 153

F

Feedback 15, 25
Fett 21, 44, 46, 123, 125, 127, 161, 162, 166, 167, 168, 169, 170, 171, 174, 176, 177, 178, 179-202
Flutter Kick 86, 144
Fünf-Mahlzeiten-Methode 172

G

Garnelen-Bowl mit Süßkartoffeln und Salat 198
Garnelensalat mit Avocado und Orange 191
Gebratener Lachs mit Salzkartoffeln, Rosenkohl und Grünkohl 192
Geduld 28, 29, 35, 204
Genetik 20
Gerader Bauchmuskel 39
Gesättigte Fette 161
Getränke 30, 160, 170
Glute Bridge 107, 111, 139
Glute Bridge mit Stuhl 111
Glykogenspeicher 125, 162
Großer Lendenmuskel 41

H

Hand Clap 71, 137, 141, 143
Healthy Banana Split 180
Heel Touch 93, 137, 139, 142, 146
High Knee 115, 136, 138, 139, 141, 144, 146
HIIT 46, 52, 112, 113, 116, 127, 131, 133, 136, 137, 138, 139, 141, 142, 143, 144, 146, 147, 148, 149, 153, 156
Hintere Bauchwandmuskulatur 41
Honig-Hähnchenbrust aus dem Ofen mit Süßkartoffeln und Babyspinat 200
Honig-Hähnchen-Wrap 202
Hüftkreisen 58

I, J

Innere schräge Bauchmuskulatur 40
Intervallfasten 171, 172, 173, 175, 176, 177

Iron Cross mit angewinkelten Beinen 95, 139
Iron Cross mit gestreckten Beinen 99, 147, 149
Jumping Jack 114, 121, 136, 138, 139
Jumping Lunge 124, 146, 148, 149

K

Kalorien 21, 29, 30, 31, 43, 45, 52, 125, 150, 157, 158, 159, 160, 161, 166, 168, 170, 174, 175, 176, 177, 178
Kalorienbedarf 156, 157, 158, 159, 176
Kalorienzufuhr 156, 157, 159, 177
Kick-through 100, 144, 149
Klappmesser 72, 141, 147, 149
Kleidung 53
Kniebeuge 28, 34, 57, 59, 116, 117, 118, 120, 121, 124
Kniekreisen 57
Kohlenhydrate 162, 163, 166, 167, 168, 169, 174, 176, 177, 178, 179-202
Körperfettanteil 15, 21, 22, 25, 26, 29, 30, 35, 43, 45, 48, 49, 125, 127, 131, 150, 156, 157, 159, 167
Körperliche Beeinträchtigungen 22, 35

L

Latissimus 40
Leg Kick 119, 137, 139, 141, 143
Leg Raise mit Ablegen 88, 136, 139, 142
Leg Raise ohne Ablegen 88, 146, 147, 149
Linea alba 39, 40

M

Makronährstoffe 160, 163, 178
Mandel-Schoko-Skyr mit Banane 181
Maßnehmen 25
Mehrfachzucker 163, 167
Mesomorph 166, 167
Mikronährstoffe 160, 163, 166, 169
Mindset 11, 16
Mineralstoffe 165
Mountain Climber 79, 80, 83, 136, 141, 146
Muscle-Mind-Connection 28
Mythen 42, 44, 174

P, Q

Pfannkuchen mit Skyr und Erdbeeren 182
Pita mit Seitan, Hummus, Gurke und Tomate 197
Plank 34, 52, 60, 76, 94, 98, 102, 105, 136, 142
Plank Crunch 76, 79, 98, 146, 149
Plank Hip Rotation 94, 138, 144
Plank Jump 80, 137, 138, 141
Plank mit Leg Lift 105, 138
Plateau 29, 47, 49, 133
Pointer auf den Knien 104, 137
Pointer im Liegestütz 109, 143, 147, 149
Protein 160, 161, 169, 172, 179-202
Pyramidenmuskel 39

Q

Quadratischer Lendenmuskel 41

R

Regeneration 33, 35, 43, 48, 135, 137, 140, 142, 145, 147
Reisnudelsuppe mit Gemüse 196
Reverse Crunch mit Ablegen 78, 84, 139
Reverse Crunch ohne Ablegen 84, 141, 149
Reverse Snow Angel 108, 141
Rührei mit Orangen 179
Russian Twist 52, 91, 137, 141
Russian Twist mit Zusatzgewicht 96, 143, 146, 149

S

Salat mit Thunfisch und Kichererbsen 189
Schneller Wok mit Gemüse und Lachs 201
Schulterkreisen 60
Seilspringen ohne Seil 63
Seitliche Bauchwandmuskulatur 40
Seitlicher Ausfallschritt 65
Side Plank auf den Knien 92, 136, 139, 147
Side Plank Rotation 97, 142, 148
Side-to-Side-Punch 62
Sit-up mit fixierten Füßen 70, 136, 139, 141, 144
Sit-up mit Kurzhantel 75, 146
Skater 123, 142, 144, 148
Snacks 30, 159, 160, 161, 168, 171, 172
Sommerlicher Salat mit Beeren 186
Spider Plank 98, 144
Spiegel 21, 25, 39, 47
Squat Jump 53, 118, 122, 136, 139, 146
Star Jump 121, 141, 149
Step Half Burpee 116, 136, 144
Stepping Plank 83, 100, 139, 144
Stress 8, 32, 33, 35, 126
Superman 60, 106, 108, 136, 141, 144
Süßstoff 170, 171
Swimmer 110, 144

T

Toe Touch 67, 72, 136, 138, 146
Trainingtagebuch 25, 35
Transfettsäuren 161
Tuck-in 85, 144, 148
Twopack 20, 21, 35

U, V

Übungsausführung 71
Ungesättigte Fette 161
Vitamine 161, 163, 164, 168, 170, 177
Vordere Bauchwandmuskulatur 39

W, Z

Waage 21, 35, 168, 177
Wall Ball 117, 137, 142, 147
Warm-up 52, 55, 59, 131, 135-149, 153
Wirbelsäule aufrollen 61
Wrap mit Putenaufschnitt 193
Zucker 26, 162-168, 170, 171, 181
Zweifachzucker 163

ÜBER DIE AUTORIN

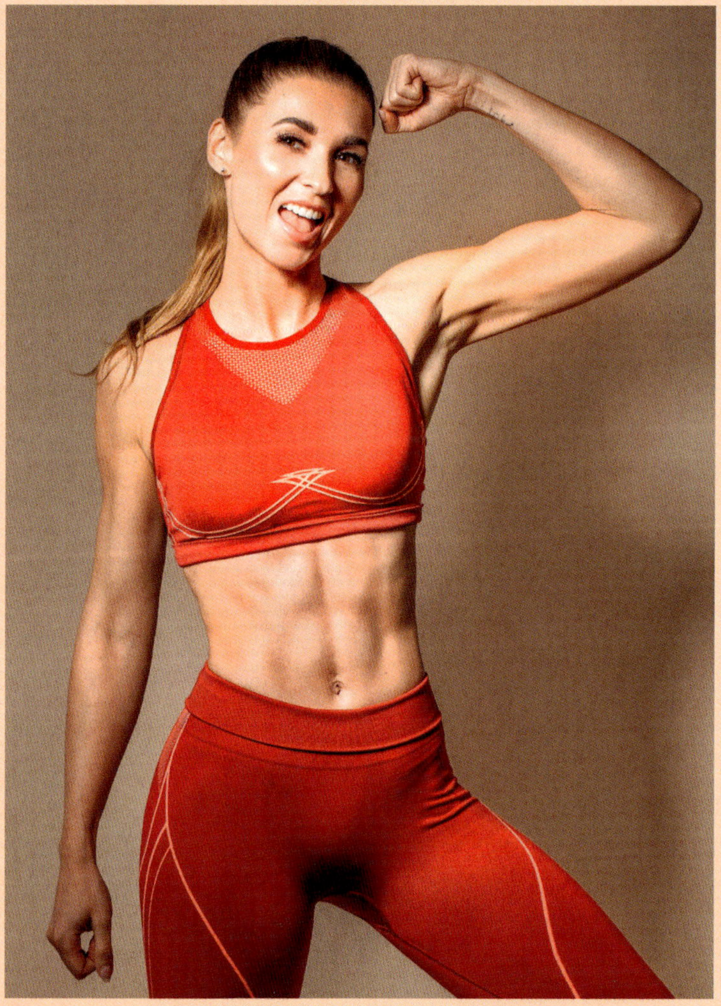

Katja Believe ist die Fitnesssensation auf TikTok. Die lizenzierte Personal Trainerin versorgt ihre rasant wachsende Community auf sympathische Art mit Home-Workouts und Ernährungstipps. Ihr Ziel ist es, Menschen zu Bewegung und ausgewogener Ernährung zu motivieren und dazu zu inspirieren, gesund und aktiv zu leben, statt dünn und hungrig zu sein.